别具匠心

皮持衡

甲辰六月

皮持衡教授

中国中医科学院学部委员、国医大师

术后诸症辨治

邹嘉玉 主编

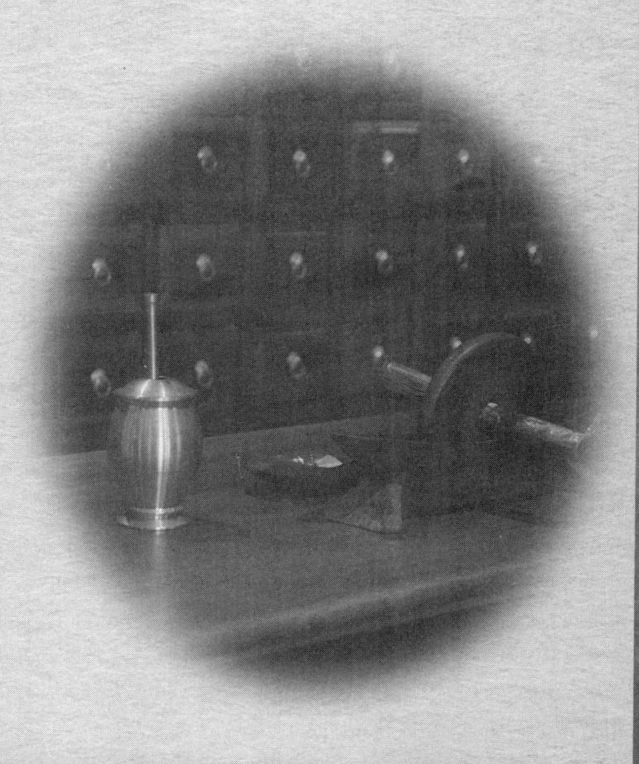

江西科学技术出版社
江西·南昌

图书在版编目（CIP）数据

术后诸症辨治 / 邹嘉玉主编. -- 南昌 : 江西科学技术出版社, 2025. 1. -- ISBN 978-7-5390-9164-8

Ⅰ. R2

中国国家版本馆 CIP 数据核字第 20243ZE650 号

术后诸症辨治
SHUHOU ZHUZHENG BIANZHI

邹嘉玉　主编

出版 发行	江西科学技术出版社
社址	南昌市蓼洲街 2 号附 1 号 邮编：330009　电话：（0791）86623491　86639342（传真）
印刷	江西千叶彩印有限公司
经销	全国新华书店
开本	710mm × 1000mm　1/16
字数	290 千字
印张	25.75
版次	2025 年 1 月第 1 版
印次	2025 年 1 月第 1 次印刷
书号	ISBN 978-7-5390-9164-8
定价	198.00 元

国际互联网（Internet）地址：http://www.jxkjcbs.com　选题序号：KX2024009　赣版权登字：-03-2024-258

责任编辑：宋　涛　特约编辑：刘珉昊　装帧设计：傅司晨

自　序

随着社会的进步，人的寿命也越来越长，我国人均寿命已经达 78.2 岁，专家预测到 2035 年，我国人均寿命可达 81.3 岁。随着人群年龄的增长，各种疾病及器质性病变发生率也相应地增加。需要外科治疗的疾病将呈逐渐上升的势态。外科治疗主要指通过外科手术对人体组织或器官进行切除、重建、移植的治疗方法，以期治疗人体局部病灶，消除其对全身健康的影响，从而达到恢复人体某些功能，乃至恢复健康或基本健康之目的。

华夏的外科手术历史可追溯至 2 世纪，东汉末年一位杰出的医学家——华佗。《后汉书》记载："若病结积在内，针药所不能及，当须刳割者，便饮其麻沸散，须臾便如醉死无所知，因破取。若病在肠中，便断肠湔洗，缝腹膏摩，四五日差，不痛。人亦不自寤，一月之间，即平复矣。"由于种种原因，华佗的外科手术技术未能得到传承和延续。当西方医学体系传入中国后，外科学在新中国获得了迅速的发展。尤其是改革开放之后，国家的政治、经济、文化迅速发展，人们的生活水平获得极大的提高，随着我国人均寿命的延长，人们对医疗技术也有了更高的需求。由于外科手术对疾病的治疗起效较明显，手术率也在迅速地攀升。但同时手术的并发症与后遗症也不断地增多。从目前情况看，相关医疗体系尚不完善，患者大都只能根据自身的病症特征，选择相应的科室就诊。

笔者从医半个多世纪以来，临证认真研究运用中医理论，对此类疾病进行辨证施治，疗效颇佳。宗“文以载道”之衷，诊余收集整理术后并发症和后遗症的治疗过程与转归的医案 203 例，辑录为《术后诸症辨治》。是书中西医并重，病案冠之西医病名，按辨证论治确定中医诊断；用西医认识分析病情，以中医理论辨别病机及证型；在整体观思想的指导下，通过四诊八纲确定治法与方药；发挥中西医各自特色，做好特殊护理和饮食调养，从而获得更好的治疗效果。故不揣愚陋，辑之以供同道参考，并期抛砖引玉，亦冀共同探索和积累经验，为今后逐渐形成术后诸症系统性预防与治疗理论奠定基础。

在整理《术后诸症辨治》过程中，得到了老师皮持衡教授的指导，两易其稿，方得完成，在此表示敬意和谢忱。

邹嘉玉
2024 年 3 月 11 日于洪都

前　言

术后症，是外科手术治疗后所出现的各种并发症及后遗症的临床症状的总称。在时代变迁、西方医学理念变更及老年群体不断扩大的情况下，需要以外科手术治疗的疾病也日趋增多。

术后所出现的各种兼症五花八门，尤以痛症最多。究其原因，包含手术及创伤因素、遗传易感性因素、社会心理学因素、年龄和性别因素、术中术后的气候变化因素、术后的生活起居及饮食的调摄因素等。局部的手术创伤不仅对相关脏器及系统造成损害，而且由于手术、麻醉等诸多因素，可导致疼痛和慢性疼痛，以及心理创伤，甚至造成暂时性或永久性认知功能改变。因此，还会出现牵一发而动全身的整体负面效应和相应的并发症。如脑部手术后既会出现眩晕、眼花，又会出现术后发热、烦躁易怒、睡眠欠安、腹痛便秘等全身症状；肺部手术后会出现胸痛胸闷、咳痰咯血，还会出现气短乏力、怕冷易感、腹胀便秘等全身症状；甲状腺癌术后不仅会出现咽喉不适及声音嘶哑等咽喉症状，还会出现焦虑失眠、头晕心慌及女性闭经等等。如此可见，凡手术治疗后的应激反应，均会导致创伤性发热、疼痛以及全身性症状。人体是一个具有高度复杂性、系统性的有机整体，因此全身性病症间的相互影响是无法避免的。对术后病症的治疗，现代医学除对症予以抗感染、支持疗法等外，均依靠自然转归和自我康复。

纵观现状，涉及手术后病症的预防与治疗的研究内容尚十分少见。如陈骏萍教授主译的英国学者安德鲁·塞文主编的《术后认知功能改变临床实践》一书中论述了术后认知障碍问题。该书阐述在临床工作中手术及麻醉后出现的认知功能障碍，其表现为术后谵妄（POD）或术后认知功能障碍（POCD），并提出认知功能障碍的评估、外科病房内的谵妄管理以及认知功能障碍的法律等问题。国内刘慧教授主编的《手术与创伤后慢性疼痛刘慧2019观点》，在手术与创伤后疼痛发生的机制上，提出患者性别、年龄、应激、心理因素、遗传因素、手术因素、麻醉药物和麻醉方式等是其发生的易发因素，并说明手术与创伤后疼痛不仅表现为急性疼痛，更有急性疼痛向慢性疼痛，尤其是慢性神经病理性疼痛转变的发生。同时呼吁重视手术与创伤后急性疼痛的治疗处理是预防发生慢性疼痛的关键。凌宝存先生主编的《手术后肺部并发症》，论述肺部并发症发生的病理生理学机制、各种类型的肺部并发症、呼吸衰竭、特殊情况下的肺部并发症、肺功能检测以及肺部并发症的预防与治疗。在李培刚先生著的《骨折手术后与后遗症治疗》中，作者通过多年的临床研究和实践，系统总结中医正骨、中西医结合治疗骨折（手法复位小夹板固定方法）和手术切开复位内外固定三种治疗手法的原理及其利弊，客观地分析诸多影响愈合和骨折局部软组织损伤修复的不良因素，阐述骨折后遗症产生的病理机制，创新性地提出许多关于骨折手术与后遗症的治疗方法。

此外，对手术后的并发症和后遗症疾病的防治，有的以个案形式在相关刊物上报道，而系统并全面整理的著述文献除上述外，尚不多见。至于手术后的并发症和后遗症的预防与治疗方面的研究，尚不深入和广泛。因此，探索手术并发症和后遗症的预防和治疗，显得十分的紧迫和重要。这就给中西医学带来了一个新课题：术后诸症的治疗与康复。由于手术治疗的病种牵涉人体各个脏器组织与系统，病情也不尽相同。在临床中常常遇上各种手术后并发症和后遗症，有的甚至久治不愈，这些病症中医临证前无借鉴。然，大道至简！不论病症如何复杂和迁延不愈，都需遵照天人合一的整体观思想的指导，运用辨证施治的方法和四诊合参的诊察手段，对术后诸症进行辨证论治，以调和气血阴阳、脏腑经络而治愈疾病。要想达到这一目的，就必须遵循《黄帝内经》中强调的诊治原则："察色按脉，先别阴阳；审清浊而知部分；视喘息、听音声而知所苦；观权衡规矩而知病所主；按尺寸、观浮沉滑涩而知病所生。以治无过，以诊则不失矣"(《素问·阴阳应象大论》)。若遇上病机、病情复杂，病症迁延难愈者，亦可采取"杂合以治"(《素问·异法方宜论》)，则可迎刃而解矣！这就是中医药帮助患者战胜疾病、战胜术后病症的制胜密码。

需要说明的是，本书为作者多年临床的集录，所跨时间长达半个多世纪，故有些药物在当今已为其他药物替代。本书为确保病案的真实性，均予以保留，以供参考，不作为临床必用之保证。

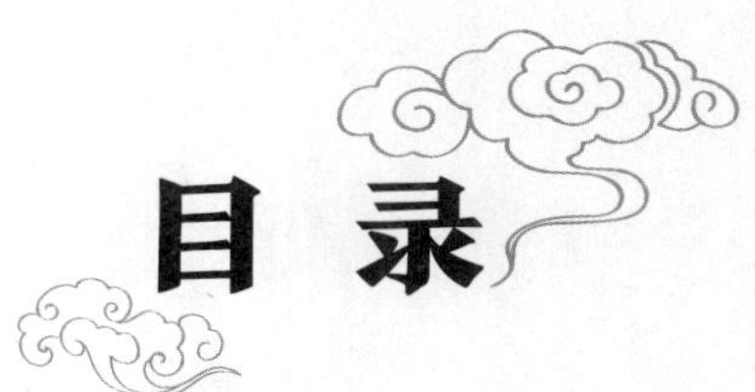

目录

上篇　概　论

第一章　手术并发症和手术后遗症的基本概念

手术并发症，具体是指在某一种疾病的手术治疗过程中，发生了与这种疾病治疗行为有关的另一种甚至几种疾病。因手术带来与原发病无关的症状，如发热、功能性肠梗阻、尿潴留、切口渗血、深静脉血栓、精神障碍等，严重的出现休克、多器官衰竭，乃至死亡。它虽是相对独立的一类疾病，但与原发病在病理过程中叠加，增加了病情的复杂性，同时也增加了治疗难度。术后并发症发生的基础病理过程是应激反应。对疾病和手术的恐惧、麻醉、术中低温、出血、疼痛，都是应激原，可以引发机体的应激反应。应激反应是人类长期进化过程中建立起来的有效机制之一。适当的应激反应对机体康复是有价值的；若过度甚至失控则对机体是不利的，甚至会带来致命的后果。从应激的角度看手术并发症，无论手术大小，由于应激普遍存在于围手术期，所以手术的并发症几乎是无法避免的。

手术后遗症则是指手术治疗后，患者所经历的手术相关的各种不良反应，包括因手术应激反应而产生的发热、疼痛、恶心呕吐、尿潴留、伤口愈合不良等。西医学认为手术后遗症与患者的年龄、性别、心理因素、遗传因素、手术因素等相关。中医外科学因历史原因，对手术创伤导致的并发症和后遗症没有明确的认识。但可以参照外科中的坠车、坠马的病因病机来认识当今的手术并发症和后遗症。

第二章　术后症命名的临床意义

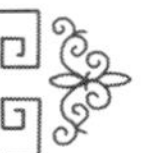

术后症，中医和西医并无此病名。西医称之为手术后并发症或手术后遗症。中医的外科病治疗虽然历史悠久、范围广泛，其著作也汗牛充栋、浩如烟海，但亦无“术后症”的记载。《后汉书》记载的东汉末年名医华佗利用“麻沸散”对人体进行的大型的外科技术，由于历史与文化的原因而失传并被湮灭。后世医家对外科疾病的命名虽名目繁多，但主要是针对痈、疔、疮、丹、岩（癌），依据其部位、穴位、脏腑、病因、症状、形态、颜色、疾病的特性及范围大小等加以命名。因此，无手术并发症和后遗症之说。西医外科手术可以追溯到古希腊和古罗马时期，那时外科医生主要是以创伤修复为主，诸如止血、伤口缝合等。到 18 和 19 世纪，随着解剖学和麻醉学的发展，外科手术才得以改进和发展。20 世纪，外科手术迎来了一系列的重要突破，利用造影、摄像等技术，医生通过小切口进入人体，并使用外科仪器进行操作；中医在针刺的基础上，创新发展形成微创治疗筋脉、骨关节病变的“小针刀”术。因具有手术指征而进行手术治疗的疾病也越来越多，并发症和后遗症是无可避免的医学课题。由于并发症和后遗症在手术治疗过程中相伴而生，难以分割开来，故必须寻找归纳出一个共同的病名。内科疾病和外科手术后疾病的命名，过去都是根据病因命名的，若是病因不清楚则是用症状命名。由于手术的多样性及复杂性，为执简驭繁，故命名为“术后症”，以有利于临床治疗实践。

第三章　术后症的病因病机

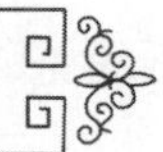

术后症包括了并发症和后遗症。西医学认为术后并发症、后遗症是指在手术治疗过程中，与治疗行为过程相关的一系列疾病。手术本身是一种创伤，创伤就必然会给机体带来损害，这种损害往往以手术并发症的形式出现。

中医学认为，“千般疢难，不越三条：一者，经络受邪，入脏腑为内所因也；二者，四肢九窍，血脉相传，壅塞不通，为外皮肤所中也；三者，房室金刃，虫兽所伤，以凡详之，病由都尽”（《金匮要略·脏腑经络先后病脉证》）。经过后世医家逐渐发展与补充，时至今日，中医外科的病因被归纳有六：一是外感六淫邪毒；二是虫兽咬伤而感受的特殊之毒；三是跌扑、水火之损伤；四是情志内伤；五是饮食不节；六是房劳损伤等。由此看来，中医病因可概括为破坏人体动态平衡，导致疾病发生的各种原因和条件。本书讨论的是因手术造成创伤而引起的诸般病症，金刃损伤和人工流产术等。主要指手术使用的金刃等器械对肌腠、脏腑、经络、气血的损伤，以及造成的情志伤害，并导致和诱发的一系列的临床病症与证候。

从所收集整理的 203 例医案分析，因手术导致气血亏虚、阴阳失调的 99 例，约占 48.8%；情志内伤、精神抑郁的 30 例，约占 14.8%；气滞血瘀、脉络瘀阻的 41 例，约占 20.2%；手术创伤、脏腑功能失调、痰浊内生的 18 例，约占 8.9%；外感六淫、邪客表里的 9 例，约占 4.4%；饮食不节等其他原因的 6 例，约占 2.9%。

而手术后导致气血亏虚、脏腑功能失调而牵涉肾、脾、心三脏的共有 69 例中，牵涉肾脏（先天之本）的 13 例，占三者总数的 18.8%；牵涉脾脏（后天之本）的 40 例，占三者总数的 58%；牵涉心脏（君主之官）的 16 例，占三者总数的23.2%。可见术后症的产生与情志活动和脏腑气血是密不可分、相互牵连、互为因果的，很难完全予以区分开来。故此，从这些数据中大致可以判断出，术后症的主要的致病因素应为虚、郁、痰、瘀。

“郁”在症状病因的划分中，所占比例并不高，但它贯穿在“虚、痰、瘀”之中，起着影响应激反应的主导作用并和内脏“五志”活动有密切的关系。因为，手术前后的恐惧、忧郁几乎存在于每一个患者身上。正如《素问·五常政大论》所云：“其气郁，其用暴，其动彰伏变易。”意为：气郁，当其发作时，必然横暴，其变动每隐现多变。《素问·六元正纪大论》指出：“郁极乃发，待时而作也。”可见情志过极可影响内脏之活动而导致病理变化，心乱则百病丛生。临床治疗则应首先调理情志，解除患者的思想顾虑，以达到心静则百病自息的目的。

“虚”，一是先天禀赋不足，二是后天脏腑失养。此处乃是手术创伤及放、化疗等导致的虚损。从上述医案统计来看，几乎一半的术后症病机与脏腑、气血亏虚有关，并影响着机体康复。治疗可遵《素问·至真要大论》所云：“盛者泻之，虚则补之。”“谨守病机，各司其属。有者求之，无者求之，盛者责之，虚者责之。必先五胜，疏其血气，令其调达，而致和平。”“形不足者，温之以气，精不足者，补之以味”(《素问·阴阳应象大论》)。临床可采取培元固本，补益气血等。

“痰”，分为有形和无形两种，引发术后症的痰多为无形之痰。“痰原于肾，动于脾，客于肺”(《医学入门》)。《景岳全书·痰饮》则云：“五脏之病，虽俱能生痰，然无不由乎脾肾。”这也印证了前面述及手术对脾、肾的影响。肺脾肾因手术而功能失调，水液代谢障碍而形成病理性产物——痰。其致病特点为：阻碍经脉气血运行，阻滞气机升降出入。其症状复杂，变化多端，故有“怪病多痰”之说。临床可采取清热化痰，温经化痰，祛风逐痰，化痰散结等。

“瘀”，瘀血乃创伤、血行无度，致使机体局部血液凝聚而形成的病理产物，又称为蓄血、恶血、败血、衃血。创伤是形成瘀血的主要原因。此外，出血、气虚、气滞、血寒、血热、情志失和、血运不畅，也会导致瘀血的形成。《证治准绳》有云："故百病由污血者多。"其致病特点：影响全身或局部的血液运行，导致疼痛、出血、经脉阻塞不通、内脏发生癥积等。《灵枢·水胀》云："气不得通，恶血当泻不泻，衃以留止。日以益大，状若怀子。"《素问·五脏生成》亦云："五脏之气：故色见……赤如衃血者死。"可见瘀血表示机体处于疾病的严重阶段，治疗上根据"瘀血不去，新血不生"，"久病入血"和"多一分瘀，增一分虚"的理论。可采取益气活血，养血活血，凉血活血，破气化瘀等，以化瘀而扶正。

第四章　术后症的辨证分型与治疗

根据对"虚、郁、痰、瘀"的认识，术后症的中医辨证分型，必须依赖于整体观及四诊、八纲，把疾病过程中具有规律性的一系列的证候进行系统的收集整理，从而识别疾病、探求病因、审查病机，确定病位和疾病的发展趋势，然后确定证型。

以肿瘤为例，在《术后诸症辨治》203 例医案中，肿瘤类（包括囊肿、结节、息肉）手术治疗的达 73 例，约占 36.0%。其中已确定为恶性肿瘤者的 31 例，约占肿瘤病例总数的 42.5%。由此看来，因肿瘤而手术的比例相对偏高。

肿瘤是机体在各种因素作用下，局部组织的细胞异常增生而形成的新生物，常表现为局部肿块。肿瘤性增生与炎症或损伤修复时的增生有着本质上的区别。肿瘤性增生不根据机体需要呈持续不断地增生，即使致瘤因素不存在，肿瘤仍然继续增生，给人体带来严重危害；而后者是对一定刺激而发生的反应性增生，是适应机体需要的，待增生的原因消除后，不会再继续增生。

中医对肿瘤的认识，《黄帝内经》中《灵枢·刺节真邪》早有“筋瘤”的记载。《诸病源候论·瘤候》云：“恶肉者，身里忽有肉，如小豆突出，细长仍如牛马乳，不痒不痛，亦如鸡冠之状，久不治，长不已。”《千金方》中有“凡女人多患乳痛，年四十以下，治之多瘥，年五十以上慎不治，治则多死”的记载，这应该就是后世所说的“乳岩”。《圣济总录》则定义为“瘤之为义，留滞而不去也”。《全生指迷方·诸积》有“若腹中成形作块，按之不移，推之不动，动辄微喘，令人寒热，腹中时痛，渐渐羸瘦，久不治之，多变成水虚劳”之述，详尽地表述了症状及病因病机和预后。肿瘤，中医统称为“癥瘕积聚”。根据疾病的具体位置和临床症状分别命名。诸如乳岩、肠覃、恶核、瘿瘤、翻花疮、石瘕等。其病机为情志失调，饮食失节，冲任不调；卫气搏结，气机阻滞，血行瘀阻；精气亏虚，热毒内伏，痰瘀凝滞等等。总之，精气亏虚，情志失调，痰瘀阻滞，即虚、郁、痰、瘀是其主要的病理机制。术后症，中医虽无这方面的论述，但其病机类似上述的病因病理，可参照其予以辨证施治。

从上述的统计数字和以肿瘤为例的患者术后情况来看，术后症的发生，虚、郁、痰、瘀是主要病理因素，而情志致病又是重中之重。正如《黄帝内经》认为：肝主怒，过怒则伤肝；脾主思，过思则伤脾；肺主悲、忧，过悲过忧则伤肺；肾主惊、恐，过惊过恐则伤肾；心志喜，过喜则伤心。而且，“心者，君主之官也”，“故主明则下安……主不明则十二官危”（《素问·灵兰秘典论》）。故《灵枢·口问》中明确指出：“悲哀愁忧则心动，心动则五脏六腑皆摇。”

因此，术后症的主要病因有四：一是忧思焦虑、郁闷不舒等情志伤害，这是引发术后症（病）的主要因素，心乱则百病丛生；二是术后伤气动血致使体虚，从而导致气血亏虚、脏腑功能失调而致病；三是脏腑失调、水液代谢障碍而痰饮内生；四是手术致使皮肉筋骨、经络脉管损伤，导致血气离经，经络阻塞、气滞血瘀而诸症变生。总之，虚、郁、痰、瘀是导致术后症的主要病理因素，但又相互夹杂，很难予以划分与区别。在临证时必须运用四诊、八纲辨别病位、病性，并针对疾病的证候施以“疏肝解郁，固本扶正，化痰散结，祛瘀通络”之法。

下篇 术后诸症案例

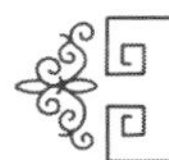

第一章 脑部

1. 脑寄生虫脓肿切除术后——颅压低

嵇某某 男 14岁 学生

◎ 2007年7月4日初诊 父代诉：左脑寄生虫脓肿切除术后一个月。术后孩子自述头晕眼花，而且烦躁易怒，睡眠欠安，服西药未见效。纳尚可，二便调。观其颜面㿠白，左颞上后侧颅骨塌陷。舌红苔白，脉细微数。

【诊　　断】 西医：脑寄生虫脓肿切除术后颅压低。中医：头眩（气虚瘀毒型）。

【病情分析】 脑寄生虫脓肿切除术后出现头晕眼花（头眩），可能是低颅压所致。颅压低于80 mmHg，可造成脑干部位的脑神经压迫症状而导致出现头晕等诸多症状。可以通过无创颅内压检测，或者经颅多普勒超声检测脑血流量予以判断。西药予以对症治疗改善头晕，药用芬尼多、天麻蜜环菌等。由于服药未效，而就诊于中医。

【辨证施治】《灵枢·痈疽》有云："营卫稽留于经脉之中，则血涩而不行，不行则卫气从之而不通，壅遏而不得行，故热。大热不止，热盛则肉腐。"由于肌肤、颅骨、经络、气血的损伤，导致气血亏损、脉络瘀阻，加上颅内瘀毒成脓、热毒留恋未清，从而导致头眩。

【证　　属】气虚血弱，热毒留恋。

【治　　法】益气养血，凉血解毒。

【方　　药】当归补血汤合四妙勇安汤加味化裁。北黄芪 15 g、当归 7 g、玄参 7 g、金银花 12 g、生甘草 7 g、川芎 7 g、赤芍 12 g、太子参 12 g、蒲公英 12 g、猫爪草 7 g、皂角刺 7 g、白芷 6 g、陈皮 7 g、连翘 10 g、鸡血藤 15 g、白术 7 g、茯苓 10 g、枸杞 10 g、薏苡仁 20 g。15 剂，日 1 剂，水煎服。

【特殊护理】此时为术后的后期护理时期，家长必须配合医生。一是针对其头晕眼花，心烦不安所采取的措施，主要是对患孩进行心理上的疏导和抚慰，以达到心静则百病自息的目的。二是生活起居，家长必须督促患孩按时睡眠；根据气候变化，慎避风寒，预防感冒。三是饮食宜清淡，少肉食多蔬果，以防膏粱之变。

【饮食调养】患者的术后饮食直接影响康复进程。因此，必须辨证施膳。本案颅内术后出现贫血，表现为颜面㿠白、头晕眼花、心烦易怒、睡眠不安。故应益气健脾，养血宁神，调整饮食结构。诸如多食蔬菜、水果，既可以提供各种维生素和矿物质，改善脏腑功能，增进健康；少鸡鸭鱼肉，以防助热，防控炎症的产生。药膳：泥鳅炖豆腐。泥鳅、豆腐加排骨各适量，炖熟后加食盐少许即可食用。泥鳅，甘，平，归脾、肺经，有补益中气，祛除湿邪之效；豆腐，甘，凉，归脾、胃、大肠经，能益气和中，生津润燥，清热解毒；排骨，味涩，性平，能止渴解毒。诸食共建益气健脾、养血补虚、凉血解毒之功。

◎ 2007 年 7 月 18 日二诊　头晕缓解，纳可，便调。舌红苔微黄，脉细弦微数。守方再进 15 剂。

◎ 2007 年 8 月 6 日三诊　药后颜面已渐红润，精神渐增，眠已安。守方加减进退再进 30 余剂，诸症悉除，并定于 2018 年 1 月行颅骨修补。

【按　　语】本案患者头颅内因寄生虫感染造成颅内脓肿而手术治疗。由于肌肤、颅骨、经络、气血的损伤，导致气血亏损、脉络瘀阻，加上颅内瘀毒成脓、热毒留恋未清，从而出现头晕眼花、烦躁易怒、睡眠欠安。故辨为气虚血弱，热毒留恋。治予益气养血，凉血解毒。同时在做好特殊护理和饮食调养的基础上，方用当归补血汤合四妙勇安汤加味化裁，辅以药膳调养。

2. 脑膜瘤术后——发热

王某某　男　67 岁　农民

◎ 1993 年 7 月 17 日初诊　脑膜瘤术后发热十余天。缘于脑膜瘤经手术切除后发热，体温在 38~39℃。经西药治疗后发热不退。刻诊，发热，口干，喜饮冰。腹胀拒按，大便未解。舌红苔焦黄而粗厚，脉洪实。

【诊　　断】西医：脑膜瘤术后感染性发热。中医：发热（阳明腑实型）。

【病情分析】脑膜瘤术后发热，其原因较多，有以下几种情况：一是非感染原因，即手术区的创伤导致的炎症反应。而且手术范围大、组织暴露时间长，则创伤反应大、术后发热严重。反之则发热低或不发热。二是感染原因，即术后病菌引起的伤口感染。若术后一周仍有发热并持续不退，则可能是感染性发热。此外，术区一旦发生出血，随着脑脊液的刺激，也会出现一定程度的发热。还有其他各种原因：药物热、患者生活起居不当（术后感寒、饮食不节或不洁等，所导致的上呼吸道感染及消化道炎症）之发热。在治疗上一般抗感染及对症治疗。经西药治疗后发热不退，而就诊于中医。

【辨证施治】《素问·热论》云："今夫热病者，皆伤寒之类也。"《素问·调经论》则云："阳盛则外热。""阴虚则内热。"发热病因分为外感与内伤。本案术后虽为内伤发热，但术后"伤寒"则为外感致病之重要因素。此外，术后创伤之瘀血所致发热，亦是原因之一。

【证　　属】阳明腑实，大便壅结。

【治　　法】峻下热积，化瘀通络。

【方　　药】大承气汤加味化裁。大黄 6 g、芒硝 10 g（冲服）、炒厚朴 15 g、枳实 10 g、桃仁泥 10 g、川红花 6 g、生甘草 10 g。2 剂，日 1 剂，水煎服。

【特殊护理】此时为手术后期护理时期，一是针对其术后发热，仍须避风寒，防止感冒而使发热加剧。同时做好心理上的疏导，安定其情绪，心静则百病自息。二是生活起居上，按时睡眠，根据气候变化，防止感寒而致变。

【饮食调养】患者脑膜瘤术后发热，并腹胀拒按，大便不通。故饮食宜清淡，少肉食多蔬果，以防膏粱之变。按大便壅结施膳，润肠粥方：核桃仁、白果仁、松子仁各 12 g，桃仁 3 g，共研为泥；粳米 50~75 g，熬成稀粥；将四仁泥置于粥内，再熬片刻而成，食时加入少许蜂蜜。核桃仁，性温，味甘，能补肾固精，温肺定喘，润燥滑肠；白果，性平，味甘、苦、涩，归肺、肾经，能敛肺气，定痰喘，止带浊，缩小便；松子仁，味甘，性微温，能润燥滑肠，养血疏风；桃仁，性平，味苦、甘，归心、肝、大肠经，能活血行瘀，润燥滑肠；粳米，味甘，性平，归脾、胃经，能补中益气，健脾和胃，除烦止渴；蜂蜜，性平，味甘，归肺、脾、大肠经，能补中润燥，止痛解毒。药食合用，共奏补肾润肺，润肠通腑之功。以辅助热结下后之调养，以防复结。

◎ 1993 年 7 月 19 日二诊　大便已解、质稀，腹已软。舌苔上已见湿润之象，脉较前软。守方去芒硝，加生地黄 15 g、玄参 10 g、石斛 10 g，以助滋阴清热，再进 2 剂。

◎ 1993 年 7 月 22 日三诊　舌红、舌尖处老黄苔已脱、舌根仍黄而厚、已见津液，脉稍滑。守方再服 2 剂而热退症除，之后以药粥调养。

【按　语】中医对术后发热的认识，同样是根据《素问·热论》所云：“今夫热病者，皆伤寒之类也。”本案术后虽为创伤发热，但术中“伤寒”则为外感致病之重要因素。由于失治，致使病邪入里化热而形成阳明腑实证，加上创伤之瘀血所致发热，亦是原因之一。故治予大承气汤苦寒泄热，急下存阴；加入桃仁、红花以破血行瘀，逐瘀退热；同时做好特殊护理和饮食调养，并辅以药粥调养，共收药到热退之效。

3. 右侧脑膜瘤术后——抑郁

卢某　女　26 岁　农民

◎ 2017 年 7 月 12 日初诊　家长述：右侧脑膜瘤，于去年 5 月入住华西医院手术摘除。术后失眠，难以入睡并辗转不安。之后出现心情抑郁，萎靡呆滞，少言寡语，不愿意与人沟通。纳呆，大便不规律。近期经水已行，已生育一胎。就诊时喃喃自语：“冇用”（吃药没有用），不愿意接受治疗。当即予以心理疏导，说明病况，解除其心理负担，鼓励其树立战胜疾病的信心，观其神思略有活动。舌红苔白，脉微弦。

【诊　　断】西医：右侧脑膜瘤术后抑郁。中医：郁证（肝郁气滞型）。

【病情分析】脑膜瘤术后抑郁，可能是因为手术造成的身体不适，也可能是术前情绪低落或精神压力过重所致。而且心情不好本身对于脑膜瘤来说是有一定影响的，即长时期处于压抑焦虑心情状态下，有可能会引起脑膜瘤的发生。或者说在脑膜瘤发生发展过程中，也会起到一定的促进作用。所以脑膜瘤术后抑郁就不足为怪了。

【辨证论治】《灵枢·口问》云："悲哀忧愁则心动，心动则五脏六腑皆摇。"《景岳全书》则云："情志之郁，则总由乎心，此因郁而病也。"

【证　　属】肝郁气滞，心神不宁。

【治　　法】疏肝解郁，养血宁心。

【方　　药】四逆散合桂枝汤加减化裁。北柴胡 15 g、枳实 10 g、白芍 10 g、炙甘草 5 g、桂枝 5 g、大枣 5 枚、生姜 3 片、当归 10 g、煅龙骨 15 g、煅牡蛎 15 g、绿萼梅 10 g。7 剂，每日 1 剂，水煎服。

【特殊护理】此时为术后的后期护理时期，家人必须配合医生，多关心患者，多陪伴患者，尽量满足患者的心理需求，并进行心理上的疏导和抚慰，以缓解患者情绪上的郁闷，从而达到心静则百病自息的目的。生活起居方面，家人必须提醒和督促患者按时睡眠，根据气候变化，慎避风寒，预防感冒。

【饮食调养】患者的术后饮食直接影响康复进程，本案颅内术后表现为抑郁、失眠、纳呆，故应益气健脾，养血宁神，调整饮食结构。诸如多食蔬菜、水果与五谷杂粮，可以提供各种维生素和矿物质，改善脏腑功能，增进健康；饮食宜清淡，少肉食，以防膏粱之变。药膳方：甘麦大枣粥，淮小麦 50 g、炙甘草 6 g、大枣 8 枚，加水适量，煎熬成粥，去炙甘草食用，每日 1 剂，可作为早餐主食。淮小麦，味甘，微寒，归心、脾、肾经，养心益肾，除烦止渴；甘草味甘，性平，归脾、胃、肺经，补脾和中，缓急止痛，润肺止咳，解毒和药；大枣，味甘，性平，归脾、胃经，补益脾胃，调和营卫，生津止渴。三味合用，有养心安神，补脾益气之功。

◎ 2017 年 7 月 19 日二诊　其父述：心情渐趋开朗，昨日一天和家人及邻舍有说有笑。能按时用餐，睡眠已趋安稳。守方再进 7 剂。

【随　　访】病情稳定后，入江西中医药大学附属医院做 CT 检查，报告：右侧小脑半球可见不规则长 T1、长 T2 信号，T2-flair 序列边缘可见不规则高信号；考虑软化并胶质增生。

【按　　语】本案右侧脑膜瘤术后罹患郁证，出现少言寡语，心神不宁，失眠纳呆等，据证辨为肝郁气滞，心神不宁。治予疏肝解郁，养血宁心。在做好心理疏导、抚慰的前提下，做好特殊护理，方用四逆散合桂枝汤加减化裁。饮食上除调整饮食结构外，配合药膳甘麦大枣粥调养，此粥乃仿《金匮要略》中甘草小麦大枣汤意，用治妇人心阴不足，致患脏躁，表现为精神恍惚，悲伤欲哭，不能自主，甚至言行失常。药仅 7 剂获效，药 2 周而趋康复。

4. 右颞侧开颅术后——左侧偏瘫

涂某某　男　58 岁　农民

◎ 2019 年 5 月 13 日初诊　右颞侧开颅术后左侧偏瘫一个多月。由于患者为聋哑人，由其兄代述：缘于一个多月前突然中风偏瘫急诊入院，诊断为“脑出血”并施行右颞侧开颅术，术后遗下左侧上下肢偏瘫。刻诊，右侧手足瘫软偏废，每日要由家人帮其活动，以期康复。自己比画：左手足麻木疼痛。纳食尚可，二便亦调。有“糖尿病”“高血压病”史。舌红苔白，脉细弦软、左细而微弦。

【诊　　断】西医：右颞侧开颅术后左侧偏瘫。中医：偏瘫（气虚血瘀型）。

【病情分析】患者脑出血施行右颞侧开颅术，清除血块后左侧偏瘫。一般来说，处于大脑皮质的病症，其恢复相对时间短一些，3个月左右可获得康复；若是处于基底节部位，恢复期需要3~6个月，甚则更长。本案难以了解病史，视其症状出血不浅。

【辨证论治】《素问·风论》云：风邪“各入其门户所中，则为偏风”。《灵枢·热病》则云：“偏枯，身偏不用而痛。”《金匮要略·中风历节病脉证并治》亦云：“夫风之为病，当半身不遂……中风使然。”

【证　　属】气虚血瘀，风中脉络。

【治　　法】益气活血，和营疏风。

【方　　药】补阳还五汤合桂枝汤加减化裁。生黄芪30 g、当归尾10 g、川芎10 g、桃仁泥10 g、川红花10 g、赤芍15 g、白芍15 g、地龙15 g、桂枝5 g、炙甘草5 g、大枣3枚、生姜2片。14剂，每日1剂，水煎服。

【特殊护理】作为残障患者，家人必须配合医生，多关心患者，多陪伴患者，尽量满足患者的心理需求，利用肢体语言予以心理上的疏导和抚慰，以缓解情绪上的郁闷，从而达到心静则百病自息的目的。生活起居方面，家人必须提醒和督促患者按时睡眠，根据气候变化，慎避风寒，预防感冒。

【饮食调养】患者的术后饮食直接影响康复进程，本案颅内术后表现为偏瘫，故饮食上家人应为其调整饮食结构。诸如多食蔬菜、水果与五谷杂粮，可以提供各种维生素和矿物质等微量元素，有利于改善脏腑气血和运动功能，促进康复。

◎ 2019 年 5 月 27 日二诊　左手臂已可上抬 10 cm 左右。药已中的，舌红苔白、左舌根边略黄厚，脉细而微弦。守方加重黄芪 20 g，以助益气活血，再进 14 剂。

◎ 2019 年 6 月 10 日三诊　其兄来告：患者较前又有明显改善，故要求续服。守方再进 14 剂。

【按　　语】据其病因与症状，按气虚血瘀，风中脉络论治。治予益气活血，和营疏风。在做好特殊护理和饮食调养的基础上，方用补阳还五汤合桂枝汤加减化裁，获得了良好的治疗效果。

5. 颅底脊索瘤放疗术后——左目呆滞

董某某　男　51 岁　自由职业

◎ 2017 年 5 月 4 日初诊　左眼球固定不动。“颅底脊索瘤”放疗术后出现一系列症状：左眼球固定于内眦，不能向左运动，鼻孔闭塞不通气，声重，左耳失听，左侧头面部麻木不仁，少寐而难以入睡。经 MRI 复查报告：“病灶占位较前大致相仿，斜坡右侧新见 T2W1 高信号影。”虽经治疗，未见好转。蒙友人推荐来南昌就诊于中医。刻诊，左眼珠胀痛、不能向左移动；吞咽口水时，两鼻腔闭塞不通气，声重说话不清晰；左耳失听；以鼻梁为界，左侧头部麻木不仁；不寐，必须服用“艾司唑仑”，方可睡上 4~5 个小时。纳尚可，二便调。舌红苔微黄，脉弦细、左细弦、均微数。

【诊　　断】西医：颅底脊索瘤放疗术后并发左目不动症。中医：左目呆滞（痰瘀胶结型）。

【病情分析】放射疗法为颅底脊索瘤的常用治疗方式。脊索瘤易复发，必须长期持续性治疗。放射疗法可引起疲乏、胃纳减退、低热、骨髓造血功能抑制、肿瘤坏死液化形成空洞等放射反应和并发症。本案出现左眼球固定于内眦，不能向左运动，鼻孔闭塞不通气，声重，左耳失听，左侧头面部麻木不仁，少寐而难以入睡。对于这一疾病及放疗后所导致的一系列病症的治疗，目前尚未形成共识。故虽经治疗，未见好转，而就诊于中医。

【辨证施治】放疗术后导致神经伤害，致使眼球固定不动并出现一系列的症状。从中医辨证角度看，乃风邪入目，痰瘀胶结，脏腑失调所致。正如《诸病源候论·目偏视候》云："人脏腑虚而风邪入于目，而瞳子被风所射，睛不正则偏视。"《素问·风论》亦云："故风者，百病之长也。"至于鼻塞，《灵枢·本神》云："肺气虚则鼻塞不利。"至于左侧头面麻木不仁，《素问·风论》云："卫气有所凝而不行，故其肉有不仁也。"《素问·痹论》则云："不仁者，病久入深，荣卫之行涩，经络时疏，故不通，皮肤不营，故为不仁。"

【证　　属】风邪入目，痰瘀胶结，脏腑失调。

【治　　法】豁痰疏风，调和脏腑，化瘀通窍。

【方　　药】顺气化痰汤合四妙勇安汤加减。法半夏 15 g、胆南星 10 g、葛根 20 g、炒莱菔子 10 g、竹茹 20 g、瓜蒌皮 10 g、炒枳壳 10 g、北山楂 10 g、生甘草 5 g、玄参 10 g、金银花 25 g、当归 10 g、太子参 20 g、白术 10 g、煅龙骨 15 g、煅牡蛎 15 g、重楼 12 g、露蜂房 10 g、白花蛇舌草 30 g、山慈菇 10 g、辛夷花 15 g、牛蒡子 15 g。15 剂，日 1 剂，水煎服。

【特殊护理】心乱则百病丛生。故针对其一系列症状，做好心理疏导以保持良好的心态，稳定情绪，保持乐观，这样才能达到心静则百病自息的目的，有利于康复；睡好子午觉，保证充足的睡眠；睡前半个小时，热水泡足，取微汗，以助引火归原，引阳入阴，安定心神；晨起运动30~60分钟，以增强体质，抗拒疾病。

【饮食调养】食宜清淡，忌油腻煎炸、麻辣食品；忌食鸡、鸽，可食少量猪肉和鳝鱼、泥鳅，以防膏粱之变。药膳方：天麻鳝鱼汤。天麻5 g、鳝鱼1条（去内脏）、猪瘦肉50 g，炖酥烂后，加入食盐等调味品，食肉喝汤。功效：鳝鱼，甘，温，入肝、脾、肾经，有补虚损，祛风湿，强筋骨之功；猪瘦肉，甘，咸，平，归脾、胃、肾经，有滋阴润燥之效；天麻，甘，平，归肝经，有平肝熄风，祛风定惊之力。药食共奏补虚除湿，疏风通络之功。

◎ 2017年5月7日电话二诊　眼珠胀减轻，左眼珠仍不能移动，仍失眠。守方加炒酸枣仁12 g、生栀子10 g、淡豆豉10 g、茯神15 g、三棱10 g、莪术10 g，以助清心宁神、化瘀通络，再投15剂。

◎ 2017年6月25日三诊　仍少寐，每晚仍须服“艾司唑仑”2片，左眼珠已可移动到中线稍过一点点，没睡好则微胀痛；吞咽口水时，鼻腔已可通气，声重除，说话已清晰；左侧头部仍麻木不仁。纳食尚好，二便调。舌红苔白，脉弦软、双寸微浮。守方加减再进。

◎ 2017年8月25日四诊　8月17日上海市质子重离子医院MRI报告：“脊索瘤治疗后，枕骨斜异常信号肿块影，形态不规则，边界欠清，呈T1W1低信号、T2W1高信号、DW1高信号、ADC低信号，病灶信号大致同前。病灶下部部分层面范围较前略增大。向前累及鼻中隔，斜坡右侧T2W1高信号影，范围较前略缩小，鼻咽部黏膜稍厚，较前不明显。两侧颈部及两侧咽后小淋巴结同前鼻旁窦及左侧乳突炎症同前。”影像学诊断：“脊索瘤治疗后，病灶下部部分层面范围较前增大，建议结合临床随访；斜坡右侧T2W1高信号影范围较前略缩小，请随访。”左眼球仍只能到中间偏右；左侧面部麻木似有加重；说话尚清晰，鼻腔通气顺畅，吞口水已顺畅；纳食一般，以素食为主，大便有时增多。舌红苔白，脉浮微弦。①守方再投7剂，并拟散剂配合缓图。②散剂方：炮穿山甲10 g、红花6 g、炙水蛭15 g、浙贝母15 g，打粉，每日2次，每次3 g，以增活血化瘀之力。

◎ 2017年9月4日五诊　左眼珠灵活度增，左面部已出现瘙痒，但仍麻木。舌红苔淡黄、边有齿印，脉微弦软。守方汤剂、散剂再服7天。同时建议在当地配合针灸治疗。

◎ 2017年11月7日六诊　经配合针刺+脉冲电疗（隔日一疗，已30次），左面部麻木缓解，只剩左太阳穴绕眉棱骨内侧向下至鼻唇沟仍麻木，也较轻微。纳可，仍入睡难。舌红苔白，脉细而微弦缓。

拟养血宁神，益气化瘀调治。①酸枣仁汤合桂枝加龙骨牡蛎汤加味化裁。炒酸枣仁10 g、茯神15 g、川芎10 g、炙甘草5 g、知母15 g、桂枝3.5 g、白芍10 g、煅龙骨15 g、煅牡蛎15 g、大枣5枚、生姜3片、炙黄芪25 g、当归10 g、首乌藤30 g。7剂，日1剂，水煎服。②散剂加西洋参20 g，再服3周。

◎ 2017年11月13日七诊　这次药后，左耳复听如常，左眼珠尚向内歪斜。当地医生看了处方后叹曰：“方内无抗肿瘤药物，只侧重在养血宁神，平补阴阳，竟收如此疗效?!”

◎ 2017年12月11日八诊　左眼黑睛已移至正中处，已能活动自如。睡眠仍要依赖“艾司唑仑”，但已减量，每晚只服1片。舌红苔白，脉细而微弦。①守方汤剂加磁石30 g、合欢花10 g，再服7剂。②散剂守方再进1料（7天量）。同时建议“艾司唑仑”逐渐减量服，坚持晨练，避免熬夜，容图康复。

【按　语】脑内脊索瘤是颅内较少见的一种破坏性肿瘤，位于颅底部位深处，故多发脑神经症状。由于施行放疗，放疗术后出现一系列的症状，导致神经伤害，致使眼球固定不动。从中医辨证角度看乃风邪入目，痰瘀胶结，窍道阻塞，其病机复杂。按照中医辨证施治理论，采取“杂合以治”优化疗效。治予方药豁痰疏风，化瘀通窍，平补阴阳，以扶正固本。调整饮食，以防膏粱之变。同时，间断地食用药膳补虚除湿，疏风通络；睡前泡足以引火归原；坚持晨练以增强体质；后期运用针刺疏通经络，和调气血。在保持乐观情绪及做好特殊护理和饮食调理的前提下，诸法配合而收良效。

第二章　眼耳鼻口腔咽喉

一、眼

1. 青光眼滤过术后——视力模糊

艾某某　男　47 岁　职工

◎ 1997 年 7 月 23 日初诊　眼睛干涩，视物昏朦半年。今年 1 月 7 日因青光眼入住江西医学院第二附属医院进行青光眼滤过手术，术后眼昏朦并干涩，四肢指趾端关节疼痛。稍食煎炒食品则咽喉痛、舌溃疡，每服激素（泼尼松类）可明显缓解。纳呆，口中黏腻。舌红苔薄白、舌尖边有齿印，脉细弦数。

【诊　　断】西医：青光眼滤过术后视力模糊。中医：眼涩昏朦（肝肾亏虚型）。

【病情分析】青光眼患者在药物治疗难以将眼压控制到安全水平时，才能考虑选择手术。青光眼手术后应不会出现视力模糊，若此则是由于术后眼压控制不当或护理不当。治疗上主要是尽量闭目休息，或做眼保健操以期康复。同时配合医生运用药物治疗，由于疗效不佳，而选择就诊于中医。

【辨证施治】《素问·五脏生成》云："肝受血而能视。"眼涩昏朦，乃术后精血亏损，不能上承以滋养目窍所致。

【证　　属】肾阴亏虚，肝血不足。

【治　　法】滋补肝肾，养血明目。

【方　　药】杞菊地黄丸加味化裁。生地黄 20 g、山药 15 g、山茱萸 10 g、牡丹皮 10 g、茯苓 10 g、泽泻 10 g、枸杞 10 g、白菊 10 g、黄柏 10 g，7 剂，日 1 剂，水煎服。

【特殊护理】青光眼是致盲性眼部疾病之一。术后必须注意用眼卫生，防止疲劳，少使用手机、电脑、电视机并严格管理好使用时间；避免感染，严格按时滴用眼药水；适当运动，可做眼保健操，按压印堂、鱼腰、鱼尾、承泣、太阳等穴位，以促进康复；定期到医院复查。

【饮食调养】饮食宜清淡，多蔬果。不食辛辣煎炸食品，以利康复。药膳：枸杞炖猪（羊）肝。枸杞 15 g、猪（羊）肝 75 g，用油煸炒后，加水适量，入枸杞炖熟，加适量食盐及调味品，食肝喝汤。枸杞，性平，味甘，归肝、肾、肺经，能养肝明目，滋肾润肺；猪肝，味甘，苦，性平，归脾、胃、肝经，能养肝明目，益气健脾；羊肝，味甘、苦，性凉，归肝经，同样有养肝明目之效。药食合用，共奏滋补肝肾，养血明目之功。

◎ 1997 年 7 月 30 日二诊　四肢指趾端关节疼痛已除，纳食增加，眼中干涩减轻。舌红苔白、舌尖边有齿印，脉细弦。守方加川红花 5 g，以助活血行血，再投7剂。

◎ 1997年8月8日三诊　加红花后，自觉眼睛昏朦，自减红花后效如前。舌红苔薄黄、舌尖边瘀斑消退，脉细弦。守方熟地黄易生地黄，去黄柏、红花，加菟丝子15 g，以补养肝肾，再服7剂而愈。

【按　　语】眼涩昏朦，乃术后精血亏损，不能上承以滋养目窍所致。正如《素问·五脏生成》所云："肝受血而能视。"故治予杞菊地黄丸化裁以滋补肝肾，养血明目；配以特殊护理和药膳食疗以毕痊功。

2. 闭角型青光眼术后——肛门坠胀

钟某　女　52岁　居民

◎ 2021年4月14日初诊　双眼闭角型青光眼术后出现肛门坠胀。刻诊，每在下午6时许，则肛门坠而急胀，如厕又排不出。早晨可解，但解而不净，每日最少排3次。心情急躁，纳食尚香，喜肉食及猪排汤。睡眠亦可。舌红苔白，脉弦软数。

【诊　　断】西医：闭角型青光眼术后肛门坠胀。中医：里急后重（肝郁脾虚型）。

【病情分析】肛门坠胀与闭角型青光眼手术，应该说没有相关性。但是，手术后的饮食不当是其发病的主要原因。大凡任何手术后，医护人员均会交代加强营养，以利康复。患者的理解则是多吃高蛋白质食品，诸如鸡鸭鱼肉等。本案更是嗜好肉食，因此膏粱厚味过多，导致脾胃受伤，消化不良，胃肠运化传导失司，湿积气滞，湿酿成热，升降失常。由于运化失司，故而大便增多，如厕久蹲，造成肛门坠胀。此外，患者的情绪不安，也是影响脾胃运化的原因之一。

【辨证论治】《素问·痹论》云："饮食自倍，肠胃乃伤。"《医学准绳六要·论泄泻》云："脾虚不能分别清浊则泻，或食物过度……运化不及而然。"《景岳全书·杂证谟·泄泻》则云："凡遇怒气便作泄泻者，必先以怒时挟食致伤脾胃，故但有所犯，即随触而发，此肝脾二脏之病也，盖以肝木克土，脾气受伤而然。"

【证　　属】肝郁脾虚，湿积气滞。

【治　　法】疏肝健脾，燥湿和胃。

【方　　药】逍遥散合白头翁汤加减化裁。北柴胡 10 g、白术 10 g、白芍 10 g、当归 10 g、茯苓 15 g、炙甘草 5 g、薄荷 10 g、生姜 3 片、白头翁 10 g、黄连 3 g、黄柏 10 g、秦皮 10 g、栀子 10 g、牡丹皮 10 g。5 剂，每日 1 剂，水煎服。

【特殊护理】心静则百病自息，患者必须保持心情舒畅，避免焦虑紧张；改变不良生活习惯，注意适当运动，以减轻心理负担，有利康复。

【饮食调理】术后患者避免高脂肪、高胆固醇及油炸食物的摄入。因此，应以五谷蔬果，清淡饮食为主食。康复期间，调整饮食结构，暂以粥食为主，不食肉、蛋、牛奶及乳制品，避免膏粱厚味酿湿生泄。

◎ 2021 年 4 月 19 日二诊　肛门坠胀缓解，大便已渐成形。舌红苔白，脉细弦微数。守方再进 7 剂以善后。

◎ 2021 年 4 月 30 日再诊　外出旅游几天，饮食不慎，肛门又出现坠胀感。舌脉如前。守方加升麻 10 g，以助升提，再进 7 剂，以巩固疗效。

【按　　语】闭角型青光眼术后肛门坠胀及大便增多，乃患者情绪不安，影响脾胃运化及饮食所伤，脾胃虚弱，胃肠运化传导失司，湿积气滞，湿酿成热，升降失常所致。按肝郁脾虚，湿积气滞论治。

在做好特殊护理和饮食调理的前提下，方用逍遥散合白头翁汤加减化裁而获愈。由于外出旅游饮食不慎而有复发之势，这也充分证明术后之疾，要避免饮食原因妨碍康复。

二、耳

中耳炎清除术后——头痛并高血压病

许某某　男　41 岁　工人

◎ 2009 年 12 月 23 日初诊　头胀痛反复 14 年，加重 1 年。缘于 1995 年右中耳炎施行病变清除手术治疗，术后出现头胀痛，伴鼻塞及咽痛。经西药治疗可缓解，但一直未愈并反复发作，右耳现已失听，故就治于中医。刻诊，头痛，右耳失听，纳尚香，眠亦可，大便增多，日 1~3 解。血压：130/85 mmHg。观其咽暗红。舌红尖边甚、苔浅黄，脉细弦软数。

【诊　　断】西医：中耳炎清除术后头痛并高血压病。中医：头痛（肝郁化火型）。

【病情分析】中耳和内耳在位置上是紧紧贴在一起的，而内耳对人的空间位置平衡感觉有很重要的作用。中耳炎及其手术，不可避免地会对内耳形成影响，因此患者会出现头晕头痛。此外，认为大脑供血不足也会导致。而本病例中耳炎清除术后头痛反复发作 14 年之久，并进行性加重。究其原因，除手术后遗症外，与心理过度紧张是有直接关系的。患者长期经受头痛之苦而就诊于中医。

【辨证施治】心理紧张，甚至焦虑妄想，致使血压偏高，使相应部位的血管无序地紧张与扩张，导致头痛反复发作。这就是中医前贤所谓

"头痛自内而致者、气血、痰饮、五脏气郁之病，东垣论气虚、血虚、痰厥头痛之类是也"。

【证　　属】肝郁化火，风热上扰。

【治　　法】养血柔肝，疏风通络；西药：扩张血管，降低血压。

【方　　药】①中药：羚角钩藤汤加减化裁。钩藤 30 g、夏枯草 30 g、杭白菊 15 g、桑白皮 15 g、茯神 15 g、生地黄 15 g、浙贝母 15 g、生甘草 10 g、竹茹 20 g、白芍 15 g、天麻 10 g、刺蒺藜 30 g、全蝎 6 g。7 剂，日 1 剂，水煎服。②西药：10 mg 尼群地平片，每日 1 片，以阻止钙离子进入细胞内，选择性作用于血管平滑肌，具有明显扩张外周血管和降低血压的作用。

【特殊护理】心乱则百病丛生。一些患者凡遇手术（无论大小手术）均会出现莫名的心理紧张。有的稍作调适即可缓解，有的则长期耿耿于怀，形成心病。本案由于心情长时期紧张，从而导致血压升高，致使头痛，而且缠绵 14 年之久并加重 1 年。故此，首先必须进行心理疏导和宽慰，解除心理紧张，这样才能达到心静则百病自息的目的；其次用药物调治；注意休息，避免过劳而加重病情；坚持适当运动，既有利于放松心情，又有利于增强体质，促进康复。

【饮食调养】由于肝郁化火，风热上扰。饮食宜清淡为主，忌油腻、煎炸及辛辣食品，以防助热。调养茶方：桑叶二花饮。桑叶 3 g、金银花 1.5 g、菊花 1.5 g、绿茶叶 3 g，以沸水冲泡代茶饮。桑叶，性寒，味甘、苦，归肺、肝经。能疏风清热，清肝明目；金银花，性寒，味甘，归肺、胃、大肠经，能清热解毒，凉散风热；菊花，性微寒，味甘、苦，归肺、肝经，能平肝明目，疏散风热；绿茶叶，味苦、甘，性凉，归心、肺、胃、肾经，能清头目，除烦渴，消食化痰，利尿解毒。诸药合用为茶，共建疏风通络，清利头目之功。

◎ 2009年12月31日二诊　头胀及咽痛均明显减轻。血压：122/80 mmHg。舌红尖甚、苔浅黄，脉细弦软数。守方再投7剂；尼群地平片照服。

◎ 2010年1月7日三诊　有时头脑稍有发胀，午休后则可缓解。舌红尖边甚、苔白，脉细弦软。守方加川芎15 g，以行气开郁，再投7剂。

【随　　访】2010年9月21日专程面告：共续服2周。血压：120/80 mmHg。头痛愈，血压稳定。

【按　　语】本案头痛乃术后产生，从现代医学角度考虑应为五官病变影响，尤其是手术后所致，属于“牵涉性头痛”。加上患者出现心理紧张，甚至焦虑妄想，而出现血压偏高，使相应部位的血管无序地紧张与扩张，导致头痛反复发作。中医前贤就有“头痛自内而致者、气血、痰饮、五脏气郁之病”。故在心理宽慰的基础上，治予羚角钩藤汤加减化裁以养血柔肝，疏风通络；同时使用西药尼群地平片以扩张血管，降低血压；辅以药茶调理。从而使14年之痼疾，2周缓解、3周获愈。

三、鼻

1. 左鼻窦后部肿瘤术后——头痛

邹某　男　37岁　建筑工

◎ 2006年5月29日初诊　头痛反复发作3年。缘于2003年患左鼻窦后部肿瘤（嗅神经母细胞瘤）术后，出现头部两颞处胀痛不安并易于感冒及鼻塞。纳香，眠可，有时胃脘嘈杂时不易入睡。二便尚调。舌红苔薄淡黄，脉细弦软。

【诊　　断】西医：左鼻窦后部肿瘤术后头痛。中医：内伤头痛（气滞血瘀型）。

【病情分析】左鼻窦后部肿瘤（嗅神经母细胞瘤）术后头痛，可能是术后颅内高压所致，也可能是神经性头痛引起的 。术后短暂疼痛，一般属于正常现象，一两周后会逐渐缓解。本案则是数年不愈，应是手术创伤，脉络瘀阻，经络不通之缘故。正所谓“不通则痛”。

【辨证论治】头痛，《黄帝内经》称之为脑风、首风，故病因主要责之于风邪。头为清阳之腑，清阳之气，皆上注于头。外邪上踞，气机阻塞；脏腑内伤，气血亏损；脏腑之气厥逆，经络运行失常，均可导致头痛。故《景岳全书·杂证谟·头痛》云：“久头痛……有血虚者，有诸经气滞者，有气虚者，有四气外伤者，有劳役所伤者，有可吐者，有可下者，当分虚实寒热兼变而治之。”本案因鼻窦肿瘤术后致使气血损伤，气虚则卫外不固，而且造成气滞血瘀，经络阻塞；血虚则清阳之腑失养。

【证　　属】气滞血瘀，卫外不固。

【治　　法】养血活血，益气固表。

【方　　药】桃红四物汤合玉屏风散加味化裁。桃仁泥 10 g、川红花 10 g、川芎 10 g、全当归 10 g、赤芍 10 g、白芍 10 g、熟地黄 15 g、生黄芪 30 g、白术 10 g、防风 10 g、陈皮 10 g、羌活 10 g、冬凌草 15 g、浙贝母 10 g、生甘草 5 g、露蜂房 6 g。7 剂，日 1 剂，水煎服。

【特殊护理】注意鼻腔卫生，预防感染；慎起居，避风寒，防止感冒；正所谓心乱则百病丛生，故必须稳定患者的情绪，舒缓压力，避免过于焦虑而影响康复。

【饮食调养】饮食应尽量以清淡为主，少肉食，多蔬果，避免膏粱厚味化痰瘀阻脉络，有碍康复。药茶：辛夷菊花茶。辛夷花 3 g、菊花 1.5 g，每日 1 剂，开水冲泡代茶饮。辛夷花，性温，味辛，归肺、胃经，能祛风通窍；菊花，性微寒，味甘、苦，归肺、肝经，能散风清热，平肝明目。二药合用有祛风清热，益肺通窍之功。

◎ 2006 年 6 月 6 日二诊　头痛、易感鼻塞减轻。舌红尖甚、苔薄白，脉细而弦软。守方加黄芩 10 g，协同蜂房以清宣肺气，再投 7 剂。

◎ 2006 年 8 月 16 日三诊　头胀痛已缓解，体力增。纳尚可。舌红苔淡黄，脉细弦软。守方加减再进。

◎ 2013 年 10 月 11 日再诊　头胀未发作，已恢复从事基建工作。舌红苔薄黄，脉细弦软。拟用散剂善后：西洋参 30 g、辛夷花 30 g、白术 15 g、当归尾 20 g、西红花 5 g、生黄芪 50 g。打粉内服，每日 2 次，每次 2.5 g，温开水送服。

【随　　访】2019 年 2 月 4 日再访：诸症悉除，六年来，至今安康！

【按　　语】患者因鼻窦后部嗅神经母细胞瘤术后，出现头部两颞侧胀痛不安，而且易感。此乃术后清阳之腑损伤，外邪上踞，气机阻塞，经络不通，导致头痛。按术后气滞血瘀，卫外不固论治。治以养血活血，益气固表。方用桃红四物汤合玉屏风散；同时做好护理和饮食调理，并使用辛夷菊花茶以祛风清热，益肺通窍，汤、散、茶结合，竟获痊功。

2. 鼻息肉电灼术后——头痛

王某某　女　34 岁　自由职业

◎ 2007 年 5 月 3 日初诊　鼻息肉行电灼术后头痛伴鼻塞。因鼻息肉行电灼术，当时电灼时心情较为紧张，术后总觉得头痛，鼻内灼热并鼻塞。月经尚调，经期乳房肿痛。纳香，眠好，二便调。刻诊。血压：100/70 mmHg。舌红苔白、舌中纵裂呈二瓣状，脉细弦软。

【诊　　断】西医：鼻息肉电灼术后头痛。中医：内伤头痛（肝郁气滞型）。

【病情分析】鼻息肉电灼术，一般使用高频电灼治疗仪施行电灼切割。通过激光产生的热量对息肉组织进行凝固或烧灼，从而达到清除息肉的治疗效果。术后有部分患者产生头痛鼻塞，属于正常现象。由于患者过度纠结和担心，形成心因性头痛。同时出现心情紧张，经期乳房肿痛等一派肝郁气滞之象。

因此，本案术后头痛，一是术后反应；二是电灼处感染性炎症；三是神经性头痛。患者在施术中心情紧张，致使术后头痛不断，为三者原因兼而有之。由于情绪纠结而就诊于中医。

【辨证论治】头痛，《黄帝内经》称之为脑风、首风，故病因主要责之于风邪。鼻息肉，古称“鼻痔”。《外科正宗·鼻痔》云：“鼻痔者，由肺气不清，风湿郁滞而成。”头为清阳之腑，清阳之气，皆上注于头。本案因鼻息肉术后，清阳之腑损伤；由于情绪纠结，肝郁气滞，外邪上踞，气机逆乱致使头痛鼻塞。

【证　　属】肝郁气滞，风热犯肺。

【治　　法】行气开郁，疏风散热。

【方　　药】奇授藿香丸合逍遥散加减。藿香 10 g、胆南星 10 g、辛夷花 15 g、白芷 10 g、羌活 6 g、黄芩 10 g、生甘草 5 g、苍耳子 10 g、蔓荆子 10 g、北柴胡 10 g、赤芍 10 g、白芍 10 g、制香附 10 g、当归 10 g、漂白术 10 g、茯苓 10 g、川黄连 6 g。7 剂，日 1 剂，水煎服。

【特殊护理】心乱则百病丛生。故此首先要让患者稳定情绪，舒缓紧张情绪，避免过于焦虑，影响康复；注意鼻腔卫生，预防感染；慎起居，避风寒，防止感冒。

【饮食调养】饮食应尽量以清淡为主，少肉食，多蔬果，避免辛辣、刺激性食物，酿热生变。药茶：辛夷菊花茶。辛夷花 3 g、菊花 1.5 g，每日 1 剂，开水冲泡代茶饮。辛夷花，性温，味辛，归肺、胃经，能祛风通窍；菊花，性微寒，味甘、苦，归肺、肝经，能散风清热，平肝明目。二药合用有祛风清热，益肺通窍之功。

◎ 2001 年 5 月 10 日二诊　药后头痛、鼻灼缓解，已觉轻松，仍鼻塞。舌红苔白，脉细软。守方再进 7 剂以善后。

【随　　访】药后愈。

【按　　语】患者术中精神紧张，加上手术反应及创伤处炎性感染，清阳之腑失养，外邪上踞，气机逆乱导致头痛、鼻灼、鼻塞等症状。实乃肝郁气滞，风热犯肺所致。在做好护理和饮食调理的基础上，治予奇授藿香丸合逍遥散加减，以行气开郁，疏风散热；同时，配合辛夷菊花茶，以祛风清热，益肺通窍。

3. 鼻息肉术后——鼻梁掣痛

陈某　男　40 岁　职工

◎ 2001 年 4 月 4 日初诊　鼻息肉术后鼻梁疼痛 6 个月。缘于鼻息肉于 6 个月前手术切除，术后即出现鼻梁及印堂掣痛，流清涕，有时鼻塞。术后半年来历经治疗诸症仍未解除，而就诊于中医。长期有饮酒史。舌红苔白稍厚，脉细弦偏数。

【诊　　断】西医：鼻息肉术后鼻梁疼痛。中医：鼻梁掣痛（风热瘀阻型）。

【病情分析】鼻息肉术后鼻子痛，一般属于正常现象。但患者术后 6 个月仍鼻梁掣痛，则属于病态。其原因：一是饮食失节，过食辛辣刺激性食物酿热，导致手术局部充血而影响康复；二是过度纠结和担心，形成心因性疼痛。本案患者属于前者。

【辨证论治】“肺气虚则鼻塞不利”(《灵枢·本神》)。《济生方·鼻门》则进一步阐明：“风寒乘之，阳经不利，则为壅塞。”本案肺虚在前，邪壅在后，加上手术损伤，风热乘之，经络壅滞，不通则痛。

【证　　属】风热犯肺，瘀阻窍道。

【治　　法】疏风散热，化瘀通窍。

【方　　药】奇授藿香丸加味。藿香 10 g、胆南星 10 g、羌活 6 g、桑白皮 15 g、地骨皮 10 g、谷精草 30 g、辛夷花 10 g、制乳香 10 g、制没药 10 g、白芷 10 g、黄芩 10 g、生甘草 6 g、苍耳子 10 g。7 剂，日 1 剂，水煎服。

【特殊护理】注意鼻腔卫生，预防感染；慎起居，避风寒，防止感冒；心静则百病自息，故必须使患者稳定情绪，舒缓紧张情绪，避免过于焦虑。

【饮食调养】饮食应尽量以清淡为主，少肉食，多蔬果，忌酒，避免辛辣、刺激性食物，酿热生变，加重病情。

【随　　访】药后即愈。

【按　　语】鼻息肉术后鼻子痛，一般在数天后可自行缓解。而本案 6 个月后仍鼻梁掣痛，其原因是饮食失节，长期饮酒酿热。正如《外科正宗·鼻痔第五十二》所云：“鼻痔者，由肺气不清，风湿郁滞而成。”《济生方·鼻门》则进一步阐明：“风寒乘之，阳经不利，则为壅塞。”本案饮食失节，长期饮酒酿热，损伤肺气。故肺虚在前，邪壅在后，加上手术损伤，风热乘之，经络壅滞，不通则痛。故按风热犯肺，瘀阻窍道论治。在做好护理和饮食调理的基础上，方用奇授藿香丸加味化裁，以疏风散热，化瘀通窍。

4. 鼻腔电疗术后——鼻塞并胸闷

王某某　男　55 岁　职工

◎ 2005 年 6 月 10 日初诊　鼻塞伴胸闷一年。始因去年睡地铺受凉而致感冒鼻塞，同时伴有头晕头痛。南昌市第七人民医院检查报告："双鼻下甲黏膜肥厚及黏性分泌物。"经用抗生素及"萘甲唑啉 + 电疗术"后未见改善，反而出现鼻塞胸闷，神疲乏力。纳尚可，二便调。舌红苔淡黄、舌体胖润，脉细弦缓。

【诊　　断】西医：电疗（凝）术后慢性鼻炎。中医：鼻窒（脾虚湿滞型）。

【病情分析】鼻腔电疗（凝）术后鼻塞，一般属于正常现象，无须特殊治疗。若是手术中一不小心碰触到神经，可能会引起神经损伤，而导致一系列症状。而且患者本来肺气虚弱，加上术中损伤，术后感邪，致使脾虚失运，湿浊留滞，致肺气尤虚，鼻窍不利，此乃个体差异之故。

【辨证论治】《灵枢·本神》云："肺气虚则鼻塞不利。"《济生方·鼻门》亦云："风寒乘之，阳经不利，则为壅塞。"患者肺气本虚，电疗术后，并未得到改善，反致鼻窒。此乃肺气亏虚，风寒乘之，阳经不利，外邪壅滞所致。

【证　　属】肺脾气虚，清阳不升，湿滞鼻窍。

【治　　法】补中益气，升清运化，疏风通窍。

【方　　药】奇授藿香丸合补中益气汤加减化裁。藿香 10 g、胆南星 10 g、苍耳子 10 g、辛夷花 15 g、露蜂房 10 g、白芷 10 g、谷精草 30 g、升麻 10 g、生黄芪 30 g、党参 12 g、白术 10 g、陈皮 10 g、当归 10 g、北柴胡 10 g、炙甘草 6 g。10 剂，日 1 剂，水煎服。

【特殊护理】慎避风寒，预防感冒；劳逸结合，防止过度疲劳而损伤肺脾之气；坚持晨练，增强体质，以利康复。

【饮食调养】饮食应尽量以清淡为主，少肉食，多蔬果，避免辛辣、刺激性食物，酿热生变，造成鼻塞等症状的加重。

◎ 2005年6月22日二诊　鼻塞已明显减轻。舌红苔白，脉细弦、寸浮。守方再投14剂。

◎ 2005年7月7日三诊　鼻腔基本通畅，但口干、口苦，喜饮，晨起咳吐黄色浓稠痰。舌红苔微黄，脉细。守方去柴胡，加玄参10 g、黄芩15 g、麦冬10 g，以润肺化痰。再服14剂而鼻腔畅通，诸症悉除。

【按　　语】患者脾肺虚弱，电疗创伤，复感寒邪，致使脾阳不振，运化失常，水湿不化。"肺气虚则鼻塞不利"(《灵枢·本神》)。由于脾失运化，肺失清肃，清阳不能上达，风寒水湿之邪，滞留壅塞于鼻窍，发为鼻窒。故在做好护理和饮食调理的基础上，治予奇授藿香丸合补中益气汤加减化裁，以补中益气，升清运化，疏风通窍。

5. 鼻咽癌放、化疗后——口腔溃疡

应某某　男　75岁　退休职工

◎ 2016年9月9日初诊　鼻咽癌放疗29次，化疗2次。刻下，上腭溃疡并灼痛，鼻干而无涕，喉中痰梗，咳吐白色黏痰，有时挟少量血丝。多方服药未愈，故就诊于中医。观其上腭有淡黄色溃烂点，周边色红。纳如常，大便尚调。舌红苔黄稍厚，脉浮弦。

【诊　　断】西医：鼻咽癌放、化疗术后口腔溃疡。中医：口疮（心火上炎型）。

【病情分析】鼻咽癌放疗后，短期会出现鼻咽部及口腔黏膜的损伤，从而导致口腔溃疡，甚至皮肤发黑；远期并发症有黏膜的损伤，出现

唾液腺损伤，表现为口干。由于鼻咽部经过长时间放射治疗，还会出现黏膜干燥等症状。由于屡治未效而就诊于中医。

【辨证论治】《圣济总录》云："口疮者，由心脾有热，气冲上焦，熏发口舌，故作疮也。"本案则是放疗所致，其病机类似。

【证　　属】脾胃热盛，心火上炎。

【治　　法】清胃泻火，清气化痰。

【方　　药】半夏泻心汤合清胃散加减化裁。川黄连 10 g、生甘草 10 g、枯黄芩 12 g、生地黄 15 g、当归 10 g、升麻 10 g、茯苓 5 g、牡丹皮 10 g、赤芍 30 g、法半夏 15 g、生姜 3 片、太子参 15 g、大枣 3 枚。7 剂，日 1 剂，水煎服。

【特殊护理】常饮水，每天饮水量在 2500 mL 以上，以保证身体代谢之需和保持口腔黏膜湿润；常漱口，以淡盐温水漱口，保持口腔清洁；口腔溃疡面可用西瓜霜喷剂喷涂，以清热解毒，促进创面愈合。

【饮食调养】饮食应尽量以清淡为主，少肉食，多蔬果，避免辛辣、刺激性食物，酿热生变；多食富含维生素 C 的蔬果食品，以利康复。药茶：银花麦冬饮。金银花 3 g、麦冬 3 g，开水冲泡代茶饮。金银花，性寒，味甘，归肺、胃、大肠经，能清热解毒，凉散风热；麦冬，性寒，味甘、苦，归肺、胃经，能滋阴清热，润肺生津。二药合用，有清热解毒，滋阴润肺之功，可解除因放疗而导致的口干舌燥之苦。

◎ 2016 年 9 月 16 日二诊　痰减少，有时咳痰时仍挟少量血丝，晚上喉中已无痰梗。舌红苔微黄、舌中浅灰苔、舌根微厚，脉弦软。守方加栀子 10 g、蒲公英 15 g，以助清热解毒，再进。

◎ 2016 年 9 月 30 日三诊　共续服 2 周，痰中血丝已极少，血腥味已除。鼻腔可擤出白色鼻涕，喉中仍有痰。大便增多、稀软，日 2~3 次。舌红苔白腻、舌中浅灰苔已转白，脉弦软缓。

据其脉证，火降津回，治拟清气化痰善后。

方用咯血方合温胆汤加减：青黛 15 g（包煎）、焦栀子 10 g、栝楼皮 12 g、冬瓜子 15 g（打碎）、诃子 12 g、海浮石 15 g、法半夏 10 g、陈皮 10 g、茯苓 15 g、炙甘草 5 g、竹茹 10 g、炒枳壳 10 g、淡豆豉 10 g、生麦芽 30 g、焦山楂 15 g、胆南星 10 g。7 剂，日 1 剂，水煎服。

【随　访】药后咯血止，痰梗除，口疮愈。

【按　语】口舌生疮，多由心脾积热，循经上冲所致，并有虚实之分。正如《圣济总录》云："口疮者，由心脾有热，气冲上焦，熏发口舌，故作疮也。"而本案乃因放射性核素对癌变组织的照射治疗，放射治疗带来正常组织的损伤，从而产生一些副作用。临床观察，这些副作用均表现为化热伤阴。所以口腔溃疡疼痛、鼻腔干燥无涕，均为火热上熏之变，其病机正如《圣济总录》所云。故在做好护理和饮食调理的基础上，方用半夏泻心汤以泻心脾积热，辅以清胃散清热凉血；同时使用银花麦冬饮，共奏泻火解毒，滋阴润肺之功。后期与咯血方合温胆汤加减，以凉血散瘀，清气化痰而收痊功。

四、口腔

1. 舌神经纤维瘤切除术后——盗汗

蔡某某　女　66 岁　退休职工

◎ 2010 年 12 月 14 日初诊　盗汗、少寐 13 天。舌体中间患良性纤维瘤，经手术切除后，出现神疲乏力，少寐头眩，睡后盗汗，凌晨自汗。纳食一般。血压：104/70 mmHg。舌红苔黄，脉沉细少力。

【诊　　断】西医：舌神经纤维瘤切除术后自主神经功能紊乱。中医：盗汗（气阴两虚型）。

【病情分析】舌神经纤维瘤切除术后盗汗，主要是术后气血不足、卫气不固所致。说明术后身体虚弱、气血不足。西医无甚特殊治疗及药物而就诊于中医。

【辨证论治】《素问·六元正纪大论》云："太阳所至为寝汗、痉。"术后气血损伤，卫外不固。

【证　　属】气阴两虚，卫外不固。

【治　　法】补益气血，固表敛汗。

【方　　药】牡蛎散合归脾汤加味化裁。浮小麦 30 g、煅牡蛎 30 g、麻黄根 10 g、炙黄芪 35 g、党参 20 g、白术 10 g、当归身 15 g、炙甘草 6 g、茯神 15 g、炙远志 10 g、炒酸枣仁 15 g、广木香 10 g、龙眼肉 10 g、大枣 5 枚、生姜 3 片、蛇六谷 15 g、鸡血藤 30 g、灵芝片 20 g、煅龙骨 30 g。7 剂，日 1 剂，水煎服。

【特殊护理】注意口腔卫生，勤漱口，预防感染；心静则百病自息，故应调整心态，解除心理压力，有利于康复；慎起居，避风寒，防止感冒而加重病情；注意休息，避免过劳而损伤气血。

【饮食调养】饮食宜清淡，忌油腻辛辣，多食蔬菜、水果等富含维生素的食品。以软烂食物为好，便于吞咽。药膳方：二麦粥。浮小麦、淮小麦各 35 g，大枣 3~5 枚，炙甘草 6 g、煅牡蛎 30 g（上两味棉布包煎），熬成粥，弃甘草、牡蛎，食枣喝粥。浮小麦，味甘，性凉，归心经，能除虚热，止汗；淮小麦，味甘，性凉，归心、脾、肾经，能养心益肾，除热止汗（入药，产自安徽者佳，故用淮小麦）；大枣，味甘，性平，归心、脾、胃经，能补脾胃，益气血，安心神，调营卫，和药性；炙甘草，味甘，性温。归脾、胃、心、肺经，能益气补中，缓急止痛，润肺止咳，泻火解毒，调和诸药；煅牡蛎，味咸，性微寒，归肝、肾经，能平肝潜阳，重镇安神，软坚散结，收敛固涩（煅者收敛固涩之力尤强）。诸药食配伍，共奏补益气血，固表止汗之功。

【随　　访】2013 年 8 月 31 日药后盗汗、自汗、头晕、少寐均愈，至今安康。

【按　　语】患者年近古稀，气血本已虚弱，由于舌体中间纤维瘤而手术切除。之后出现盗汗、少寐，皆因手术前思虑过度，心理紧张，损伤脾胃，运化失职，化源不足；加上手术损伤经络气血，使气血尤虚，气虚则卫外不固，血虚则心失所养，故而引起自汗和少寐。《素问・六元正纪大论》云："太阳所至为寝汗、痉。"太阳为一身之藩篱，术后气血损伤，卫外无力，藩篱不固，病为盗汗（寝汗）。据其脉证，按气阴两虚，卫外不固论治。方用牡蛎散合归脾汤，同时配以二麦粥，以补益气血，固表止汗，养血宁神，加上合理护理和饮食调理，仅一周而获安。

2. 口腔肿瘤切除术后——下颌肿胀麻木合并语言不清

袁某某　男　65 岁　居民

◎ 2021 年 11 月 1 日初诊　口腔肿瘤术后下巴肿胀麻木合并语言不清。缘于口底鳞状细胞癌。施行：口底癌扩大切除 + 下颌骨方块切除 + 颏部淋巴结清扫术 + 术中冰冻。术后下巴颏及舌尖麻木并语言不清。纳可，睡眠尚好，二便调。血压：152/96 mmHg。舌红苔黄，脉弦而滑数。

【诊　　断】西医：口腔肿瘤术后下巴肿胀麻木合并语言不清。中医：下巴肿胀麻木（痰瘀犯脾型）。

【病情分析】口腔肿瘤术后下巴肿胀麻木合并语言不清，一是因为手术过程中，可能会对口腔底部局部组织造成损伤，导致局部组织水肿，且伴有疼痛；二是术后患者身体免疫力下降，容易发生感染，故而下巴肿胀。另外，舌下腺导管破裂、口腔溃疡等，均会导致局部软组织水肿，致使肿胀及语言不清。

【辨证论治】肿痛、麻木，《素问·至真要大论》云："诸痛痒疮，皆属于心。"《灵枢·痈疽》则云："营卫稽留于经脉之中，则血涩而不行，不行则卫气从之而不通，壅遏而不得行。"《金匮要略·中风历节病脉证并治》亦云："邪在于络，肌肤不仁。"

【证　　属】痰瘀犯脾，湿毒阻络。

【治　　法】豁痰散结，化瘀通络。

【方　　药】黄连温胆汤加味化裁。黄连 5 g、法半夏 15 g、陈皮 10 g、茯苓 15 g、炙甘草 6 g、竹茹 10 g、枳实 10 g、三棱 10 g、莪术 10 g、重楼 10 g、白花蛇舌草 15 g、大枣 5 枚、生姜 3 片。7 剂，每日 1 剂，水煎服。

【特殊护理】注意口腔卫生，预防感染；慎起居，避风寒，防止感冒；注意休息，避免过劳而损伤气血；尤其是术后必须稳定情绪，舒缓压力，避免过于焦虑，以免影响康复，正所谓心乱则百病丛生。

【饮食调养】饮食应尽量以清淡为主，少肉食，多蔬果，避免辛辣刺激的食物。药茶：二花饮。金银花 3 g、菊花 1.5 g，开水冲泡代茶饮。一则可以清洁口腔；二则可以清热解毒，促进康复。金银花，性寒，味甘，归肺、胃、大肠经，能清热解毒，凉散风热；菊花，性微寒，味甘、苦，归肺、肝经，能散风清热，平肝明目。二花合用，有疏散风热，清热解毒之效。

◎ 2021 年 11 月 8 日二诊　药后感觉良好，精神见增，舌尖仍麻木，二便尚调。舌红苔稍黄，脉略滑、左少力。守方加川芎 10 g、红景天 15 g，以行血活血。再进7剂。

◎ 2021年11月15日三诊　语言已清晰自如，舌尖、下巴仍有些麻木不适。舌红苔薄黄、舌中有纵细裂纹，脉弦而略滑、左稍细。守方再进7剂。

◎ 2021年11月22日四诊　下颌肿胀已消退，舌尖麻木缓解。舌脉如前。守方再进7剂以善后。

【随　　访】诸症悉除。

【按　　语】术后下巴肿胀麻木合并语言不清等症，乃手术局部组织造成损伤、水肿所致。其病机与痰瘀犯脾，湿毒阻络类似。故治予豁痰散结，化瘀通络。采取特殊护理和饮食调理，同时配合二花茶以疏风清热，疗效卓著，药仅四周，诸症悉除。

3. 舌扁平苔藓术后——创口红肿

万某某　女　41岁　职工

◎ 2009年5月19日初诊　舌创口红肿。舌左边因“扁平苔藓”。在上海第九医院手术切除两次，最近一次是一个月前。一周前因劳累及生气后，手术处红肿疼痛，并出现一绿豆大小的肿块、酸胀麻木，同时心烦耳鸣。纳食少味，胃胀饱闷，尤其是生气时。大便尚调，日一行。寐时梦多，甚则噩梦，尤其刚睡时极易惊醒。舌红苔薄白淡黄，脉沉细而弦软。

【诊　　断】西医：舌扁平苔藓术后创口感染。中医：创口红肿（寒热中阻型）。

【病情分析】舌扁平苔藓术后创口红肿，乃是术后创口感染所致；或者因为情绪不佳，导致肝气抑郁，化火上灼而成。经对症处理未获缓解而就诊于中医。

【辨证论治】“百病生于气也”（《素问·举痛论》）。患者术后肝郁脾虚，寒温失调，寒热中阻。加上情绪欠佳，抑郁化火而创口肿痛。

【证　　属】肝郁脾虚，寒热中阻。

【治　　法】疏肝健脾，清胃泄热。

【方　　药】四逆散合半夏泻心汤加减化裁。北柴胡 15 g、炒枳壳 10 g、赤芍 15 g、白芍 15 g、生甘草 6 g、法半夏 12 g、川黄连 10 g、黄芩 10 g、党参 15 g、干姜 5 g、大枣 5 枚，白花蛇舌草 30 g、竹叶 20 g、连翘 20 g。7 剂，日 1 剂，水煎服。

【特殊护理】注意口腔卫生，预防感染；慎起居，避风寒，防止感冒；尤其是术后必须稳定情绪，舒缓压力，避免过于焦虑，以免影响康复，正所谓心乱则百病丛生。

【饮食调养】饮食应尽量以清淡为主，少肉食，多蔬果，避免辛辣刺激的食物。药茶：二花饮。金银花 3 g、菊花 1.5 g，开水冲泡代茶饮。一则可以清洁口腔；二则可以清热解毒，促进康复。金银花，性寒，味甘，归肺、胃、大肠经，能清热解毒，凉散风热；菊花，性微寒，味甘、苦，归肺、肝经，能散风清热，平肝明目。二花合用，有疏散风热，清热解毒之效。

◎ 2009 年 5 月 26 日二诊　左舌中小肿块缩小，酸胀麻木减轻，仍耳鸣及心烦，眠差易惊，大便日两次。舌红苔白，脉细而微弦。守方加桃仁泥 10 g、川红花 10 g、北山楂 15 g，以助化瘀散血，再服 14 剂。

◎ 2008 年 6 月 4 日三诊　睡眠已改善，舌头稍有肿胀并有沉重感。舌红苔薄黄、左舌边中偏硬，脉细弦软。

患者肝郁已解，痰湿未化，故拟温胆清胃，豁痰散结调治。

方用温胆汤加味。法半夏 10 g、生甘草 6 g、茯苓 15 g、陈皮 10 g、竹茹 10 g、枳实 10 g、川黄连 10 g、内红消 30 g、山慈菇 15 g、浙贝母 15 g、白花蛇舌草 30 g、玄参 12 g、金银花 30 g、当归 10 g。再服 7 剂以善后。

【提　　示】本病发病原因尚不明确，通常认为与遗传因素、免疫因素、内分泌失调、精神压力、微量元素缺乏相关。因此，罹患者一般精神压力过重。故此，凡手术后，除注意休息及饮食调理外，心理调适非常重要。古人有“三气周瑜”致旧创迸裂之戒。虽为小说，但颇有道理。而本案每遇生气则出现红肿热痛，足证此说不假。

【按　　语】患者因生气而致伤口红肿疼痛，酸胀麻木。其病机无疑是肝郁气滞，阳气郁遏，舌络瘀阻。正如《素问·举痛论》所云：“百病生于气也。”而且扁平苔藓本是痰瘀郁结之物，故以四逆散疏肝解郁，和畅气机；以半夏泻心汤和脾胃气机，泻中土热结，伍以二花饮以疏散风热，清热解毒而收效。

4. 舌根囊肿术后——口干咽灼并咽喉梗塞

钟某某　女　60 岁　居民

◎ 2020 年 10 月 31 日初诊　舌根囊肿手术后口干咽灼并咽喉梗塞已 5 天。缘于在南昌县人民医院口腔科进行舌根囊肿手术治疗，术后口干、咽灼并咽喉梗塞，伴胸闷气憋。纳食尚可，二便尚调。血压：122/80 mmHg。舌红苔淡黄略厚，脉弦软微数。

【诊　　断】西医：舌根囊肿手术后口干咽灼并咽喉梗塞。中医：口干咽灼、梅核气（风热犯肺型）。

【病情分析】舌根囊肿手术后口干咽灼，其原因主要是术前需要禁食、禁水，致人体长时间没有摄入水分，机体缺水就会出现术后口干舌燥，甚或咽灼；其次是术前大多经过气管插管以及麻醉用药，口腔不能闭合，也会口干舌燥；再者，术中会有失血现象，口干舌燥自然会出现；还有术中用药，全麻术前往往需要应用阿托品，其可使黏膜及唾液腺分泌减少，从而使术后出现口干舌燥或咽灼。至于咽喉梗塞，可能是思想压力过大而形成的胃神经症导致的。类似于中医气郁所致的“梅核气”。

【辨证论治】《灵枢·五味论》云：“注之则胃中竭，竭则咽路焦，故舌干而善渴。血脉者，中焦之道也。”《素问·举痛论》有“百病生于气”之说。故后世医家有“七情气郁，结成痰浊，随之积聚……塞咽喉如梅核”。

【证　　属】风热犯肺，痰瘀郁结。

【治　　法】清热解毒，化瘀开郁。

【方　　药】四妙勇安汤合银翘马勃散加味化裁。金银花 25 g、玄参 10 g、当归 10 g、生甘草 8 g、连翘 15 g、马勃 10 g、射干 10 g、牛蒡子 15 g、桔梗 10 g、鱼腥草 15 g、竹茹 10 g、枳实 10 g、法半夏 10 g、茯苓 12 g。7 剂，每日 1 剂，水煎服。

【特殊护理】注意口腔卫生，预防感染。慎起居，避风寒，防止感冒。尤其是术后必须稳定情绪，舒缓压力，过于焦虑，乃至思虑伤脾，进而痰湿凝结；情绪稳定，则易于康复，正所谓心静则百病自息。

【饮食调养】饮食应尽量以清淡为主，少肉食，多蔬果，避免辛辣刺激的食物。药茶：二花饮。金银花 3 g、菊花 1.5 g，开水冲泡代茶饮。一则可以清洁口腔；二则可以清热解毒，促进康复。金银花，性寒，味甘，归肺、胃、大肠经，能清热解毒，凉散风热；菊花，性微寒，味甘、苦，归肺、肝经，能散风清热，平肝明目。二花合用，有疏散风热，清热解毒之效。

【随　　访】药尽梗塞缓解，将息调养后愈。

【按　　语】本案舌根囊肿手术后口干咽灼并咽喉梗塞，乃先有精神紧张，后有风热乘虚犯肺，热伤胃津及术中的失血失水，更使“胃中竭”，故而形成口干咽灼并咽喉梗塞之症。据其病机，按风热犯肺，痰瘀郁结论治。在做好特殊护理及饮食调理的基础上，方用四妙勇安汤合银翘马勃散加味化裁，以清热解毒，化瘀开郁，同时配以二花茶饮疏散风热，药仅一周，则迅速获得缓解，将息而愈。

五、咽喉

1. 扁桃体切除术后——咽喉炎

黄某某　女　42岁　自由职业

◎ 2009年10月24日初诊　扁桃体切除术后咽痛，反复发作不愈。缘于10年前手术切除扁桃体，术后咽痛一直未获痊愈。每次感冒则咽痛发作并伴声音粗哑，近日还伴右侧腰痛。纳可，二便尚调。舌红苔薄白，脉细。

【诊　　断】西医：扁桃体切除术后慢性咽炎。中医：喉痹（风热犯肺型）。

【病情分析】扁桃体切除术后咽喉反复疼痛，可能是瘢痕的牵扯性疼痛。一般认为术后3个月后，当瘢痕逐渐进入软化期，疼痛症状会逐渐缓解。本病例迁延10年反复疼痛不愈，乃形成慢性咽炎。中医称之为喉痹。

【辨证论治】《素问·阴阳别论》云：“一阴一阳结，谓之喉痹。”《素问·评热病论》云：“邪之所凑，其气必虚。”术后肺气损伤，其气虚馁，易受邪患病。

【证　　属】风热犯肺，咽嗌瘀闭。

【治　　法】清肺利咽，化瘀通关。

【方　　药】银翘马勃散加味。金银花 30 g、连翘 10 g、马勃 12 g（包煎）、生甘草 6 g、射干 10 g、桔梗 10 g、木蝴蝶 10 g、牛蒡子 10 g、瓜子金 30 g、千里光 15 g、三白草根 30 g。5 剂，日 1 剂，水煎服。

【特殊护理】慎起居，避风寒，防止感冒，以防反复发作；坚持晨练，增强体质，以促进康复。

【饮食调养】患者术后 10 年，咽痛伴声音粗哑一直反复发作不愈。故仍须保持饮食清淡，避食辛辣、刺激性食品和过冷食品。术后咽痛反复不愈，属慢性咽炎，乃中医之虚火喉痹。故建议食疗：间断地用猪肉皮 50~100 g 炖成浓汤，调入少许生蜂蜜（仿《伤寒论》中猪肤汤方意）徐徐饮之，以滋阴润燥，清热利咽。猪肤，味甘，性凉，归肾经，清热养阴，利咽止血；蜂蜜，味甘，性平，归肺、脾、大肠经，补中润燥，止痛解毒。两物配伍，有滋阴润燥，清热利咽之功。

【随　　访】2011 年 1 月 14 日告：咽痛未再发作。

【按　　语】慢性咽炎是咽部黏膜、黏膜下及淋巴组织的弥漫性慢性炎症所致。中医认为主要是风热喉痹时发，邪热伤阴，虚火内生，上灼咽喉；或肺肾阴虚，虚火偏旺，炼津为痰，痰浊凝滞咽窍，脉络不通，气血瘀结而成，名为慢性喉痹。正如《素问·阴阳别论》云："一阴一阳结，谓之喉痹。"《素问·评热病论》云："邪之所凑，其气必虚。"而本案则是因为扁桃体切除术后肺气损伤，邪瘀留恋，咽喉反复疼痛，当为咽喉气血瘀结，虚火上灼发病，再因失治而迁延十年。按风热犯肺，咽隘瘀闭论治。治予清肺利咽，化瘀通关。方用银翘马勃散加味，配合特殊护理和饮食调养及体育锻炼，以利肺气。仅服药 5 剂而愈。

2. 咽喉癌放、化疗后——口干并口渴

章某某　女　51 岁　居民

◎ 2012 年 4 月 7 日初诊　口干难耐已七年。缘于咽喉癌经放、化疗后，出现斯症并逐渐加重。刻诊，口中干涩并伴双眼胀疼，而且进食必须用开水助吞。两耳痒而渗液。手指及右面部麻木不仁。大便难、3~4 天一解、质软。家族史：父亲患胃癌、直肠癌；小哥哥患鼻咽癌；大姐患乳腺癌；堂姐患肺癌；堂侄女患白血病。舌质鲜红少苔、苔面呈横状梯形浅裂，脉浮而无力而数。

【诊　　断】 西医：咽喉癌放化疗术后口干症。中医：口干、久渴（肾水干涸型）。

【病情分析】 咽喉癌经放疗术出现异常口干，属于放疗的副反应。在放疗过程中会损坏口腔的正常黏膜及口腔神经。甚则会引起口腔咽喉部黏膜萎缩，而影响唾液腺的分泌功能，从而导致口干；化疗也同样会使分泌唾液的腺体受到一定程度的破坏，故而致使口干舌燥。治疗上多饮水、多食高蛋白质食品，或配合某些含片药物予以治疗。但久治未效，由于口干难耐而就诊于中医。

【辨证论治】 口渴不外乎“心热移于肺”(《素问・气厥论》)，造成肺肾气阴两虚所致。《素问・痿论》则云：“脾胃热则胃干而渴。”虽说口渴与心、肺、脾、胃相关，但肾为水脏，为先天之本。

【证　　属】 肾水干涸，虚火上灼。

【治　　法】 滋阴益肾，增液润燥。

【方　　药】 一贯煎合增液汤加味化裁。生地黄 15 g、北沙参 15 g、天冬 10 g、麦冬 10 g、枸杞 10 g、当归身 10 g、川楝子 10 g、玄参 10 g、制何首乌 10 g、杭白菊 10 g、南沙参 15 g、石斛 15 g、天花粉 10 g、

生甘草 20 g、山药 30 g。7 剂，日 1 剂，水煎服。

【特殊护理】慎起居，避风寒，防止感冒；坚持晨练，增强体质，以利康复。

【饮食调养】戒烟酒，多食蔬菜、水果等富含维生素的食品，忌食辛辣、刺激性食物，以防伤阴。食疗方：间断地用猪肉皮 50~100 g 炖成浓汤，调入少许生蜂蜜（仿《伤寒论》中猪肤汤方意）徐徐饮之，以滋阴润燥，清热生津。猪肤，味甘，性微凉，入心、肺经，清热养阴，利咽止血；蜂蜜，味甘，性平，入脾、肝经，补中润燥，止痛解毒。两味合用，有清热生津，滋阴润燥之功。

◎ 2012 年 4 月 14 日二诊　口干有所减轻，两耳渗液止，眼睛胀痛减轻，大便已每日一解。舌鲜红苔黄、裂纹仍存，脉细弦软数。守方再投 7 剂。

◎ 2012 年 4 月 25 日三诊　诸症已明显改善，进食仍需用汤水辅助。停药几天，两耳又渗液。舌色鲜红瘦小、少苔少津，脉细弦软数。① 守方加知母 15 g、怀牛膝 15 g、生石膏 25 g，以助生津止渴，再投 7 剂。② 茶饮方。西洋参每日 5 g，煎水代茶饮。③ 猪肤汤照服。

◎ 2012 年 5 月 2 日四诊　手指及右面部麻木不仁及耳内渗液减轻。舌仍鲜红少苔少津，脉微弦微数、虚而无力。守方再投 7 剂。

◎ 2012 年 5 月 15 日五诊　手面麻木缓解，两耳渗液未净。舌面少苔、舌质鲜红，脉微弦而无力。守方加生大黄 5 g、生栀子 10 g，以助泻火解毒，再投 7 剂。

◎ 2012 年 6 月 7 日六诊　口干已有明显改善，进食无须汤水助吞，面部已见红润。舌鲜红苔薄白少苔，脉细弦软。守方再服 7 剂以善后。

【随　　访】口干已愈。

【按　　语】放射治疗，以利用放射线杀死肿瘤细胞为目的。同时也会对周围的正常组织器官造成损伤，包括舌下腺、颌下腺、腮腺，使口腔唾液分泌减少，从而产生口干舌燥及相应的并发症；化疗也同样会使分泌唾液的腺体受到一定程度的破坏，故而致使口干舌燥。中医学认为口渴不外乎“心热移于肺”(《素问·气厥论》)，肾为水脏，肺热及肾，则造成肺肾两虚。加上治疗失当，致使迁延7年之久，直至症状加重并无法忍受及吞咽困难方寻求中医治疗。按肺肾阴虚，肾水干涸，虚火上灼论治。方用一贯煎合增液汤加味化裁以滋阴益肾，增液润燥；同时做好特殊护理和饮食调养及食疗、茶方调治。

3. 咽鼓管腺样体肥大切除术后——咽喉肿痛

周某某　男　5岁

◎ 2007年1月24日初诊　咽喉肿痛伴头眩。因“咽鼓管腺样体肥大”，于一个月前进行手术切除治疗。当时术中出血过多。孩子自述咽痛、头眩，吞咽不适。西医药除抗炎外无特殊治疗方法，而就诊中医。观其扁桃体Ⅱ度肿大。纳食尚好，二便调。舌红略暗苔白、舌面有黄豆大小的小片剥脱苔，脉细。

【诊　　断】西医：腺样体手术后咽喉肿痛。中医：喉痹（风热犯肺型）。

【病情分析】腺样体手术后咽喉痛，可能是创面还没有完全愈合好，也可能是术后感染发炎所致。西药抗炎未效，而就诊于中医。

【辨证论治】《素问·阴阳别论》云：“一阴一阳结，谓之喉痹。”《素问·评热病论》云：“邪之所凑，其气必虚。”而本案则是因为咽鼓管腺样体肥大切除术后肺气损伤，风热犯肺，邪瘀留恋，经络闭阻，致使咽痛，头眩，吞咽不适。

【证　　属】气虚血弱，风热犯肺。

【治　　法】清肺利咽，益元扶正。

【方　　药】银翘马勃散合当归补血汤加味。金银花 10 g、连翘 7 g、马勃 7 g、射干 4 g、牛蒡子 5 g、大当归 5 g、生黄芪 10 g、紫河车 5 g、浙贝母 6 g、桔梗 4 g、鸡内金 10 g、谷芽 15 g、麦芽 15 g、北山楂 10 g、青木香 6 g、枸杞 7 g、鸡血藤 7 g、炙甘草 3 g、冬凌草 7 g。7 剂，日 1 剂，水煎服。

【特殊护理】慎起居，避风寒，防止感冒而加重病情。

【饮食调养】饮食宜清淡，忌油腻辛辣，多食蔬菜、水果等富含维生素的食品，忌食辛辣、刺激性食物，以防伤阴。

◎ 2007 年 2 月 3 日二诊　舌红苔白，剥苔处已长新苔，脉略滑。守方去冬凌草，加落地荷花 6 g、荷叶 6 g，以助清肺利咽。再服 7 剂而愈。

【按　　语】患孩咽鼓管腺样体肥大手术后，出现咽喉肿痛及头眩伴吞咽不适。乃术后体虚复感风热，邪热蕴结咽喉所致。故治予银翘马勃散以清肺利咽；当归补血汤加紫河车等以益元扶正。扶正与祛邪并举，同时做好特殊护理和饮食调养，药仅一周而愈。

4. 声带息肉术后——右面颊肿痛

王某某　女　50 岁　职工

◎ 2020 年 12 月 30 日初诊　声带息肉术后右面颊肿痛 9 天。因声带息肉手术后，出现右面颊肿胀、疼痛，喉中痰多，咳吐黏痰，进食时疼痛加重。舌红苔淡黄、略厚，脉略滑。

【诊　　断】西医：声带息肉术后右面颊肿痛。中医：面颊肿痛（风邪犯络型）。

【病情分析】声带息肉术后右面颊肿痛，其原因可能是手术后的并发症，也可能是其他全身性疾病。本案可能是手术时口腔张开过度引起小血管损伤，从而导致口腔局部黏膜出现充血、水肿。

【辨证论治】《素问・风论》云："故风者，百病之长也。"又云："风者善行而数变。"《素问・至真要大论》则云："诸痛痒疮，皆属于心。"至于肿痛，《灵枢・痈疽》有云："营卫稽留于经脉之中，则血涩而不行，不行则卫气从之而不通，壅遏而不得行。"

【证　　属】风邪犯络，瘀毒阻滞。

【治　　法】清热解毒，化瘀通络。

【方　　药】仙方活命饮加减化裁。金银花 15 g、防风 10 g、白芷 10 g、当归 10 g、陈皮 10 g、生甘草 15 g、赤芍 15 g、浙贝母 12 g、竹茹 10 g、皂角刺 10 g、内红消 15 g、炮穿山甲 2 g（打碎同煎）。3 剂，每日 1 剂，水煎服。

【特殊护理】保持口腔清洁卫生，餐后或定时使用茶水漱口，尤其是进食后；睡觉可垫高枕头，以减轻局部肿胀并缓解疼痛；注意休息，避免过劳而损伤气血。

【饮食调理】饮食必须选择温软流质或半流质食物，避免进食辛辣、刺激、过烫、过硬的食物，以保护损伤处愈合；多食富含营养和维生素的蔬菜、水果及五谷杂粮，以助化瘀消肿。

◎ 2021 年 1 月 2 日二诊　药后肿消痛止，吞咽顺畅。舌红苔黄，脉细软。

【按　　语】声带息肉术后右面颊肿痛乃风邪犯络所致。按风邪犯络，瘀毒阻滞论治。治予清热解毒，化瘀通络。在做好特殊护理和饮食调理的基础上，方月仙方活命饮加味化裁，药仅三剂，肿消痛止。

六、牙齿

1. 拔牙术后——胸痹

李某某　女　81 岁　农民

◎ 2010 年 12 月 2 日初诊　拔牙后胸痛 1 周。缘于牙痛，当地医生在注射麻醉药后施行拔牙术。术后心窝上方（前胸）出现疼痛并自汗。经静脉滴注（具体药物不详）3 天未效，故转而就治于中医。舌红苔黄，脉细弦微数。

【诊　　断】西医：拔牙术后胸痛。中医：胸痹（胸阳郁遏型）。

【病情分析】拔牙术后胸口痛，可能是心绞痛等病理因素导致。因为牙痛一般是由感染因素引起，若是拔牙后出现胸口痛症状，则应高度警惕，患者又为 81 岁高龄。由于当时不具备检查条件，患者及家属只求速服中药治疗。

【辨证论治】《金匮要略·胸痹心痛短气病脉证治》云："夫脉当取太过不及，阳微阴弦，即胸痹而痛，所以然者，责其极虚也。"患者高龄，脉体细，本已虚，加上拔牙诱发胸痛。

【证　　属】胸阳不振，痰瘀郁遏。

【治　　法】温经通阳，化痰宣痹。

【方　　药】栝楼薤白半夏汤合桂枝汤加减。栝楼实 15 g、薤白 15 g、法半夏 12 g、炙甘草 10 g、桂枝 6 g、白芍 10 g、丹参 15 g、当归尾 10 g、炒枳壳 12 g、川芎 15 g、野灵芝 10 g、制香附 10 g、大枣 4 枚、生姜 2 片、地龙 15 g。4 剂，日 1 剂，水煎服。

【特殊护理】拔牙术后应注意口腔部位清洁卫生，每天使用淡盐开水漱口。必须着重观察胸口痛状态，若是疼痛加剧应及时入院诊治。同时亦应避风寒感冒进一步损伤阳气，加重病情。

【饮食调养】饮食应按拔牙后的要求食用松软、易于消化的食物，并尽量以清淡之蔬菜、水果、五谷为主，不食辛辣煎炸和过硬食品。

◎ 2010 年 12 月 6 日二诊　4 剂药尽，胸口痛已止，偶尔一过性针刺样疼痛。舌质略暗、苔黄，脉细软微数。观其症，痰浊去，胸阳通。故守方加延胡索 10 g、生黄芪 30 g、川红花 10 g、桃仁泥 10 g，以助化瘀通络。再进 7 剂以善后。

【随　　访】2011 年 1 月 17 日告：胸痛愈，自汗止。

【按　　语】《金匮要略·胸痹心痛短气病脉证治》云："夫脉当取太过不及，阳微阴弦，即胸痹而痛，所以然者，责其极虚也。"患者耄年，痰瘀体质，胸阳本虚。由于任脉循行起于中极，下出会阴，经阴阜、腹、胸正中线直抵咽喉，再上至颏部，经面部入承泣；督脉循行起于会阴部，循脊柱向上至风府穴，入脑上行巅顶，沿头额下达鼻柱至龈交穴。拔牙进一步损伤二脉之经气，阴阳失衡，痰浊更盛，胸阳痹阻，致使胸痹。故治予栝楼薤白半夏汤合桂枝汤收温经通阳，化痰宣痹之效；同时科学饮食，合理护理而迅速获效。

2. 植牙术后——面颊肿痛

邹某　男　79 岁　退休人员

◎ 2023 年 11 月 5 日初诊　种植牙冠修复置入术后面颊肿痛 4 天。缘于左上第 1、2 磨牙缺如，而于 11 月 1 日上午在某牙科医院施行"种植牙冠修复置入术"。手术时间达 2 个小时，由于张口牵拉时间过长，术后左面颊稍肿，下午则逐渐加剧并胀痛，妨碍进食。术后虽然采取冷敷和口服"阿莫西林胶囊 + 奥硝唑分散片"，同时使用复方氯己定漱口液含漱。历经 3 天肿胀未能消退、胀痛未能缓解。改用中药治疗。刻诊，左面颊肿胀，纳食无味，大便干结难解。舌红苔微黄，脉弦软微数。

【诊　　断】西医：种植牙冠修复置入术后面颊肿痛。中医：面骨肿痛（风火瘀毒型）。

【病情分析】按常规来看，种植牙术后的肿胀是由于小血管破裂，从而导致口腔局部黏膜出现充血、水肿。其肿胀一般在1~2周后可以自行消退。但患者高龄，难以承受这种肿胀疼痛，致使坐立不安。必须迅速达到消肿止痛的效果，以免变生他疾。

【辨证论治】《素问·风论》云："故风者，百病之长也。"又云："风者善行而数变。"《素问·至真要大论》则云："诸痛痒疮，皆属于心。"至于发热肿痛，《灵枢·痈疽》有云："营卫稽留于经脉之中，则血涩而不行，不行则卫气从之而不通，壅遏而不得行，故热。大热不止，热盛则肉腐。"

【证　　属】风热侵袭，瘀毒阻络。

【治　　法】疏风解毒，化瘀消肿。

【方　　药】疏风泻火通络饮加减。生大黄10 g、黄芩10 g、北柴胡10 g、羌活10 g、细辛3 g、桑白皮15 g、夏枯草15 g、生甘草6 g、生地黄15 g、赤芍15 g、川芎10 g、桃仁泥10 g、川红花10 g、红木香15 g。3剂，每日1剂，水煎服。

【特殊护理】保持口腔清洁卫生，餐后或定时使用"复方氯己定漱口液"含漱；种植牙的当天不宜刷牙，睡觉可垫高枕头，以减轻局部肿胀并缓解疼痛；注意休息，避免过早用力咬东西。

【饮食调理】饮食必须选择温软流质或半流质食物，避免进食辛辣、刺激、过烫、过硬的食物，以保护伤口的愈合；多食富含营养和维生素的蔬菜、水果及五谷杂粮，以促进伤口的愈合。

【随　　访】服药一剂后，于第二天下午面颊肿胀消退六成以上，疼痛也随之缓解。三剂药尽，肿消痛止，已能进食。

【按　　语】种植牙冠修复置入术后面颊肿痛，虽经西药常规治疗 3 天未能获效。中医按风热侵袭，瘀毒阻络论治。同时在做好术后护理及饮食调理的基础上，方用疏风泻火通络饮（出自《邹嘉玉临证精要·守正创新》）以疏风解毒。加用生地黄、赤芍、川芎、桃仁泥、川红花、红木香等，以增凉血活血，化瘀消肿之效。故一剂知，三剂愈。按常规 1~2 周时间计，其效无以比拟。

第三章　颈项

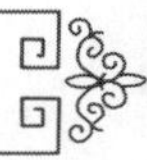

1. 甲状腺瘤术后——焦虑症

邱某某　女　40 岁　公务员

◎ 2010 年 6 月 8 日初诊　甲状腺肿瘤术后，焦虑、失眠、胃胀 18 天。刻诊，忧郁焦虑，心烦不寐，难于入睡。同时，胃脘胀满，食后加剧，二便尚调。舌红苔薄白，脉细弦软。

【诊　　断】西医：甲状腺瘤术后焦虑症。中医：郁证（肝郁脾虚型）。

【病情分析】甲状腺瘤术后焦虑与患者的心理因素相关。由于患者心理压力过大，害怕转为恶性而扩散，致使肝气郁结，气机不畅，从而导致焦虑；同时，术后可能出现的 甲状腺功能减退，也会导致焦虑等现象的产生。

【辨证论治】《黄帝内经》云：‘百病生于气也……思则气结。”（《素问·举痛论》）气结则脾失健运，阴阳失调，心神失养。

【证　　属】肝气郁结，脾虚失运。

【治　　法】疏肝理气，启脾开郁。

【方　　药】柴胡疏肝散加减。北柴胡 15 g、陈皮 10 g、制香附 10 g、炒枳壳 10 g、炙甘草 6 g、白芍 10 g、川芎 10 g、青皮 10 g、神曲 10 g、苍术 10 g、白术 10 g、台乌药 10 g、广木香 10 g、薄荷 10 g、生黄芪 15 g、川红花 10 g、郁金 15 g、生姜 2 片。7 剂，日 1 剂，水煎服。

【特殊护理】心乱则百病丛生，心静则百病自息。故首先做好心理疏导，解除思想顾虑和心理障碍，使患者心平气和地面对疾病和自我调适；慎避风寒，防止感冒；甲状腺瘤术后的患者需要注意保持伤口部位的清洁卫生，同时运用一些抗感染类药物，以助伤口愈合。

【饮食调养】饮食应尽量以清淡为主，少肉食，不食海鲜，多食蔬菜、水果，避免膏粱厚味及辛辣、刺激性食物，酿热生变。

【随　　访】情绪稳定，睡眠改善，胃胀除。

【按　　语】患者主要是在手术前过度担心、紧张、不安，术后害怕恶变与扩散，致使出现焦虑、失眠。由于思虑过度而伤脾，从而出现脾虚气滞，产生腹胀。正如《黄帝内经》所云："百病生于气也……思则气结"（《素问·举痛论》）。在柴胡疏肝散疏肝理气，启脾开郁之下，首先做好心理疏导，同时做好术后护理及饮食调理，药仅 7 剂，诸症悉除，获得康复，此乃医者心理疏导、患者心静自我调适之功也。

2. 甲状腺肿术后——继发性闭经

胡某某　女　45岁　职工

◎ 2014年2月22日初诊　3年来反复闭经。因甲状腺肿于1996年、2006年先后两次手术将患侧甲状腺摘除，从而出现经常闭经。近已4个月未行经。前医给服活血化瘀中药，2月9日行，量极少，色淡。虽纳香、眠可，但仍神疲乏力，二便尚调。舌红尖微甚、苔薄黄、中根厚，脉细、关弦少力。

【诊　　断】西医：甲状腺肿术后继发性闭经。中医：经闭（气虚血瘀型）。

【病情分析】甲状腺肿术后导致甲状腺功能减退，影响内分泌系统是造成闭经的直接原因；服用左甲状腺素钠片等药物，也可能导致月经紊乱等不良反应，引起月经异常或闭经；手术前后情绪波动太大，致使肝郁脾虚，运化失常，引起化源不足，也会致使闭经。虽经治疗，始终无效，患者要求中医调治。

【辨证论治】《素问·阴阳别论》云："二阳之病发心脾，有不得隐曲，女子不月。"足阳明胃经与手阳明大肠经有病，乃是发自心脾二经。因为胃肠有病，则可影响心脾。患者因有隐情，精神郁闷，女子则患月经不调或经闭。患者术后既有精血损伤，又有过思伤脾，导致心脾两虚，故而冲任失调，致使经闭。

【证　　属】肝肾不足，脾气亏虚，冲任失调。

【治　　法】补脾益肾，活血化瘀，养血调经。

【方　　药】八珍汤合桃红四物汤加味。党参20 g、白术10 g、茯苓10 g、炙甘草6 g、当归15 g、川芎10 g、熟地黄20 g、白芍10 g、桃仁泥10 g、川红花10 g、淫羊藿15 g、枸杞15 g、刘寄奴15 g、菟丝子15 g、巴戟天10 g、肉苁蓉10 g、益母草20 g、炙黄芪30 g、鸡血藤30 g。7剂，日1剂，水煎服。

【特殊护理】患者手术后已 3 年，要按照心静则百病自息的客观规律，首先做好心理疏导，解除思想顾虑和心理障碍。其次是注意饮食的合理性，增加蛋白质的摄入。而且，碘元素是甲状腺的主要成分，若是长期出现缺碘元素状态下，甲状腺素合成也会减少。再者是坚持晨练运动，以增强体质，促进康复。

【饮食调养】应以高蛋白质、高维生素、低盐、低脂饮食为主，避免暴饮暴食；适当多吃新鲜蔬菜、水果；适当进食一些海带、紫菜等含碘食物，以助甲状腺素的合成。食疗：泽兰粥。泽兰 18 g、粳米 50 g，先煎泽兰，去渣取汁，入粳米熬成粥。空腹服用。泽兰，味辛，微温，归肝、脾经，能活血行水；粳米，味甘，性平。归脾、胃经，能补中益气，健脾和胃。二味合用，有活血行水，解郁通闭之功。

◎ 2014 年 3 月 1 日二诊　夫代述：经水已行，但量仍少、色淡。守方加减进退再投 11 剂。

◎ 2014 年 11 月 15 日再诊　药后 7 个月如期行经。恐再次闭经。刻下，末次月经 9 月 8 日，距今 2 个月未至，故再次就诊。无不适，纳香，眠可，二便调。舌红苔白，脉细尺弱。守原方再服 14 剂而经行复常。

【按　　语】"二阳之病发心脾，有不得隐曲，女子不月"(《素问·阴阳别论》)。本案由于甲状腺手术创伤，心脾两虚，气血亏损，内分泌失衡在先；时年 45 岁，已近"天癸竭"之年，故月经屡屡将断。乃肝肾亏虚，气血虚弱所致。治予八珍汤合桃红四物汤及食疗以补脾益肾，活血化瘀，养血调经。同时做好术后护理及饮食调理。药仅 18 剂，获得经行复常之效，充分彰显中药的魅力，故录以飨后学。

3. 甲状腺肿并前列腺术后——头晕伴高血压症

淦某某 男 63岁 居民

◎ 2015年3月27日初诊 甲状腺和前列腺术后4个月。刻下，每天中午时分头晕心慌，如坐舟车。血压：150/90 mmHg。服“安内真”后，血压：138/85 mmHg。纳香，眠可，夜间盗汗。舌红苔白稍腻，脉弦而略滑。

【诊　　断】 西医：甲状腺和前列腺术后头晕伴高血压症。中医：眩晕（痰郁化风型）。

【病情分析】 甲状腺和前列腺术后高血压，其原因可能是疼痛，或是患者既往有过高血压病史。加上本例患者在同一时期施行甲状腺和前列腺切除术，从而导致血压升高，出现头晕心慌，如坐舟车。4个月来反复发作而寻求中医治疗。

【辨证论治】《素问·至真要大论》云：“厥阴之胜，耳鸣头晕。”术后经络损伤，脾胃受伤，健运失司，水谷不化，聚湿成痰，郁久化热，致使胃热胆寒，清阳不升，浊阴不降，从而形成厥阴风动，乃至头眩。

【证　　属】 痰郁化风，上扰清窍。

【治　　法】 健脾化痰，定风止晕。

【方　　药】 半夏白术天麻汤合温胆汤加味。天麻12 g、法半夏15 g、茯苓15 g、茯神15 g、陈皮10 g、竹茹20 g、钩藤20 g、枳实10 g、夏枯草30 g、漂白术10 g、大枣4枚、生姜3片、川黄连5 g。7剂，日1剂，水煎服。

【特殊护理】 不可过劳，注意休息；慎避风寒，防止感冒；尤其要注意心理疏导与调适，解除心理障碍，达到心静则百病自息的思想境界，以促进康复。

【饮食调养】饮食宜清淡，应以蔬菜、水果、五谷杂粮为主，暂忌油腻食物，避免油腻碍脾，影响运化，导致水湿停滞而加重病情。同时要注意蛋白质的摄入，防止体虚水泛。

◎ 2015 年 4 月 3 日二诊　头晕止，有时仍阵发性心慌。盗汗，晚上醒后冷汗淋漓。舌红苔白，脉弦而略滑。守方加浮小麦 30 g、煅牡蛎 30 g，以助养阴敛汗。再进 7 剂。

◎ 2015 年 4 月 10 日三诊　汗止。血压：140/80 mmHg。舌红苔白，脉弦软。守方再进 7 剂而愈。

【按　　语】患者先后进行甲状腺和前列腺手术，术后出现高血压。其原因可能是手术造成的疼痛，或是患者既往有过高血压病史，术前并未显现。加上手术的疼痛与心理紧张，以及术后普遍主张加强营养而膏粱厚味过多，从而导致痰湿郁遏，血压升高，出现头晕心慌。正如《素问·至真要大论》所云：“厥阴之胜，耳鸣头晕。”术后经络损伤，脾胃受伤，健运失司，水谷不化，聚湿成痰，郁久化热，致使胃热胆寒，清阳不升，浊阴不降，从而形成厥阴风动，乃至头眩。故辨为：痰郁化风，上扰清窍论治。方用半夏白术天麻汤合黄连温胆汤加味，以健脾化痰，定风止晕；同时注重特殊护理和饮食调理，以清淡的蔬菜、水果、五谷为养。药仅三周，诸症悉除，血压稳定。

4. 甲状腺瘤术后——肢体无力

袁某某　女　65 岁　居民

◎ 2000 年 11 月 26 日初诊　头晕伴肢体乏力 5 年。缘于 1995 年施行甲状腺瘤切除术后，出现经常头晕眼花，神疲困乏，劳作吃力，易于感冒。当地医院进行诸多检查，并未发现身体明显异常。因此，每年给予注射“白蛋白”针2次。纳、眠尚可，二便调。舌红苔白，脉细软。

【诊　　断】西医：甲状腺瘤术后肢体无力。中医：头晕乏力（中气不足型）。

【病情分析】甲状腺瘤切除术后，如果甲状腺激素补充不足，可能出现机体代谢下降，随之出现能量物质下降，导致机体不能获得足够的能量物质，所以就会出现肢体无力等不适。

【辨证论治】由于甲状腺术后，对甲状腺和甲状腺素分泌的损伤，导致人的机体代谢下降，乃至于出现一系列气血虚损的证象。正如《素问·调经论》云：“气血不和，百病乃变化而生。”在治疗上，《素问·至真要大论》则云：“调气之方，必别阴阳，定其中外，各守其乡。”

【证　　属】中气不足，清阳不升。

【治　　法】补中益气，升阳固表。

【方　　药】补中益气汤加味。红参5 g（另炖兑服）、白术10 g、生黄芪30 g、北柴胡10 g、升麻10 g、陈皮10 g、炙甘草6 g、当归10 g、肉桂3 g、北枸杞10 g。7剂，日1剂，水煎服。

【特殊护理】慎起居，避风寒，防止感冒而进一步损伤阳气；避免过劳而损伤元气；坚持晨练，增强体质，以促进康复。

【饮食调养】饮食应尽量以清淡为主，忌食辛辣、刺激性食物和膏粱厚味，以防膏粱之变；不宜食海鲜类食物，防止海鲜类食物引起过敏性反应。故应以蔬菜、水果、五谷杂粮为主，保持营养均衡。茶方：参杞饮。人参片3 g、枸杞3 g，开水冲泡代茶饮。人参，味甘、微苦，性温，归肺、脾、心经，能大补元气，补脾益肺；枸杞，味甘，性平，归肝、肾经，能滋阴补血，益精明目。二药合用，补益元气，滋肾填精，并有肺肾双补之功。

【随　　访】按方服至20剂后，无须再注射白蛋白针，体健安康。

【按　　语】甲状腺瘤切除术后，由于甲状腺和甲状腺素分泌的损伤，必将出现甲状腺素分泌和机体代谢下降，致使机体不能获得足够的能量物质，导致体虚而出现头眩乏力、体质下降等虚损现象。中医对甲状腺在人体中的重要作用虽无明确的论述，但可按整体观予以辨证。本案就是术后经络损伤，累及脏腑，致使气虚血亏，卫外不固，因而出现头眩乏力，易于感冒。故按中气不足，清阳不升，卫外不固论治。治予补中益气汤以补中益气，健脾助运，升阳固表；同时做好特殊护理和饮食调养，配合茶饮和坚持晨练。药不及三周而获康复。

5. 甲状腺结节术后——肝功能异常

樊某某　女　40岁　职工

◎ 2021年8月9日初诊　甲状腺结节术后发现肝功能异常近三个来月。缘于甲状腺结节，于3月16日入住南昌大学第一附属医院手术切除，术后服“优甲乐”。5月19日做完碘-131治疗后，发现肝功能异常。刻诊，纳食少味，伴有轻度乏力。二便尚调。舌红苔黄，脉细弦软微数。检查肝功能轻度异常：ALT53.2，AST40.4。

【诊　　断】西医：甲状腺结节术后肝功能异常。中医：纳呆（肝经湿热型）。

【病情分析】甲状腺结节术后肝功能异常，其原因是手术导致电解质紊乱；碘-131治疗则直接会导致胃肠道不适及免疫力降低，甚至影响月经，从而出现肝功能异常，影响食欲。《黄帝内经》称之为“不欲食”。

【辨证论治】《证治汇补·伤食》云：“恶食非止一端，有胸中痰滞者”“有伤食恶食者”“有病久胃虚者”。并认为术前术后精神压力过重，致使情志不和，令人肝气郁结，疏泄失常，横逆犯胃，胃失和降则饮食少进。

【证　　属】肝经湿热，脾胃失和。

【治　　法】清肝利湿，健脾和胃。

【方　　药】茵陈四苓散加味化裁。绵茵陈 15 g、猪苓 10 g、白术 10 g、茯苓 15 g、泽泻 25 g、生麦芽 30 g、灵芝 10 g。7 剂，每日 1 剂，水煎服。

【特殊护理】慎起居，避风寒，防止感冒而进一步加重病情；避免过劳而损伤元气，影响康复；适当坚持晨练，增强体质，以促进康复。

【饮食调养】饮食应尽量以清淡为主，忌食辛辣、刺激性食物和膏粱厚味，以防膏粱之变；不宜食海鲜类食物，防止海鲜类食物引起过敏性反应。故应以蔬菜、水果、五谷杂粮为主，既要饮食清淡，又要保持营养均衡而易于消化。

◎ 2021 年 8 月 18 日二诊　药后纳食增，月经已行，但量少、点滴而下。16 日晚上小腿转筋（此乃肝血不足、肝经有寒）。舌红苔白，脉细而微弦。守方加吴茱萸 1.5 g、木瓜 10 g、怀牛膝 10 g，再服 7 剂。

【随　　访】药后诸症悉除，复查肝功能复常。

【按　　语】甲状腺结节术后纳呆，乃手术和碘 -131 治疗，肝脏损伤，肝功能异常应是其主要原因。但中医学认为精神压力过重，致使情志不和，肝气郁结，疏泄失常，脾胃运化失司。故按肝经湿热，脾胃失和论治。在做好特殊护理和饮食调养的前提下，方用茵陈四苓散加味化裁，以清肝利湿，健脾和胃。方中茵陈四苓散清肝利湿，加生麦芽既可疏肝，又可助运；灵芝扶正护肝。药仅两周，食欲增加，肝功能复常。

6. 甲状腺瘤术后——四肢冰凉

王某某　女　39 岁　农民

◎ 2018 年 1 月 29 日初诊　甲状腺瘤术后四肢冰凉已 5 年。缘于 2013 年因甲状腺瘤施行手术切除后，出现四肢冰凉，甚至乍冷。月经每月均超前 4~7 天，其色黯红，有时失眠，纳食尚可，二便亦调。舌红苔白，脉弦细软。

【诊　　断】西医：甲状腺瘤术后四肢冰凉。中医：厥逆（肝郁脾虚型）。

【病情分析】甲状腺瘤术后四肢冰凉，可能是患者身体虚弱所致，也有可能是由于手术治疗后引起“甲减”症状所致。此外，缺铁性贫血也会引起手脚冰冷。中医认为，此乃阴阳气不相顺接所致。

【辨证论治】《素问·厥论》云：“阳气衰于下，则为寒厥；阴气衰于下，则为热厥。”又云：“阳气衰，不能渗营其经络。”《素问·方盛衰论》云：“逆皆为厥。”其病机，《伤寒论·辨厥阴病脉证并治》明确指出：“凡厥者，阴阳气不相顺接”所致。本病证的产生为即所谓“阳气衰，不能渗营其经络”也。

【证　　属】肝郁脾虚，阴阳失调。

【治　　法】疏肝健脾，平补阴阳。

【方　　药】四逆散合桂枝加龙骨牡蛎汤加味化裁。北柴胡 15 g、白芍 10 g、枳实 10 g、炙甘草 6 g、桂枝 3.5 g、大枣 6 枚、生姜 3 片、灵芝 15 g、煅龙骨 15 g、煅牡蛎 15 g、红景天 20 g。10 剂，每日 1 剂，水煎服。

【特殊护理】本案为甲状腺瘤手术后遗症，由于患者素体虚弱，手术前后均有情绪波动，故而出现担心焦虑，情志不舒，气机失调。故此，必须做好心理疏导工作，解除心理负担，保持情绪稳定，有利于康复，正所谓心静则百病自息；慎起居，避风寒，防止感冒而进一步损伤阳气；注意休息，按时作息，晨起锻炼，增强体质，以促进康复。

【饮食调理】饮食要注意选择营养均衡、温暖易于消化吸收的食物，并注意各种蔬菜和各种高蛋白类食物的搭配，以利脾胃之运化。但必须是以清淡为主，避免进食过于寒凉及油腻食物，防止膏粱厚味，酿湿助寒，进一步损伤脾肾之阳气。

◎ 2018 年 2 月 23 日二诊　药后因月经行，经水已红，故延迟复诊。刻诊，手已暖，脚冷减轻，眠已安。舌红苔白，脉细而微弦。守方加重桂枝 1.5 g，再加当归 10 g、阿胶 5 g（烊服），以调养气血，再进 2 周。

【随　　访】数月后托人告知身体康复。

【按　　语】患者素体虚弱，手术前后又有情绪波动。故而出现紧张焦虑，情志不舒，形成肝郁脾虚，气机失调，致使运化失司，化源不足，乃至阴阳失调。故按肝郁脾虚，阴阳失调论治。在做好心理疏导和饮食调理的基础上，治予疏肝健脾，平补阴阳。方用四逆散合桂枝加龙骨牡蛎汤加味化裁，服药 24 天则愈。

7. 甲状腺癌切除术后——胸部出汗

王某某　女　36 岁　职工

◎ 2021 年 4 月 23 日初诊　甲状腺癌切除术后胸部出汗。术后每天凌晨 4~5 点钟，胸前大汗致醒。同时伴有神疲乏力，少寐、既不易入睡，又易于惊醒。纳食尚可，但腹部胀气。有“高血压病”史，在服“安内真”片；甲状腺手术后再服“优甲乐”片。血压：120/95 mmHg（舒张压偏高）。舌红苔淡黄，脉弦而微数。

【诊　　断】西医：甲状腺癌切除术后胸部出汗。中医：胸汗（气阴两虚型）。

【病情分析】甲状腺癌切除术后胸部出汗，一是体质虚弱，做完手术后身体尚未恢复，由于身体虚弱而出汗。二是甲状腺功能失调，甲状腺癌切除手术包括对甲状腺部分或全部切除，从而出现甲状腺功能失调。或剩余甲状腺组织分泌能力过强，分泌大量的甲状腺激素，而导致出汗、怕热等症状。三是药物使用不当，如使用左甲状腺素钠剂量过大，可能会导致药物性甲亢而出汗。这种胸部出汗，中医称之为“心汗”。

【辨证论治】《素问·六元正纪大论》云：“太阳所至为寝汗，痉。”（王冰注：“寝汗，谓睡中汗发于胸嗌颈掖之间也。”）《张氏医通·杂病门》云：“别处无汗，独心胸一片有汗……其病在心，名曰心汗。”此乃由心气虚弱，心不摄血，津液外泄所致。

【证　　属】气阴两虚，营卫失和。

【治　　法】益气养阴。调和营卫。

【方　　药】当归六黄汤合桂枝加龙骨牡蛎汤化裁。当归 10 g、川黄连 5 g、黄柏 10 g、黄芩 10 g、生黄芪 25 g、生地黄 12 g、熟地黄 12 g、桂枝 5 g、白芍 10 g、炙甘草 6 g、煅龙骨 25 g、煅牡蛎 25 g、大枣 5 枚、生姜 3 片。7 剂，每日 1 剂，水煎服。

【特殊护理】由于患者素体虚弱，手术后要慎起居，避风寒，防止感冒而进一步损伤气血；同时注意休息，按时作息，晨起锻炼，增强体质，以促进康复。

【饮食调理】饮食要注意选择营养均衡、易于消化吸收的食物，并注意各种蔬菜和各种高蛋白类食物的搭配，以利脾胃之运化并达到滋阴补虚之目的。忌食辛辣煎炸及膏粱厚味，防止酿热伤阴。

◎ 2021 年 4 月 30 日二诊　睡眠已好，从晚上 11 点入睡，可一觉睡至凌晨5点。醒后胸部微微有汗。血压：120/80 mmHg（舒张压得到有效控制）。舌红苔薄而微黄，脉弦软。守方再进7剂以善后。

◎ 2021年5月26日三诊　胸汗止，但有时醒后全身微汗。近日双手鱼际处疼痛伴心烦少寐。舌红尖微红甚、舌苔淡黄，脉弦细软而微数。拟用栀子豉汤合牡蛎散化裁，随证治之。

【按　　语】患者甲状腺癌切除术后胸部出汗，乃素体虚弱，手术后心气更加虚弱，虚则不能摄血，津液外泄则出现心（胸）汗。故按气阴两虚，营卫失和论治。在做好特殊护理和饮食调理的基础上，方用当归六黄汤合桂枝加龙骨牡蛎汤化裁，以益气养阴，调和营卫。药仅两周，胸汗止。

8. 甲状腺结节术后——出汗

刘某某　女　54岁　居民

◎ 2021年1月18日初诊　甲状腺结节术后自汗。缘于甲状腺结节入住南昌市第三人民医院手术治疗后，出现自汗伴困倦、阵发性烦热等。少寐，纳香，便调。经水已断绝3年。舌红苔白，脉细弦微数。

【诊　　断】西医：甲状腺结节术后出汗。中医：自汗（肝肾亏虚型）。

【病情分析】甲状腺结节术后自汗，一是患者因手术身体变得比较虚弱，做完手术后身体尚未恢复。由于身体虚弱而出汗，一般认为是正常现象，可逐渐自行缓解。二是甲状腺结节术后功能失调，促使甲状腺激素分泌紊乱，而导致出汗、烦热等症状。汗为心液，过多出汗则会导致身体困重、困倦、心慌等一系列症状。三是患者还处在围绝经期，内分泌功能紊乱，这也是其自汗和阵发性烦热的重要因素。

【辨证论治】《伤寒论·辨太阳病脉证并治上》云："阴弱者，汗自出。"《诸病源候论·虚劳汗候》则云："诸阳主表，在于肤腠之间。若阳气偏虚，则津液发泄，故为汗。"

【证　　属】肝肾亏虚，阴阳失调。

【治　　法】育阴潜阳，疏肝健脾。

【方　　药】甘麦大枣汤合四逆散合一贯煎加减化裁。炙甘草 8 g、淮小麦 30 g、大枣 5 枚、北柴胡 10 g、白芍 10 g、枳实 10 g、生地黄 15 g、北沙参 12 g、麦冬 10 g、枸杞 10 g、当归 10 g、红景天 15 g。7 剂，每日 1 剂，水煎服。

【特殊护理】由于患者身体虚弱，手术后要慎起居，避风寒，防止感冒而进一步损伤气血；同时注意休息，按时作息，晨起锻炼，增强体质，以促进康复。

【饮食调理】饮食要清淡为主，易于消化吸收，注意营养均衡，并注意各种蔬菜和各种高蛋白类食物的搭配，以利脾胃之运化并达到滋阴补虚之目的。忌食辛辣煎炸及膏粱厚味，防止酿热伤阴。

◎ 2021 年 1 月 27 日二诊　烦热自汗缓解。睡眠仍差。舌红苔白，脉细而微弦、按之少力。守方加炒酸枣仁 10 g、生远志 10 g，以助滋阴宁神。再进 7 剂。

【随　　访】将息后康复。

【按　　语】患者手术后体虚，加上处在围绝经期，内分泌功能紊乱，导致其自汗和阵发性烦热。据证按肝肾亏虚，阴阳失调论治。治予育阴潜阳，疏肝健脾。在做好特殊护理和饮食调理的基础上，方用甘麦大枣汤合四逆散合一贯煎加减化裁。药仅两周，诸症悉除。

第四章　躯干

一、脂肪瘤

右肩胛脂肪瘤切除术后——病毒性感冒

闵某某　男　28岁　职工

◎ 2009年7月9日初诊　右肩胛脂肪瘤切除术后恶风怕冷，鼻塞头眩及大便拉稀20余天。缘于右肩胛脂肪瘤切除术后，使用空调后鼻塞而恶风、怕冷，伴头晕眼花，纳呆，尤其喝凉白开水则即感腹部不适而欲吐，大便稀。舌红苔白，脉浮。

【诊　　断】西医：脂肪瘤切除术后病毒性感冒。中医：暑秽（暑湿袭表型）。

【病情分析】体表脂肪瘤体积一般不大、创伤小，除切口感染外，大多无什么并发症或后遗症，术后一周即可工作。本病例因右肩胛脂肪瘤施行切除，手术后空调使用不当，导致鼻塞恶风、怕冷，伴头晕眼花、呕吐，实乃术中术后感受暑秽所致。

【辨证论治】《症因脉治·伤寒总论》云："伤寒之因，其人腠理空疏，偶值时令之寒……又因非时之暴寒，入于肌表。"《时病论·秽浊》云："是证多发于夏秋之间，良由天暑下逼，地湿上腾，暑湿交蒸，更兼秽浊之气，交混于内，人受之，由口鼻而入，直犯膜原。"

【证　　属】暑湿袭表，内伤湿滞。

【治　　法】芳化解表，理气和中。

【方　　药】①藿香正气散加味。藿香10 g、香薷10 g、大腹皮15 g、炙甘草10 g、桔梗10 g、茯苓15 g、陈皮10 g、炒白术10 g、炒厚朴 15 g、白芷 10 g、法半夏 12 g、生姜 3 片、大枣 5 枚、炒谷芽 30 g、炒麦芽 30 g、紫苏叶 10 g。3 剂，日 1 剂，水煎服。②刮痧。部位：少阳经和足太阴脾经循行部位。以出痧为度。

【特殊护理】慎起居，避风寒，以防感冒加剧。

【饮食调养】饮食宜清淡，忌油腻，防止便泄加重，暑湿加剧，不利于康复。

【随　　访】2009 年 7 月 13 日告：药尽病愈。

【按　　语】本案因右肩胛体表脂肪瘤切除术后，时值暑月，空调温度过低，或居留过久，从而导致感冒。《症因脉治·伤寒总论》云：“伤寒之因，其人腠理空疏，偶值时令之寒……又因非时之暴寒，入于肌表。”加上失治，传于脏腑。故出现鼻塞恶风、怕冷，伴头晕眼花、呕吐。纳呆，尤其喝凉白开水则即感腹部不适而欲吐，大便拉稀。舌红苔白，脉浮。一派暑湿之象，故按暑湿袭表，内伤湿滞，治以芳化解表，理气和中。方用藿香正气散加味，同时配合合理的护理和饮食调养，仅服 3 剂药而愈。值得一提的是，无论何种手术，手术后均需注意温度的控制，以防感冒。

二、丰胸

丰胸术后——胸闷

龙某某　女　42 岁　居民

◎ 2015 年 6 月 1 日初诊　丰胸术后胸闷 10 天。术后胸闷并有压迫感，伴乏力、嗜睡，历经 10 天未见能缓解并有加重趋势。刻诊，胸闷，胸部压迫不适。既乏力嗜睡，又睡而不安。纳呆，厌油腻，大便不成形。体温：36.5℃。舌红苔白，脉细而微弦。

【诊　　断】西医：丰胸术后胸闷。中医：胸痹（肝郁脾虚型）。

【病情分析】丰胸术后出现胸闷并伴有压迫感。按照整形外科专家分析，一般胸腔剥离过小的患者，胸部会有明显的皱褶，假体没有足够多的空间移动的话，就会加大和周围组织的摩擦力，从而形成包膜挛缩，变得越来越紧。对肺就会造成一定的压迫，而形成胸闷。按照对中医学的认识，作者认为：患者在丰胸术的前后，必会产生一定的心理压力；术中又会致使气血经络的损伤，尤其是填充物致周围组织挛缩、紧张，而使患者更加心烦意乱，从而导致肝郁脾虚，气滞络阻。本病无案可考，必须据其病机辨治。

【辨证论治】《医宗金鉴·杂病心法要诀》云："胸痹之病，轻者即今日之胸满，重者即今日之胸痛。"对于其病机，《金匮要略·胸痹心痛短气病脉证治》：云："阳微阴弦，即胸痹而痛。所以然者，责其极虚也。"指的是胸阳不足，阴寒阻滞之胸痛。而《证治准绳·胸痛》则云："肝虚则胸痛引背胁，肝实则胸痛不得转侧，善太息。"

【证　　属】肝郁脾虚，气滞络阻。

【治　　法】疏肝健脾，行气通络。

【方　　药】逍遥散加味化裁。北柴胡 15 g、白芍 15 g、当归 10 g、白术 10 g、茯苓 12 g、薄荷 10 g、生姜 3 片、生甘草 6 g、川芎 10 g、青皮 10 g、陈皮 10 g、制香附 10 g、醋延胡索 15 g、绿萼梅 10 g、丹参 30 g、泽兰 10 g、益母草 15 g、刘寄奴 15 g。7 剂，日 1 剂，水煎服。

【特殊护理】丰胸术是一项较大的手术，术后的护理直接影响到人体的美学效果，也会直接地影响到患者术后的情绪和心理健康，所以术后的正确护理，包括心理疏导显得十分重要。正所谓心静则百病自息，术后应慎避风寒，防止感冒；注意休息，感冒和活动过量，均会影响创面愈合；按时复查，以观察和判断手术效果。

【饮食调养】合理饮食，应以五谷、蔬果的清淡食品为宜。防止膏粱厚味之变，影响康复。

【随　　访】2015 年 7 月 6 日告“药尽症除”，患者赞叹：“中医效果好！”

【按　　语】本案既有丰胸术前的紧张担心，又有丰胸术后的脉络瘀阻。故而肝郁气滞，致使脾虚失运，气滞络阻。乃至乏力嗜睡，纳呆便稀。在做好特殊护理和饮食调理治的前提下，治予逍遥散加味以疏肝健脾，行气通络。

三、改胸

胸膜粘连改胸术后——咯血

吕某某　女　60 岁　职工

◎ 1996 年 12 月 13 日初诊　胸膜粘连改胸术后，经常咳嗽伴咳吐泡沫血痰已 34 年。缘于 34 年前曾患“空洞性肺结核”，致胸膜炎而大面积胸膜粘连，行改胸术。术后遗下经常咳嗽，咳吐泡沫血痰的病症。近年来又出现经常头痛。血压：180/120 mmHg。经服降血脂、降血压药后，血压基本稳定。刻诊，咳嗽、咳吐泡沫血痰，并伴五心烦热，口舌干灼，眼涩昏朦，失眠易惊。纳食尚可，大便结。舌红苔黄，脉细弦数、重按无力。

【诊　　断】西医：胸膜粘连改胸术后咯血。中医：咯血（肝肾阴虚型）。

【病情分析】胸膜粘连改胸术后咯血主要原因是胸部手术部位慢性感染，或者是胸膜粘连破裂；剧烈活动后也会引起咯血。中医则认为是肺损咯血，是由于术后失调，虚火乘肺，肺阴受灼，血热妄行而出现劳嗽咯血。

【辨证论治】《金匮要略·惊悸吐衄下血胸满瘀血病脉证治》云："夫酒客咳者，必致吐血，此因极饮过度所致也。"此言吐血应包括呕血和咳（咯）血，与肺胃有关。咳（咯）血部位在肺，呕血部位在胃。本条文虽论述酒客咳嗽吐血的病因病机。但吐血的原因颇多，嗜酒只是其原因之一。其又云："烦咳者，必吐血。""心气不足吐血、衄血，泻心汤主之。""烦咳"是指心烦咳嗽，即虚火扰心之咯血。"心气不足"(《千金要方》作"心气不定"，心烦不安的意思）吐血、衄血，则是指心火亢盛，迫血妄行之吐血、衄血。故此，本案之咯血是因手术创伤所致，其与酒客吐血之阴虚阳越，咳逆上气病机类似。

【证　　属】肝肾阴虚，虚火上炎。

【治　　法】滋阴清热，补益肝肾。

【方　　药】一贯煎加味。生地黄 30 g、北沙参 30 g、当归 6 g、川楝子 10 g、麦冬 10 g、枸杞 12 g、知母 12 g、地骨皮 12 g、桑白皮 12 g。7 剂，日 1 剂，水煎服。

【特殊护理】术后慢性咳嗽咯血，而且是久咳不愈达 34 年之久，临床尚属罕见。故此，必须在辨证的基础上给予科学合理的护理。诸如：药物治疗、合理饮食、运动养生等。既要适当运动，又要防止过劳，避免伤气耗血而不利康复。尤其要做好心理疏导，帮助患者调整心态，树立信心，以轻松的心情对待疾病，真正达到心静则百病自息的境界。

【饮食调养】调整饮食结构。饮食宜清淡，多食蔬果，少吃肉食，忌辛辣、煎炸食品，以防食燥伤阴。食疗方，藕梨汁：鲜藕 500 g、鸭梨一个，捣汁，分两次饮用。每日一食，以助滋阴润燥，化痰止咳。

◎ 1996年12月20日二诊　烦热减半，睡眠已复常，眼仍干涩，口苦，双膝关节痛，大便通畅。舌红、苔已由黄转白，脉细弦微数。守方加山茱萸15 g、牡丹皮10 g、山药20 g、杭菊花10 g，以滋养肝血并清肝泄热。再投7剂；食疗藕梨汁照服。

◎ 1996年12月27日三诊　血痰已止，心烦除。四肢仍烦热，咽亦干燥，舌红苔白，脉细微数。守方再投7剂；食疗藕梨汁照服。

◎ 1997年1月10日四诊　五心烦热已除，口腔仍有灼热感。舌红、苔白略滑润，脉细微数。拟用成药“六味地黄丸＋百合固金口服液”善后。

【随　　访】药后泡沫血痰止而未发。

【按　　语】因肺结核致胸膜炎大面积粘连而行改胸术，术后经常咳吐粉红色泡沫血痰，类似于《症因脉治》中的“嗽血”。其病因无非是外感与内伤，而本案则为手术创伤，肺络受损，上溢嗽血。据其脉证辨为肝肾阴虚，虚火灼肺，形成慢性虚劳咳（嗽）血。经做好特殊护理的基础上，治予一贯煎加味以滋阴清热，补益肝肾；同时予食疗藕梨汁以助滋阴润燥，化痰止咳；并配合调整饮食结构，以防食燥伤阴。诸法配合，使34年沉疴获愈。

四、乳腺

1. 左乳乳腺癌术后——贫血

邹某某　女　51岁　职工

◎ 2007年12月17日初诊　神疲乏力3个月。缘于左乳腺癌术后进行化疗一个疗程（3次）后。出现贫血状态，尤其白细胞减少。刻诊，血常规：

白细胞 2.5×10^9/L，红细胞 3.07×10^{12}/L。不仅神疲乏力，而且易于感冒，少寐易醒，纳尚可，大便尚调。舌红苔薄少、舌面叶纹状细裂，脉细小数。

【诊　　断】西医：乳腺癌术后贫血。中医：虚损（气血亏虚型）。

【病情分析】乳腺癌术后贫血，可能是由术后并发症引起。再者，术后化疗会导致免疫力下降，易于导致感染，也是致使贫血的一种原因。此外，化疗药物的副作用，可能会影响骨髓的造血功能，出现白细胞、血小板减少等症状。

【辨证论治】《灵枢·寒热病》云："身有所伤，血出多，及中风寒，若有所堕坠，四肢懈惰不收，名曰体惰。"《医宗金鉴·正骨心法要旨》中云："寸口脉浮，微而涩，然当亡血。若汗出，设不汗出者，其身有疮，被刀斧所伤，亡血故也。"《外科准绳》则明确指出："打扑、金刃损伤，是不因气动而生于外，外受有形之物所伤。乃血肉筋骨受病……所以，损伤一证，专从血论。"可见手术刀具损伤经络肌腠，戗伤血脉，导致亡血而致虚损。

【证　　属】血脉戗伤，气血两虚，肝肾亏损。

【治　　法】滋阴养血，补气益血，疏肝滋肾。

【方　　药】一贯煎加味。生地黄 15 g、北沙参 15 g、麦冬 10 g、枸杞 15 g、当归 10 g、川楝子 10 g、赤芍 12 g、白芍 12 g、北黄芪 25 g、太子参 15 g、牡丹皮 12 g、玄参 10 g、鸡血藤 30 g、炙甘草 6 g、浮小麦 30 g、大枣 5 枚、生姜 3 片、白术 10 g。10 剂，日 1 剂，水煎服。

【特殊护理】乳腺癌术后除按手术情况进行常规护理外，必须使患者保持良好的心情，作息要有规律。医生要密切注意患者的心理变化，给予相应的心理疏导，以利康复。正所谓心静则百病自息。

【饮食调养】合理饮食，应以五谷、蔬果的清淡食品为主，合理搭配营养丰富的高蛋白质而易于消化的食物。防止过于油腻食品，而妨碍脾胃运化，影响康复。时值冬月，药膳方：当归生姜羊肉汤。当归 9 g、生姜 15 g、羊肉 50 g，炖汤，待羊肉酥烂后，去归姜，加入佐料，食肉喝汤，每周 2 次。当归，味甘、辛，性温，归心、肝、脾经，能补血和血；生姜，性温，味辛，归肺、胃、脾经，能温中和胃；羊肉，味甘，性温，归脾、肾经，能益气补虚，温中暖下。药食合用，有益气补虚，补血和血之功。

【随　　访】2007 年 12 月 26 日复查血常规结果：白细胞 6.2×10^{9}/L，红细胞 3.46×10^{12}/L。诸症悉除，并已康复。

【按　　语】术后并化疗后，导致脏腑亏损，气血虚弱，造成神疲乏力。按血脉戗伤，气血亏虚，肝肾亏损论治。在做好特殊护理和饮食调理的前提下，治予一贯煎加入参、芪、术、草等补益气血之品，以滋阴养血，补气益血，疏肝滋肾；加上药膳，共奏补益气血之功。药 10 剂而康复。

2. 右乳乳腺癌术后——咳嗽

章某某　女　66 岁　居民

◎ 2012 年 7 月 20 日初诊　咳唾青色浓稠痰伴胸闷已 2 年余。缘于 2 年半以前右乳腺癌手术后，致喉中痰多，每天傍晚咳吐青灰色浓稠痰，伴心烦，少寐，胸闷。经检查并未发现咽喉、肺部有明显异常。舌深红苔薄白，脉细弦软。

【诊　　断】西医：右乳腺癌术后咳嗽。中医：咳嗽青痰（肝郁脾虚型）。

【病情分析】右乳腺癌术后咳嗽青痰 2 年余。其原因可能是患者素体虚弱，手术后体质更虚，抵抗力下降，导致上呼吸道感染而致咳嗽。由于治疗失当，遗下慢性咳唾青痰。青为肝色，患者术前术后均异常紧张，心理压力过大，致使肝气郁结，气机失调，形成肝咳，故而咳唾青痰。斯症历经2年余治而不愈，故寻求中医治疗。

【辨证论治】《素问·咳论》云："五脏六腑皆令人咳，非独肺也……五脏之久咳，乃移于六腑……肝咳不已，则胆受之。"患者手术时精神紧张，肝气不舒。术后受邪，肝胆受之。

【证　　属】肝郁脾虚，气滞痰结。

【治　　法】清肝健脾，顺气化痰。

【方　　药】顺气化痰汤加味。法半夏15 g、胆南星10 g、炒枳壳10 g、栝楼皮15 g、炙甘草6 g、竹茹15 g、广木香10 g、炒莱菔子10 g、生麦芽30 g、北山楂15 g、陈皮10 g、赤茯苓15 g、栀子10 g、大枣5枚、生姜3片。5剂，日1剂，水煎服。

【特殊护理】心乱则百病丛生，心静则百病自息。故首先给予患者以心理疏导，医生要鼓励患者树立抗病的信心，并密切注意患者的心理变化，做好相应的心理辅导，以利康复；慎避风寒，防止感冒；注意休息，避免过劳，损伤气血而降低抗病能力。

【饮食调养】合理饮食，应以五谷、蔬果的清淡食品为宜，防止膏粱厚味，酿湿生痰。又必须合理搭配营养丰富的高蛋白质且易于消化的食物，以增强体质，促进康复。

◎ 2012年8月2日二诊　药仅5剂，咳嗽青痰已除。舌仍深红苔薄白，脉细而微弦。拟用三七粉散瘀化痰以善后，每日5 g，分2次，早晚温开水冲服，并坚持运动。

【随　　访】一年后告：愈而未发。

【按　　语】右乳腺癌术后咳嗽青痰之原因，一是患者素体虚弱，手术后创伤致体质更虚，正气不足，正所谓“邪之所凑，其气必虚”（《素问·评热病论》）。因此，抵抗力下降，导致上呼吸道感染而致咳嗽。二是患者术前术后均异常紧张，心理压力过大，致使肝气郁结，气机失调，形成肝咳，青为肝（胆）色，故而咳唾青痰。三是治疗失当，遗下慢性咳唾。由于辨证准确，方药对症，加上心理疏导恰当，护理及饮食调理适宜，药仅十剂而愈。

3. 右乳乳腺癌切除并化疗后——手麻足痛

吴某某　女　54岁　农民

◎ 2020年1月10日初诊　右乳腺癌切除并化疗后手麻足痛10个月。去年3月份因右乳腺癌，入住中山大学附属肿瘤医院手术切除并化疗后，出现双手麻木、双足酸胀疼痛。经服授方（桂枝加龙骨牡蛎汤合当归补血汤）获得缓解，近期又复作，故返赣就诊。刻下，纳食与睡眠尚好，二便调。有“高血压”史。舌红苔白，脉微弦。

【诊　　断】西医：右乳腺癌切除并化疗后手麻足痛。中医：痹证（阴阳失调型）。

【病情分析】右乳腺癌切除并化疗后手麻足痛，化疗后可能会出现恶心、呕吐、手足麻木疼痛及脱发等不良反应。尤其是使用的药物对周围神经造成刺激，而引起手足疼痛的症状。从中医的角度认识，应该是术后气血亏虚，血络不畅，荣卫失和所致。

【辨证论治】《景岳全书·杂证谟·风痹》云：“盖痹者闭也，以血气为邪所闭不得通行而病也。”《素问·逆调论》云：“荣气虚则不仁，卫气虚则不用，荣卫俱虚，则不仁且不用。”

【证　　属】气血亏虚，阴阳失调。

【治　　法】补益气血，调和阴阳。

【方　　药】桂枝加龙骨牡蛎汤合当归补血汤加味化裁。桂枝 6 g、白芍 12 g、炙甘草 5 g、大枣 6 枚、生姜 3 片、当归 10 g、炙黄芪 30 g、天麻 10 g、白术 10 g、法半夏 12 g、陈皮 10 g、茯苓 15 g。14 剂，每日 1 剂，水煎服。

【特殊护理】慎避风寒，防止感冒；注意休息，避免过劳，损伤气血而降低抗病能力；适当运动，促进脾胃运化，以增强体质。

【饮食调养】合理饮食，应以五谷、蔬果的清淡食品为宜，不食麻辣煎炸及膏粱厚味，防止酿热生变。必须合理搭配营养丰富的高蛋白质且易于消化的食物，以增强体质，促进康复。

◎ 2020 年 6 月 22 日再诊　中山大学附属肿瘤医院复查，手术及化疗后的血常规无明显异常。刻下，除手拇指还有些麻木外，纳食、睡眠均好。但近期咽喉干燥，喜清咽。二便调。舌红苔白，脉细弦软。随证调治。

【按　　语】右乳腺癌切除并化疗后手麻足痛，乃术后体虚，气血不足所致。故按气血亏虚，阴阳失调论治。在做好特殊护理和饮食调理的前提下，治予补益气血，调和阴阳。方用桂枝加龙骨牡蛎汤合当归补血汤加味化裁，前后服药三周而痊愈。

4. 左乳乳腺肿块切除术后——失眠

掌某　女　48 岁　职工

◎ 2019 年 8 月 26 日初诊　左乳乳腺肿块切除术后失眠。因左乳腺肿块入住上海肿瘤医院手术切除，术后少寐，尤其半夜醒后不易再入睡，待到凌晨 5 点睡上一会儿，醒后神疲乏力。而且怕风，时值处暑，天气炎热，仍怕空调。纳食一般，餐后胃脘胀满，大便也不规律，有时半夜 4 点如厕。术后月经超前1周，量少，经期3天。医院检查：血生化，总胆固醇6.13 mmol/L、甘油三酯1.83 mmol/L，偏高。彩超显示，卵巢囊肿。观其神态眉头紧锁，一脸苦恼与忧郁及痛苦。舌红尖甚、苔淡黄，脉弦软微数。

【诊　　断】西医：左乳腺肿块切除术后失眠。中医：少寐（肝郁脾虚型）。

【病情分析】左乳腺肿块术后失眠多由术后体虚，气血不足所致；尤其是情志所累，术前术后惊恐，情绪紧张，焦虑不安。由于忧愁思虑，心血暗耗，加上心烦抑郁，久而化火，扰动心神，致使心烦，皆可导致心神不宁而不寐；或是忧思过度而伤脾，脾失运化，化源不足，心失所养而引起不寐。

【辨证论治】《素问·逆调论》云："阳明者，胃脉也。胃者六腑之海，其气亦下行，阳明逆不得从其道，故不得卧也。《下经》曰：胃不和则卧不安，此之谓也。"《太平圣惠方·治胆虚不得睡诸方》曰："夫胆虚不得睡者，是五脏虚邪之气，内淫于心。心有忧恚，伏气在胆，所以睡卧不安。"《甲乙经》则侧重强调精神情志因素，云："脏有所伤，及情有所依，则卧不安。"

【证　　属】肝郁胆怯，脾虚脏躁。

【治　　法】疏肝健脾，滋阴润燥。

【方　　药】四逆散合越鞠丸加减化裁。北柴胡15 g、赤芍12 g、白芍12 g、枳实10 g、炙甘草5 g、川芎10 g、制香附10 g、青皮10 g、陈皮10 g、炒苍术10 g、栀子10 g、神曲10 g、当归尾10 g、野灵芝15 g、三七粉3 g（冲服）。7剂，

【特殊护理】心乱则百病丛生，心静则百病自息。故首先给予患者以心理疏导，说明心理负担对健康的危害性，鼓励患者树立抗病的信心，并密切注意患者的心理变化，做好相应的心理辅导，以利康复；

慎避风寒，防止感冒；注意休息，避免过劳，损伤气血而降低抗病能力；适当运动，以增强体质。

【饮食调养】合理饮食，应以五谷、蔬果等清淡食品为宜，不食麻辣煎炸及膏粱厚味，防止酿热生变。必须合理搭配营养丰富的高蛋白质且易于消化的食物，以增强体质，促进康复。针对其脏躁食疗方：淮小麦 50 g、秫米 30 g、炙甘草 6 g、大枣 3 枚，熬成粥，去甘草，作为早餐使用，每日 1 剂。淮小麦，味甘，性凉。归心、脾、肾经，养心益肾，育阴除烦；秫米，味甘，性微寒，归肺、胃、大肠经，和胃安神，祛风除湿，解毒敛疮；甘草，味甘，性平，归脾、胃、肺经，补脾和中，缓急、解毒，润肺止咳，调和诸药，大枣，味甘，性平，补脾益胃，调和营卫。诸味合用，有补益心脾，和胃安神之功。

【随　　访】药后，诸症获得显著改善。惧于药，嘱其以食疗将息善后。

【按　　语】患者乳腺肿块切除术后失眠，主要是情绪紧张，心理负担过重，忧恚所致。故按肝郁胆怯，脾虚脏躁论治。治予疏肝健脾，滋阴润燥。着重于心理疏导，并做好饮食调理。方用四逆散合越鞠丸加减化裁，配以甘麦大枣汤加秫米以育阴润燥，药食协同，失眠等症状迅速获得改善。

5. 左乳乳房肿块切除术后——乳房刺痛

尚某某　女　22 岁　农民

◎ 2018 年 3 月 14 日初诊　左乳房肿块术后乳房刺痛。因乳房肿块接受手术切除，术后已经 10 天，乳房仍胀而刺痛。月经一般滞后 1 周，小腹经常疼痛。经 B 超诊断为“盆腔积液”。纳食、睡眠均可。二便通调。舌红苔白，脉细弦软而微数。

【诊　　断】西医：左乳房肿块术后乳房刺痛。中医：乳房刺痛（瘀血蕴结型）。

【病情分析】手术会对创口周围的血管、神经造成一定的损伤，其恢复期可引起针刺样疼痛；手术需要对剩余线体进行缝合，由于线体本身会在缝合时产生张力，因此术后会引起刺痛。术后刺痛实乃创伤导致的瘀血，致使血行不畅，甚至于堵塞，这就是“不通则痛”。

【辨证论治】手术创伤发生在皮肤、筋膜、肌肉、血管组织，即卫气与血脉受伤。营卫气血失调，若瘀血不散而结聚则局部肌肉肿胀或刺痛。正如《灵枢·本藏》云：“经脉者，所以行血气而荣阴阳，濡筋骨利关节者也。卫气者，所以温分肉，充皮肤，肥腠理，司开阖者也……卫气和则分肉解利，皮肤调柔。”

【证　　属】肝郁气滞，瘀血蕴结。

【治　　法】疏肝行气，化瘀通络。

【方　　药】逍遥散合四逆散加味化裁。北柴胡 10 g、当归 10 g、白芍 10 g、茯苓 10 g、白术 10 g、炙甘草 5 g、薄荷 10 g、生姜 3 片、枳实 10 g、郁金 30 g、炒橘核 10 g、橘络 10 g、丝瓜络 30 g、青皮 10 g、陈皮 10 g。7 剂，每日 1 剂，水煎服。

【特殊护理】心乱则百病丛生，心静则百病自息。故首先给予患者以心理疏导，说明心理负担对健康的危害性，鼓励患者树立抗病的信心，并密切注意患者的心理变化，做好相应的心理辅导，以利康复；慎避风寒，防止感冒；注意休息，避免过劳，损伤气血而降低抗病能力；适当运动，以增强体质。

【饮食调养】合理饮食，应以五谷、蔬果的清淡食品为宜，不食麻辣煎炸及膏粱厚味，防止酿热生变。必须合理搭配营养丰富的高蛋白质且易于消化的食物，以增强体质，促进康复。

◎ 2018 年 3 月 28 日二诊　药后乳房刺痛减轻，因经水至而停服。本次月经色红，后期仍暗红。舌红苔白，脉细弦。守方再进 7 剂。

◎ 2018 年 5 月 23 日三诊　上次药完诸症缓解，而自行停服。刻下，经水将至，出现情绪急躁，乳房又出现胀而刺痛，较前稍轻。舌红舌尖红甚、苔白，脉细弦、左细关微弦而少力。守方加制香附 10 g、三棱 10 g、莪术 10 g，以助行气开郁，化瘀通络。再进 7 剂。

【随　　访】乳房刺痛虽有发作，但服药则愈。

【按　　语】术后刺痛实乃创伤导致的瘀血，致使血行不畅，而产生不通则痛。患者长期情志不舒，是导致乳房肿块的根本原因。故按肝郁气滞，瘀血蕴结论治。治予疏肝行气，化瘀通络。方用逍遥散合四逆散加味化裁，服药三周，获得康复。

五、脊椎

1. 颈椎病小针刀术后——下肢冷痛

裴某某　女　49 岁居民

◎ 2013 年 10 月 8 日初诊　颈椎病小针刀术后下肢冷痛 2 周。缘于患颈椎病，左肩臂麻痹、疼痛羁臣数年。经行颈椎小针刀术后，左肩臂麻痹疼痛豁然，但出现下肢怕冷而疼痛，因此导致心情郁闷。今日虽已是“寒露”，而前一时日“秋分”之季，夜眠就开始要用厚物压盖，否则足冷不能入睡，故十分不解而心情郁闷。纳尚香，二便调。舌红苔淡黄略厚，脉细弦软微数。

【诊　　断】西医：颈椎病小针刀术后下肢冷痛。中医：痹证（血虚冷痹型）。

【病情分析】下肢发凉疼痛的原因可能是下肢动脉硬化闭塞症，或者是风湿性关节炎。中医则认为：寒邪侵袭，心阳不足，脾阳不振，肾阳亏虚；或者是气血亏损，血不荣脉所致。

【辨证论治】《素问·痹论》云："风寒湿三气杂至……寒气盛者为痛痹。"《灵枢·寿夭刚柔》亦云："寒痹之为病，留而不去，时痛而皮不仁。"《症因脉治·寒痹》对寒痹的症状病因有较明确的描述："寒痹之症，疼痛苦楚，手足拘紧。"又云"寒痹之因，营气不足，卫外之阳不固，皮毛空疏，腠理不充，或冲寒冒雨，露卧当风，则寒邪袭之，而寒痹作矣。"

【证　　属】肝肾不足，血虚冷痹。

【治　　法】滋补肝肾，益气通阳。

【方　　药】黄芪桂枝五物汤加味。生黄芪 25 g、桂枝 10 g、白芍 15 g、炙甘草 5 g、大枣 3 枚、羌活 6 g、生姜 3 片、北柴胡 6 g、大血藤 15 g、肉苁蓉 10 g、金毛狗脊 15 g、川牛膝 10 g、当归 10 g。5 剂，日 1 剂，水煎服。

【特殊护理】心静则百病自息，故必须首先做好心理疏导。针对其内心所苦，害怕肩颈麻痹难愈，经剖析病情及预后情势，使其放心，以安定其神志。慎避风寒，防止感冒而进一步损伤卫阳。适当运动，促进血脉循环，以助康复。

【饮食调理】饮食须宜清淡，注意各种蔬菜和各种高蛋白类食物营养的合理搭配，要有利于温补气血，补益肝肾；避免饮食寒凉，而进一步损伤心脾肾中阳气。

◎ 2013 年 10 月 14 日二诊　药后冷减。舌红苔黄、舌中稍厚，脉细弦软。守方再服 5 剂而愈。

【按　　语】本案术后下肢冷，乃患者一来素体肝肾亏虚，阳气不足，卫外不固；二来心理脆弱，思虑过极，致肝郁脾虚，肾气失养为患。正如《素问·厥论》云："阴气起于五指之里，集于膝下而聚于膝上，故阴气胜，则从五指至膝上寒，其寒也，不从外，皆从内也。"就是说患者下肢寒冷（厥逆）既由于内在阳气虚弱，又由于心理因素，故由内而生。因此，首先进行心理疏导以安定其神志；次予黄芪桂枝五物汤以益气通阳，滋补肝肾。审证求因，辨证施治，其症自愈。

2. 腰椎病小针刀术后——腰痛

王某某　女　51岁　居民

◎ 2010年5月28日初诊　腰椎病小针刀术后腰痛。因椎间盘突出而腰腿以下麻木疼痛，经施行小针刀松解术后，腰以下症状获得缓解，但腰痛尚未明显减轻，经治医生建议配合中药内治。刻诊，腰部疼痛，行走不利。舌红苔白，脉细软、左细弦软。

【诊　　断】西医：腰椎病小针刀术后腰痛。中医：腰痛（肝血亏虚型）。

【病情分析】《黄帝内经》指出六经病变均可发生腰痛，《三因极一病证方论》亦认为，内因、外因、不内外因皆能导致腰痛。故患有腰肌劳损者，可能会因劳累、休息不好，致使免疫力下降而诱发腰痛。气血亏虚，血行不畅，不通则痛；或是术中不慎，感受风寒而痛。

【辨证论治】《素问·脉要精微论》云："腰者，肾之府，转摇不能，肾将惫矣。"《灵枢·五癃津液别论》则云："虚，故腰背痛而胫酸。"明确指出，腰痛多为虚所致。《诸病源候论·腰痛不得俯仰候》云："肾主腰脚，而三阴三阳十二经八脉，有贯肾络于腰脊者。

劳损于肾，动伤经络，又为风冷所侵，血气击搏，故腰痛也。”《丹溪心法·腰痛》更为明确：“肾气一虚，凡中寒、受湿、伤冷、蓄热、血涩、气滞、水积、坠伤与失态、作劳，种种腰疼，叠见而层出矣。”

【证　　属】肝血亏虚，筋脉失养。

【治　　法】舒肝和脾，养血通络。

【方　　药】芍药甘草汤加味化裁。白芍 15 g、炙甘草 6 g、山茱萸 10 g、熟地黄 15 g、胡芦巴 10 g、巴戟天 10 g、肉苁蓉 10 g、川续断 10 g、杜仲 20 g、独活 10 g、怀牛膝 15 g、夏天无 10 g。7 剂，日 1 剂，水煎服。

【特殊护理】注意保暖，防止感寒，避免进一步损伤阳气而加重疼痛；心静则百病自息，故必须让患者保持情绪稳定，避免心情紧张而影响康复；注意个人护理和休息，康复期避免过劳而进一步损伤气血；适当运动，既有利于放松心情，又有利于增强体质，以利康复。

【饮食调理】饮食须宜清淡，注意各种蔬菜和各种高蛋白类食物的合理搭配，要有利于温养气血，补益阳气；不论任何手术后，都必须避免饮食寒凉，防止进一步损伤阳气和气血运行。

【随　　访】药完腰痛止，行动已自如。

【按　　语】小针刀术，乃创新发展的一门微创术。在颈、腰椎及关节痛的治疗上，创伤小，疗效好，但也不可能一蹴而就。若是术后配合中药调治，可使患者尽快康复。本案在辨证的基础上，做好特殊护理和饮食调理，选用芍药甘草汤加味化裁以舒肝和脾，养血柔肝，和中缓急，舒筋止痛；根据病症部位，加用一些补益肝肾的药物，康复效果卓著。

3. 腰椎病术后——下肢轻瘫“不全截瘫”

陈某某　男　46岁　农民

◎ 2015年11月18日初诊　腰椎病术后下肢轻瘫伴二便失禁已10个月。缘于腰椎3~4椎间盘突出而入住省某医院住院，检查后诊断：①腰椎管占位并椎管狭窄；②腰部脊髓损伤；③不全截瘫。于1月4日在全麻下行“腰椎后路椎管探查+病灶清除减压植骨内固定术”。出院诊断：①腰椎间盘突出并椎管狭窄；②腰部脊髓损伤；③不全截瘫。刻诊：术后10个月来，双下肢翘足欠灵活，大小便轻度失控，行走赖于双拐杖。有痔疮史，并经常发作。舌红苔白，脉软、左微弦无力。

【诊　　断】西医：腰椎病术后下肢轻瘫（不全截瘫）。中医：下肢瘫痪（气滞血瘀型）。

【病情分析】腰椎病术后下肢轻瘫（不全截瘫），可能是马尾神经受损，从而导致下肢麻木疼痛和下肢瘫软，甚至二便失禁。中医认为，此乃手术创伤导致的气滞血瘀，脉络闭阻之证。

【辨证论治】《素问·脉要精微论》云：“腰者，肾之府，转摇不能，肾将惫矣。”《灵枢·五癃津液别论》则云：“虚，故腰背痛而胫酸。”明确指出，腰痛多为虚所致。《诸病源候论·腰痛不得俯仰候》云：“肾主腰脚，而三阴三阳十二经八脉，有贯肾络于腰脊者。劳损于肾，动伤经络，又为风冷所侵，血气击搏，故腰痛也。”《丹溪心法·腰痛》更为明确：“肾气一虚，凡中寒、受湿、伤冷、蓄热、血涩、气滞、水积、坠伤与失态、作劳，种种腰疼，叠见而层出矣。”《素问·痿论》云：“大经空虚，发为肌痹，传为脉痿，”又云：“故阳明虚，则宗筋纵，带脉不引，故足痿不用也。”治疗上云：“治痿者独取阳明也。”

【证　　属】气虚血弱，血脉痹阻。

【治　　法】补脾养血，通阳除痹。

【方　　药】黄芪桂枝五物汤加味。炙黄芪 50 g、桂枝 10 g、白芍 15 g、大枣 6 枚、生姜 3 片、当归 15 g、川芎 10 g、生地黄 12 g、熟地黄 12 g、鸡血藤 30 g、炒荆芥 10 g、黄芩炭 10 g、槐花 10 g、益母草 15 g、柴胡 15 g、升麻 15 g、炒枳壳 15 g、炮穿山甲 3 g（打粉冲服）、大活血 30 g、炙甘草 6 g、饴糖 2 匙。7 剂，日 1 剂，水煎服。

【特殊护理】心静则百病自息，故首先做好心理疏导，让患者树立战胜疾病的信心；同时在家人的帮助下适当地进行拱桥式运动锻炼，活动双侧下肢各关节和肌肉，防止出现僵硬和萎缩；有条件的可采用一些物理治疗，诸如红外线、超声波或热敷等，以促进局部血液循环和新陈代谢，加快因手术受损的神经的修复；调适好心态，是康复的前提和基础。无论是运动或理疗，均应循序渐进，防止急躁而不达。

【饮食调理】康复期要改变不良生活习惯，戒烟限酒；饮食宜清淡，既要富于营养，以利神经修复，又要忌食辛辣油腻、刺激性食物，防止膏粱之变。食疗方：补肾壮腰汤。猪肾一副（剖开，清洗），炒杜仲 30g，生姜 5 片，入锅炖熟，去药渣，加入适当调料，食肉喝汤，每周 1~2 次。猪肾，咸，平，归肾经，补肾壮腰，善治肾虚腰疼，身面水肿，遗精盗汗，肾亏耳聋；杜仲，甘，温，归肝、肾经，补益肝肾，强筋壮骨，益肾安胎。善治肾虚腰疼，腰膝无力等；生姜，辛，温，归肺、胃、脾经，发汗解表，温肺止咳，温中止呕，除腥调味。诸味合用，共奏补肾壮腰，强筋壮骨之效。

◎ 2015 年 11 月 28 日二诊　药后双臀力量见增，已“丢掉”一拐杖，只用一枚即可。纳食香，睡眠也明显改善。舌红苔白，脉细弦、重按无力、右脉稍细。守方加千斤拔 30 g，以助舒筋活络。再投 14 剂。

【随　　访】2016 年 5 月 31 日，托友人陈某喜告：已“丢掉”双拐，生活已可自理了！

【按　　语】本案因腰椎管占位而形成椎管狭窄，致使腰椎管结构异常，使马尾或神经根受压。经手术治疗后，导致气滞血瘀，脉络闭阻。出现腰以下轻瘫，犹如风痹状。故治予补脾养血，通阳除痹。在做好特殊护理和饮食调理的基础上，方用黄芪桂枝五物汤，并随证加用当归、川芎、地黄、鸡血藤等，以养血扶正；加柴胡、升麻、枳壳以益气升清；加炮山甲、大活血以活血通络；再加饴糖，仿建中意，以健脾助运而资化源。总之，黄芪桂枝五物汤领诸药补气温阳，活血通络，养血除痹，共建奇功。

4. 腰椎间盘突出小针刀术后——右腿痛合并双手麻木

熊某某　男　61 岁　居民

◎ 2013 年 10 月 17 日初诊　腰椎间盘突出导致卧床不起，经省某医院住院治疗毫无起色后，转投小针刀松解术一次后即能坐起。医生建议服中药配合治疗。刻诊，右腿仍疼痛，下床仍然困难，伴双手麻木。舌红苔白，脉细微数。

【诊　　断】西医：腰椎间盘突出小针刀术后右腿痛合并双手麻木。中医：痹证（肾虚血凝型）。

【病情分析】腰椎病是体力劳动者和久坐不动的人容易发生的一种常见病。由外伤或其他多种原因造成椎间盘纤维环破裂，导致髓核突出于椎间盘而压迫神经根，引起的腰腿疼痛。本案由于时间较长，加上治疗失当而进一步恶化，导致疼痛难忍，腰不能动，腿不能走，躺下不能翻身并卧床不起。中医认为，此乃因劳伤过度，肝肾亏虚，气血运行不畅，筋脉损伤，气滞脉中，血液凝阻，脉道失和乃至经络阻塞不通而发生疼痛。

【辨证论治】《素问·脉要精微论》云："腰者，肾之府，转摇不能，肾将惫矣。"《灵枢·五癃津液别论》则云："虚，故腰背痛而胫酸。"明确指出，腰痛多为虚所致。《诸病源候论·腰痛不得俯仰候》云："肾主腰脚，而三阴三阳十二经八脉，有贯肾络于腰脊者。劳损于肾，动伤经络，又为风冷所侵，血气击搏，故腰痛也。"《丹溪心法·腰痛》更为明确："肾气一虚，凡中寒、受湿、伤冷、蓄热、血涩、气滞、水积、坠伤与失态、作劳，种种腰疼，叠见而层出矣。"

【证　　属】肝肾亏虚，气虚凝滞。

【治　　法】补益肝肾，化瘀通络。

【方　　药】三痹汤合桃红四物汤加减化裁。独活 10 g、川续断 15 g、北防风 10 g、秦艽 10 g、细辛 3 g、当归尾 10 g、当归身 10 g、川芎 10 g、白芍 30 g、生地黄 15 g、桂枝 10 g、茯苓 15 g、杜仲 20 g、川牛膝 10 g、怀牛膝 10 g、党参 15 g、炙甘草 6 g、北黄芪 30 g、桃仁泥 10 g、川红花 10 g、徐长卿 15 g、千斤拔 50 g、西红花 1.5 g（分 2 次泡服）。7 剂，日 1 剂，水煎服。

【特殊护理】注意保暖，避免感寒，而损伤肾中阳气；心静则百病自息，故必须让患者保持情绪稳定，避免心情紧张而形成肝郁脾虚，有碍气血运化；注意休息，避免过劳而进一步损伤气血，不利于康复。

【饮食调理】饮食须宜清淡，注意各种蔬菜和各种高蛋白类食物营养的合理搭配，要有利于行气活血，补益肝肾；避免饮食寒凉，而进一步损伤肾中阳气。

◎ 2013 年 10 月 25 日二诊　妻代述：每次服药时都有些头晕，同时出现身痒烦躁。而疼痛每日见减，7 剂药服完，现已能起床、站立，但站不能持久。药已中的，据其身痒烦躁，守方加知母 15 g、生石膏 25 g，以辛润疏风。再进 7 剂。

【随　　访】2013 年 11 月 1 日告：身痒烦躁已除，行、坐、站均已无碍。

2019 年 5 月 11 日相聚时告：已康复如前。

【按　　语】患者年逾花甲，正如《素问·上古天真论》所云："丈夫……七八肝气衰，筋不能动，天癸竭，精少，肾脏衰，形体皆极。"加上劳伤过度，肝肾亏虚，气血运行不畅，筋脉损伤，气滞脉中，血液凝阻，脉道失和乃至经络阻塞不通而发生疼痛。在小针刀的松解术后，治按肝肾亏虚，气虚凝滞论治。同时做好个人护理及饮食调理，方用三痹汤合桃红四物汤加减化裁，以补益肝肾，化瘀通络而获效。

5. 腰椎间盘切除术后——水肿

袁某某　女　52 岁　自由职业

◎ 2000 年 6 月 10 日初诊　腰椎间盘切除术后下肢伴颜面水肿 4 个月。因腰 4、5 椎间盘突出致腰痛腿麻，于 1998 年 10 月 13 日接受"椎间盘切除"手术治疗。术后一年半，颜面时时浮肿，而且总觉心烦意乱，伴头项、胸肋、腰背脊时时作疼，双乳房处拘急胀痛，失眠或噩梦纷纭。月经数月一行，色淡暗似水，或者滴沥不尽。刻诊，有时乍寒乍热，下肢微水肿，晨起则颜面亦微浮。口淡乏味，有时口辣，有时腹胀如鼓，纳呆食少。检查尿常规：尿蛋白可疑，白细胞 0~1。口唇紫暗红，舌红而略暗、舌苔薄白润、舌边有齿印，脉细弦、左沉细弦。

【诊　　断】西医：腰椎间盘切除术后水肿。中医：水肿（肝郁脾虚型）

【病情分析】腰椎间盘切除术后，患者下肢伴颜面浮肿，迁延4个来月。不仅出现颜面时时浮肿，而且总觉心烦意乱，伴头项、胸肋、腰背脊时时作疼，双乳房处拘急胀痛，失眠或噩梦纷纭。同时口淡乏味，有时口辣，有时腹胀如鼓，纳呆食少。检查尿常规：尿蛋白可疑。在排除肾功能不全后，可能是长时期心理紧张，致使肝郁脾结，运化失常，形成脾虚土不制水，从而导致颜面、肢体水肿。

【辨证论治】《素问·阴阳别论》云："三阴结谓之水。"三阴是指手足太阴肺、脾经。《素问·至真要大论》云："太阴司天，湿淫所胜，胕肿。"《素问·水热穴论》云："勇而劳甚则肾汗出，肾汗出逢于风，内不得入于脏腑，外不得越于皮肤，客于玄府，行于皮里，传为胕肿，本之于肾，名曰风水。"又云："肾者，胃之关也，关门不利，故聚水而从其类也。"《黄帝内经》阐述了水肿发生的外因与内因。《景岳全书·杂证谟·肿胀》："凡水肿等证，乃脾、肺、肾三脏相干之病，盖水为至阴，故其本在肾；水化于气，故其标在肺；水惟畏土，故其制在脾……脾虚则土不制水而反克。"简明地说明了水肿与肺脾肾三脏的关系。故水肿实乃其本在肾，其标在肺，其制在脾，脾虚土不制水所致。而本案之脉证，体现的是肝郁脾虚。

【证　　属】肝郁脾虚，水湿外泛。

【治　　法】疏肝解郁，健脾利水。

【方　　药】逍遥散合四苓汤、五皮散加减化裁。北柴胡10 g、当归10 g、薄荷10 g、茯苓10 g、白术10 g、泽泻15 g、猪苓10 g、茯苓皮10 g、生姜皮10 g、大腹皮10 g、五加皮10 g、陈皮10 g、川芎

10 g、郁金 10 g、生甘草 3 g。7 剂，日 1 剂，水煎服。

【特殊护理】心静则百病自息，故首先做好心理疏导。据其所苦，进行疏导，并告知。其有些症状乃围绝经期所致，故减轻其心理负担，患者明白后当时就有如释重负之感。慎避风寒，防止感冒，避免外邪侵袭，加重水肿。注意休息，避免过劳而损伤脾气，则水无所制。

【饮食调理】腰椎术后患者避免高脂肪、高胆固醇及油炸食物的摄入。应以易于消化吸收的五谷、蔬果，清淡饮食为主食，避免膏粱厚味，酿湿而有碍脾胃之运化。

◎ 2000 年 7 月 29 日二诊　浮肿已消，查尿常规未见异常。仍心烦少寐，伴口干口苦及口臭，喜冷饮。舌红苔白、中根淡黄厚，脉细软微数。

患者，水湿已除，肝郁缓解。因长期心理紧张，病由心生，乃至诸症迭出。刻下，少寐乃为主要矛盾。故拟养血安神，引火归原调治。

①方用东垣安神丸加减化裁。生地黄 25 g、牡丹皮 10 g、炒芍药 10 g、当归 10 g、川黄连 6 g、煅龙骨 15 g、煅牡蛎 15 g、五味子 6 g。7 剂，日 1 剂，水煎服。

②外敷吴茱萸散。吴茱萸 35 g，研末，每日睡前，取 3~5 g，用蜂蜜调，外敷双足涌泉穴，以引火归原。

◎ 2000 年 8 月 5 日三诊　现纳可，眠香。口仍干涩，口臭仍存，咽红微痛，大便尚调。舌红苔黄稍厚，脉细微数。守方再服 7 剂以善后。

【随　　访】告愈。

【按　　语】本案水肿恰得于术后，殊不知患者正值经断前后，心性烦乱多疑。致使过思伤脾，运化失司，不能升清降浊，水湿不得下行，溢于肌肤，故为水肿。故首先做好心理疏导，分析病情，使患者明确病因，乃围绝经期所致，使其卸下思想包袱。次以逍遥散合四苓汤、五皮散化裁以疏肝解郁，健脾利水；因长期抑郁而不寐，后期养阴清热，并用吴茱萸散外敷涌泉以引火归原。凡此分阶段做好心理疏导，汤药调理，散剂外敷，同时做好个人护理及饮食调理，诸法杂合，以收痊功。

6. 腰椎间盘突出术后——性功能丧失（器质性阳痿）

刘某某　男　31 岁　自由职业

◎ 2008 年 6 月 12 日初诊　阳痿并尿失禁。因腰椎间盘突出压迫马尾神经，导致阴囊、阴茎麻木。于是入丰城市人民医院就诊并行腰椎手术治疗。术后症状未获明显改善，而且导致阴茎无知觉，大便、小便均失禁。纳食、睡眠尚可。舌红苔白、舌体偏胖，脉细弦软而小数。

【诊　　断】西医：腰椎间盘突出术后性功能丧失（器质性阳痿）。中医：阳痿（脉络痹阻型）。

【病情分析】腰椎病术后性功能丧失并伴二便失禁，原因可能是马尾神经受损。若是轻微受损，一般不会影响性功能；若是损伤腰椎的部位在 2/3、3/4 处，而且损伤严重，则可能导致下肢丧失感觉和阳痿，甚至二便失禁。中医认为，此乃先有肾气亏虚，命火不足，加上手术创伤，从而导致肾元亏虚，气滞血瘀，脉络闭阻，致使宗筋萎软。

【辨证论治】《素问·厥论》云："前阴者，宗筋之所聚，太阴阳明之所合也。"《素问·痿论》云："入房太甚，宗筋弛纵，发为筋痿。"《灵枢·五音五味》云："宦者去其宗筋，伤其冲脉……故须不生。"凡此等等，均说明宗筋病变而导致阳痿，而本案则是因腰椎间盘突出手术，马尾神经损伤致使性功能丧失，并伴二便失禁。中医认为，此乃手术创伤导致的气滞血瘀，脉络闭阻之证。

【证　　属】肾元亏虚，脉络痹阻。

【治　　法】益肾化气，散瘀通络。

【方　　药】①黄芪桂枝五物汤合桃红四物汤加味。北黄芪 50 g、桂枝 10 g、白芍 30 g、炙甘草 10 g、大枣 6 枚、生姜 3 片、大活血 30 g、全蝎 6 g、蜈蚣 2 条、千斤拔 30 g 三白草根 15 g、当归身 10 g、当归尾 10 g、川芎 15 g、熟地黄 15 g、桃仁泥 10 g、川红花 10 g、栝楼仁 10 g。5 剂，日 1 剂，水煎服。②针灸 + 脉冲电疗。每日 1 次，留针 30 分钟。取穴：脾俞、肾俞、上髎、环跳、飞扬、悬钟、血海、足三里、三阴交。均为双穴，以助补脾益气，益肾化气，活络通闭。每 10 次为一疗程。

【特殊护理】6~7 周后可采取五点支撑运动法：平躺，双手置于身旁，下肢与肩齐宽，双足屈膝平放，头部顶于枕上，然后双手慢慢撑起躯干（此法类似于拱桥运动）。同时可以边运动边做腹式呼吸和提肛运动，运动的时间、次数，可根据患者的体力而定，但不可过度，以免适得其反。有条件的可采用一些物理治疗，诸如红外线、超声波或热敷等，以促进局部血液循环和新陈代谢，加快手术受损的神经的修复。心静则百病自息，调适好心态，是康复的前提和基础。无论是运动或理疗，均应循序渐进。

【饮食调理】康复期要改变不良生活习惯，戒烟限酒；饮食宜清淡，既要富有营养，以利神经修复，又要忌食辛辣油腻、刺激性食物，防止膏粱之变。食疗方：补肾填精汤。猪肾一副（剖开，清洗），炒杜仲 30g，枸杞 15g、生姜 5 片，入锅炖熟，去药渣，加入适当调料，食肉喝汤，每周 1~2 次。猪肾，咸，平，归肾经，补肾壮腰，善治肾虚腰疼，身面水肿，遗精盗汗，肾亏耳聋；杜仲，甘，温，归肝、肾经，补益肝肾，强筋壮骨，益肾安胎。善治肾虚腰疼，腰膝无力等；枸杞，甘，平，归肝、肾、肺经，滋肾填精，养血明目，善治头晕目昏，腰膝酸软，肾阳不足，遗精阳痿；生姜，辛，温，归肺、胃、脾经，发汗解表，温肺止咳，温中止呕，除腥调味。诸味合用，共奏补肾壮阳，强筋壮骨之效。

◎ 2008 年 6 月 17 日二诊　针药 5 天，肛门处出现痛感，小便不利。舌红苔白，脉细弦数。守方加猪苓 15 g、漂白术 30 g、泽泻 15 g、茯苓 15 g，以助益肾化气，利尿通淋，再投 5 剂；同时施以针灸 + 脉冲电疗。

◎ 2008 年 7 月 7 日三诊　阴茎已能经常勃起，肛门胀痛感减轻一半，里面一肿块也缩小 1/2；现常出现小腿肚转筋。舌红苔薄白，舌边有明显齿印。守方加吴茱萸 5 g、木瓜 15 g、怀牛膝 10 g，以温肝舒筋，再投 7 剂。

◎ 2008 年 7 月 18 日四诊　大便已可控并能自排，小便虽已可控，但排尿时需用手按摩挤压，若跑步小便仍有少量自出。小腿肚转筋疼痛显减，下身（阴茎、阴囊）仍麻木不仁。舌红苔薄黄而少苔、舌边有齿痕，脉弦软而小数。

患者肾脏气化已获转机，大小便基本自控，刻下，阴茎仍麻木不仁，当为血瘀痹阻所致。故拟益气和营，活血化瘀调治。

中药方仍用黄芪桂枝五物汤合桃红四物汤加味。生黄芪 50 g、桂枝 10 g、白芍 30 g、炙甘草 6 g、全当归 15 g、川芎 15 g、生地黄 15 g、桃仁泥 10 g、川红花 10 g、补骨脂 10 g、漂白术 30 g、猪苓 10 g、茯苓 10 g、泽泻 10 g、内红消 30 g、宣木瓜 15 g、吴茱萸 5 g、怀牛膝 15 g、大枣 5 枚，生姜 3 片。再投 10 剂以善后。

【随　　访】2016 年夏季来电话咨询他病时告：针药并治后，诸症缓解，但未痊愈，经一段时间自我调适和运动锻炼后逐渐康复，并已结婚。

【按　　语】本案因腰椎间盘突出压迫马尾神经致阴茎麻木，为手术后出现医源性组织瘢痕和增生及粘连，使神经压迫加重，导致阴茎无知觉及二便失禁。在做好特殊护理和饮食调理的基础上，治予黄芪桂枝五物汤以益气温阳，五苓散益肾化气，桃红四物汤化瘀通闭，同时以针灸 + 脉冲电疗舒筋活络以及运动康复等“杂合以治”获效，加上后期自我调适而获痊愈！

六、耻骨

耻骨骨裂小针刀术后——小腹痛

万某某　女　56 岁　居民

◎ 2013 年 10 月 14 日初诊　耻骨骨裂小针刀术后小腹疼痛一年余。始于一年前摔跤致耻骨骨裂，经过治疗后耻骨处周围组织粘连而经常疼痛。虽经小针刀术后松解，疼痛尚未痊愈。刻诊，小腹反复作痛，故就医。观其舌红苔薄黄，脉细。

【诊　　断】西医：耻骨骨裂小针刀术后小腹痛。中医：少腹痛（气血凝滞型）。

【病情分析】女性耻骨骨折裂缝，一般需要三个月左右的时间恢复。若是骨折不愈合或者畸形愈合，会引起耻骨处疼痛。本案耻骨骨裂治疗后，致使耻骨处周围组织粘连而经常小腹疼痛一年余，而且经过小针刀术松解后也未痊愈，比较少见。故据其脉证予以辨证求因。

【辨证论治】《素问・举痛论》云：“寒气客于厥阴之脉，厥阴之脉者，络阴器，系于肝，寒气客于脉中，则血涩脉急，故胁肋与少腹相引痛矣……血气稽留不得行，故宿昔而成积矣。”

【证　　属】筋脉损伤，气血凝滞。

【治　　法】益气和血，化瘀通络。

【方　　药】黄芪桂枝五物汤合三痹汤加减化裁。生黄芪 30 g、桂枝 10 g、大枣 5 枚、生姜 3 片、白芍 30 g、川续断 15 g、独活 10 g、防风 10 g、细辛 3 g、当归 10 g、川芎 10 g、生地黄 10 g、熟地黄 10 g、麻黄 5 g、茯苓 15 g、杜仲 15 g、川牛膝 10 g、党参 15 g、生甘草 5 g、生石膏 25 g、制川乌 5 g、制草乌 5 g。5 剂，日 1 剂，水煎服。

【特殊护理】注意保暖，防止感寒，避免进一步损伤阳气而加重气血凝滞；心静则百病自息，故必须让患者保持情绪稳定，避免心情紧张而影响康复；注意个人护理和休息，康复期避免过劳而进一步损伤气血脉络；适当运动，既有利于放松心情，又有利于气血运行和脉络疏通，利于康复。

【饮食调理】饮食须宜清淡，注意各种蔬菜和各种高蛋白类食物的合理搭配，要有利于温养气血，补益阳气，促进血液循环；不论任何手术后，都必须避免饮食寒凉，防止进一步损伤阳气和气血运行。

◎ 2013 年 10 月 19 日二诊　儿代述：药后疼痛已缓解，要求续服。守方再进 7 剂。

◎ 2013 年 10 月 26 日电话三诊　小腹痛止，若提重物则有些不适。且下半夜起床有些微痛。守方再进 7 剂。

【随　　访】服药 19 剂，诸症悉除。

【按　　语】耻骨骨裂小针刀术后仍小腹痛，检查并无骨折不愈合或者畸形愈合等情况。究其原因总由筋脉损伤，气血凝滞，血涩脉急所致。故治予益气和血，化瘀通络。在做好个人特殊护理及饮食调理的前提下，方用黄芪桂枝五物汤合三痹汤加减化裁以益气和血，化瘀通络。药仅 19 剂，便完全康复。

七、膝关节

右膝骨性关节炎关节清理术后——药物性皮炎

缪某某　女　82 岁　居民

◎ 2012 年 12 月 8 日初诊　右膝骨性关节炎关节清理术后，右膝药物性皮炎一个多月。缘于右膝骨性关节炎，经关节清理术后，右膝周围出现丘疹，红、痒、微肿。有时还伴有胸闷，身痒。曾经皮肤病医院治疗缓解。刻诊，药疹复发。纳尚可，大便长期秘结，经常服用“肠清茶”以通便。舌暗红、苔微黄稍厚，脉细、寸浮。

【诊　　断】西医：右膝骨性关节炎关节清理术后药物性皮炎。中医：右膝药疹（药毒内侵型）。

【病情分析】右膝骨性关节炎关节清理术后药物性皮炎，乃是患者禀赋不耐，对某种药物具有特殊的变应关系，因此产生药毒反应，药毒蕴蒸于肌肤与气血相搏，形成药物性皮炎。

【辨证论治】《诸病源候论·解诸药毒候》云：“凡药物云有毒及有大毒者，皆能变乱于人为害，亦能杀人。但毒有大小，自可随所犯而救解之”。

【证　　属】药毒内侵，挟风外犯。

【治　　法】升清降浊，疏风败毒。

【方　　药】鼠粘子汤合升降散加味化裁。牛蒡子 15 g、荆芥 6 g、防风 15 g、紫浮萍 15 g、桑白皮 15 g、苦参 10 g、胡黄连 10 g、蝉蜕 10 g、蛇床子 3 g、生大黄 10 g、僵蚕 10 g、郁金 15 g、生甘草 6 g、路路通 15 g、片姜黄 10 g。5 剂，日 1 剂，水煎服。

【特殊护理】时值冬季，慎避风邪，尤其是风热燥邪，高龄老人不晒太阳，防止阳光照射而内外合邪，加重病情。

【饮食调理】饮食必须是以清淡的蔬菜、五谷为主，避免进食辛辣温燥刺激性食物和鱼虾及油腻食物，防止膏粱厚味，酿热生变；慎用各类药物，严防过敏性反应而加重损害。

◎ 2012 年 12 月 13 日二诊　儿子代述：肿消，仍身痒，要求续服。守方再进 5 剂。

【随　　访】2012 年 12 月 18 日告：疹消痒止。

【按　　语】患者高龄，耐药性极差。故右膝骨性关节炎关节清理术后而出现药物性皮炎（药疹）。此类疾病虽属化学药物所致而无先例，但按《黄帝内经》所云："谨守病机，各司其属……盛者责之，虚者责之。必先五胜，疏其气血，令其条达，而致和平。"故按药毒内侵，挟风外患论治。在做好个人护理及饮食调理的基础上，治予升清降浊，疏风败毒。方用鼠粘子汤合升降散加味化裁，药仅 10 剂，诸症豁然。

八、髋关节

左髋关节内固定术后——疼痛

李某某　女　93 岁　居民

◎ 2020 年 3 月 25 日初诊　左髋关节内固定术后疼痛 3 个月。3 个月前因左髋关节受伤而施行内固定术后，一直疼痛不安，不能站立并坐上轮椅。尤其是大便干结难解，每日必须使用"开塞露"排便。纳食与睡眠尚可。舌红苔白，脉微弦。

【诊　　断】西医：左髋关节内固定术后疼痛。中医：左臀腿痛（气虚血瘀型）。

【病情分析】左髋关节内固定术后疼痛，只是术后常见的后遗症之一。骨折内固定术可能会诱发创伤性髋关节炎，导致髋关节功能受限。若是股骨头或股骨颈发生骨折，血运也会受到破坏，很容易导致股骨头坏死。

【辨证论治】《灵枢·五邪篇》云："邪在肾，则病骨痛，阴痹。"《素问·举痛论》亦云："寒气入经而稽迟，泣而不行……客于脉中则气不通，故卒然而痛。"故《素问·至真要大论》有"诸痛痒疮，皆属于心"之说。

【证　　属】气血亏虚，瘀阻脉络。

【治　　法】益气养血，化瘀通络。

【方　　药】黄芪桂枝五物汤合桃仁四物汤加减化裁。生黄芪 20 g、桂枝 6 g、白芍 10 g、炙甘草 3.5 g、大枣 5 枚、生姜 3 片、桃仁泥 10 g、川红花 10 g、当归尾 10 g、川芎 10 g、生地黄 12 g、制乳香 3.5 g、制没药 3.5 g、炒枳壳 6 g、川牛膝 10 g、卷柏 15 g。5 剂，每日 1 剂，水煎服。

【特殊护理】注意保暖，防止感寒，避免感寒进一步损伤阳气而加重气血凝滞；患者耄耋高龄，家人做好陪伴与护理，尤其是注意行动防护；适当活动，陪护人员定时帮助老人活动及按揉下肢，既有利于放松心情，又有利于气血运行和脉络疏通，以促进康复。

【饮食调理】饮食须宜清淡，注意各种蔬菜和各种高蛋白类食物的合理搭配，要有利于温养气血，补益阳气，促进血液循环；术后必须避免饮食寒凉，防止进一步损伤阳气和气血运行。

◎ 2020 年 5 月 27 日二诊　药后痛止。停药 27 天，昨晚又开始疼痛。舌红、舌边红甚、苔白，脉微弦无力。守方再进 5 剂。

◎ 2020 年月 5 日三诊　痛已缓解，但左膝关节仍然有些疼痛。舌红苔白，脉微弦少力。守方加制南星 5 g、制川乌 5 g，以助温阳通络。嘱再进 5 剂。并将息调养。

【按　　语】患者左髋关节内固定术后疼痛，其主要因气血亏虚，血运不畅，脉络瘀阻而产生疼痛。故按气血亏虚，瘀阻脉络论治。在做好特殊护理和饮食调养的前提下，方用黄芪桂枝五物汤合桃仁四物汤加减化裁，以益气养血，化瘀通络。疗效显著。

九、其他

1. 左足静脉曲张破裂修复术后——腰痛

刘某某　男　78 岁　居民

◎ 2014 年 6 月 21 日初诊　左足静脉曲张破裂修复术后腰痛。因左下肢静脉曲张破裂而入南昌市第三人民医院，行腰麻后结扎术（大隐静脉）18 天，术后出现腰痛，尤其是注射麻药处。而且夜尿 6~7 次，纳食一般。大便秘结，已服“通便康”。舌红苔白，脉微弦，重按无力。

【诊　　断】西医：左足静脉曲张破裂修复术后腰痛。中医：腰痛（肾虚瘀阻型）。

【病情分析】左足静脉曲张破裂修复术后出现腰痛，按常理手术不会引起腰痛，可能是腰麻所致。或者是患者高龄，肾气亏虚，脉络瘀塞，加上在手术台上躺卧过久而出现腰痛。

【辨证论治】《素问·脉要精微论》云："腰者，肾之府，转摇不能，肾将惫矣。"《灵枢·五癃津液别论》则云："虚，故腰背痛而胫酸。"明确指出，腰痛多为虚所致。《诸病源候论·腰痛不得俯仰候》云："肾主腰脚，而三阴三阳十二经八脉，有贯肾络于腰脊者。劳损于肾，动伤经络，又为风冷所侵，血气击搏，故腰痛也。"《丹溪心法·腰痛》更为明确地云："肾气一虚，凡中寒、受湿、伤冷、蓄热、血涩、气滞、水积、坠伤与失态、作劳，种种腰疼，叠见而层出矣"。

【证　　属】肾气亏虚，瘀血阻络。

【治　　法】益肾缩泉，化瘀通络。

【方　　药】温肾通络饮合缩泉丸加味化裁。巴戟天 10 g、肉苁蓉 10 g、嫩桂枝 5 g、炒杜仲 15 g、川续断 15 g、川牛膝 15 g、益智仁 10 g、猪苓 15 g、漂白术 10 g、台乌药 15 g、生甘草 6 g、泽泻 10 g、茯苓 15 g、当归尾 15 g、桃仁泥 10 g、川红花 10 g、生地黄 20 g、川芎 10 g。上药连服 5 剂，日 1 剂，水煎服。

【特殊护理】注意保暖，防止感寒，避免进一步损伤肾中阳气而加重疼痛；心静则百病自息，故应让患者保持情绪稳定，避免心情紧张而影响康复；注意个人护理和休息，康复期避免过劳而进一步损伤气血；适当活动，既有利于放松心情，又有利于增强体质，促进血液循环，利于康复。

【饮食调理】饮食宜清淡，注意各种蔬菜和各种高蛋白类食物的合理搭配，要有利于温养气血，补益阳气；不论任何手术后，都必须避免饮食寒凉，防止进一步损伤阳气和气血运行。

【随　　访】因他病就诊时，告愈。

【按　　语】患者高龄，肾气亏虚，脉络瘀塞，加上腰麻及手术台上躺卧过久而造成腰痛。按肾气亏虚，瘀血阻络论治。在做好个人护理及饮食调理的基础上，治予益肾缩泉，化瘀通络。方用温肾通络饮（《邹嘉玉临证精要》）合缩泉丸加味化裁，药仅5剂而愈。

2. 右足小趾冷冻术后——足趾肿痛

涂某某　女　40岁　居民

◎ 2016年6月29日初诊　右足小趾因“痣”施行冷冻术，术后足趾及足背肿胀伴足底疼痛2个月。经用抗生素治疗效果不显而就诊。刻诊，观其右足趾及足背肿胀。检查血常规：血红蛋白94 g/L、红细胞3.57×10^{12}/L，余项无明显异常。纳香，眠可，二便调。有“胃溃疡”史。舌红苔白、舌边有齿痕，脉细弦软而微数。

【诊　　断】西医：右足小趾冷冻术后足趾肿痛。中医：脚趾肿痛（风邪外侵型）。

【病情分析】患者足小趾的“痣”，可能是“跖疣”，跖疣属于病毒感染所致。经冷冻术后出现肿痛，则是因处理或护理不当，甚或是饮食不当，从而造成感染。此乃风邪外侵，瘀毒蕴蒸所致。

【辨证论治】《素问·风论》云：“故风者，百病之长也。”又云：“风者善行而数变。”《素问·至真要大论》则云：“诸痛痒疮，皆属于心。”至于发热肿痛，《灵枢·痈疽》有云：“营卫稽留于经脉之中，则血涩而不行，不行则卫气从之而不通，壅遏而不得行，故热。大热不止，热盛则肉腐。”

【证　　属】风邪外侵，瘀毒蕴蒸。

【治　　法】清热疏风，凉血化瘀。

【方　　药】①赤小豆当归散合三妙丸加味。赤小豆30 g、当归10 g、赤芍 15 g、连翘 30 g、炒苍术 12 g、黄柏 12 g、川牛膝 12 g、重楼 10 g、草果 10 g、生甘草 6 g。8 剂，日 1 剂，水煎服。②外洗方：千里光煎。千里光 100 g、枯矾 5 g（后下）。8 剂，日 1 剂，煎水熏洗患处。以助清热解毒，敛疮消肿。

【特殊护理】必须保持伤口的清洁，否则会使局部受到细菌感染；感染后使用温热的清水予以清洗，或者使用碘伏、过氧化氢溶液进行清洗消毒。

【饮食调理】饮食必须清淡，多食蔬菜、水果，以促进伤口愈合；忌食膏粱厚味、辛辣煎炸食品，防止膏粱之变而加重感染。

【随　　访】2016 年 10 月 5 日告：药后已愈。

【按　　语】本案冷冻术后感染，造成足趾及足背肿胀疼痛，此乃外邪侵袭，瘀毒蕴蒸所致。而且风邪的特点是"风者善行而数变"。故在做好个人护理和饮食调理的基础上，内服赤小豆当归散合三妙丸以清热疏风，凉血化瘀；外用千里光煎熏洗以解毒敛疮。内服外用，八天收效，治疗效果优于抗生素。

第五章　心脏

一、心血管

1. 心血管射频消融术后——自主神经功能紊乱

李某　女　16 岁　学生

◎ 2016 年 8 月 8 日初诊　心悸、心慌反复发作半年余。因心悸、气促而于 4 月 25 日入南昌大学第一附属医院住院 3 天。诊为："预激综合征"。经射频消融术治疗，术后一个月复发。又到天津医科大总院就诊，检查 T3、

T4、TSH 无异常；给服中药四逆汤＋四君子汤＋生脉饮＋生龙骨、牡蛎一周未见明显效果。又辗转到北京协和医院就诊于心内科，诊断为“自主神经功能紊乱”。刻下，稍一紧张则心悸、心慌，心神不宁。纳香，眠可，大便二日一解，小便调。舌红尖微甚、苔白，脉浮弦软、左微细弦软。

【诊　　断】西医：射频消融术后自主神经功能紊乱。中医：心悸（气阴亏虚型）。

【病情分析】心血管射频消融术后仍心悸，出现自主神经功能紊乱现象。一个成功的消融手术，若是没有并发症，则没有后遗症。如果术中出现并发症，说明消融治疗时损伤患者的正常传导系统，可能有对房室结和房室室造成损害。如果造成不可逆的三度房室传导阻滞，患者必须植入起搏器治疗。而本案患者术后仍然心悸、心慌，曾经多家医院治疗无效。其原因可能为：一是消融术失败；二是患者心理紧张，配合不够，致使手术效果不成功。该生高考在即，故家长急寻中医调治。

【辨证论治】射频消融术是通过心导管将射频电流引入心脏内的一种介入微创手术。这种手术损伤致病属外因，因无案例可考，只能是据证而辨。正如《素问·至真要大论》所云：“病之中外何如？岐伯曰：从内之外者，调其内：从外之内者，治其外……中外不相及，则治主病。”具体治疗上遵“虚者补之”和“劳者温之”（《素问·至真要大论》）。

【证　　属】气阴两虚，血不养心。

【治　　法】益气滋阴，养血宁心。

【方　　药】天王补心丹加减化裁。生地黄 12 g、熟地黄 12 g、西洋参 8 g、天冬 8 g、麦冬 8 g、丹参 20 g、五味子 8 g、柏子仁 8 g、炒酸枣仁 8 g、石菖蒲 8 g、炙甘草 5 g、玄参 8 g、茯苓 12 g、当归 8 g、炙远志 8 g、白术 10 g、桔梗 6 g、煅龙骨 20 g、煅牡蛎 20 g、磁石 30 g。日 1 剂，水煎服。

【特殊护理】射频消融术是通过心导管将射频电流引入心脏内，以销蚀特定部位的心肌细胞来清除病灶，从而达到治疗心律失常的目的。射频消融术后除常规护理外，为了防止复发，要按照心静则百病自息的客观规律，主要做好心理护理，使患者了解射频消融术，避免缺乏了解而产生紧张、恐惧和不安情绪。若是症状复发，应在心理疏导的同时，让患者保持生活规律、心情轻松愉悦，积极配合治疗。本案患者消融术后已半年余，术后一般的常规护理已不适合。必须针对其症状做好心理疏导和调适，使患者放下心理包袱配合治疗，正所谓心乱则百病生，心静则百病息。同时，按时作息，睡好子午（子时：夜晚 11~1 点；午时：中午：11~1 点）觉，防止疲劳，以利康复。

【饮食调养】饮食应尽量以清淡为主，不宜食辛辣、刺激性食物，防止酿热生变。故应以蔬菜、水果、五谷杂粮为主，并保持营养均衡，以促进康复。药膳方：玉竹猪心汤。玉竹 18 g、猪心一具，煲汤，猪心熟后切片，加入佐料食肉喝汤，每周 1 次。本膳滋阴生津，养血宁神。玉竹，味甘、性平，归脾、胃经，能育阴润燥，生津止渴；猪心，味甘、咸，性平，归心经，能补虚养心，养心安神。二药合用，有滋阴生津，养血宁神之功。

◎ 2016 年 8 月 29 日二诊　连服 20 剂后，心悸再未发作。但观看奥运女排夺冠后，心跳加速，之后自行缓解。月经超前 5 天，总有些许黄带。舌红、尖微红甚、苔白，脉微浮而细弦软。守方再投 10 剂。

◎ 2016 年 9 月 9 日三诊　昨日下午 5 点感觉心慌，半个小时后缓解，当即赴丰城市人民医院检查心电图："心率73次/分"。提示："窦性心律、预激综合征B型"。守方加茯神15 g，以助安神宁心，再投10剂。

◎ 2016年9月16日四诊　病情稳定，精神状态较前好。由于正值高三，学习紧张，晚上一般11点30才能休息，晨起6点，睡眠时间不足。舌红苔白，脉细软寸浮。因学习紧张不能就诊，均由家长代述，前后守方再共进50剂。

◎ 2016年11月7日再诊　虽然每晚功课必至晚11点，但病情稳定，心悸未再发作。纳香，眠好，小便调，大便一般二天一解，不结。舌脉如前。①守方再加山茱萸10 g，以助滋肝肾、益元阳，再服20剂。②心理疏导：学会排解交流，注意调节作息时间，避免过劳。

【随　　访】2017年6月10日，家长喜告：病情稳定，已顺利参加高考。

【按　　语】本案因长期读书劳倦，致使阴阳气血亏虚而心悸。正如《不居集》卷二十二云："惟虚损之人，阴亏于下，元海无根，气浮于上，撼振胸臆，是心不能下交于肾，肾不能上交于心，则筑筑心动，惕惕恐畏，为怔忡惊悸者有之。"故在首先做好心理疏导的同时，做好特殊护理和饮食调理，治予天王补心丹以益气滋阴，养血宁心；同时配以药膳，共服药110剂，终使中西医束手之难题获解。

2. 射频消融术后——心房颤动并头晕胸闷

李某某　男　60岁　农民

◎ 2013年12月2日初诊　心悸、胸闷伴头晕反复发作已数个月。曾于9月13日在南昌大学第一附属医院诊断为"心房颤动"，并行"房颤射频消融术"，服"阿司匹林肠溶片、盐酸曲美他嗪片、瑞舒伐他汀钙片、琥珀酸美托洛尔缓释片、银杏叶滴丸、盐酸胺碘酮片"。症状虽有所缓解，但心悸不宁，头晕胸闷等治疗前的诸多症状并未治愈。舌红苔薄黄，脉细弦涩（心律不齐）。

【诊　　断】房颤射频消融术后心房颤动并头晕胸闷。中医：心悸、头晕（心脾两虚型）。

【病情分析】射频消融术是通过心导管将射频电流引入心脏内的一种介入微创手术。因房颤而施行射频消融术，术后没有达到治疗目的，仍然出现心房颤动，其原因或许是患者心理紧张，配合欠佳，或为定位不准，所以射频消融术失败。患者转投就诊于中医。

【辨证论治】射频消融手术后症状并未获得缓解，不仅仍心悸不宁，而且出现头晕胸闷等治疗前没有的诸多症状，这种手术损伤致病属外因，虽无案例可考，但据《素问·至真要大论》所云“病之中外何如？岐伯曰：从内之外者，调其内：从外之内者，治其外……中外不相及，则治主病”，具体治疗上应遵“虚者补之”和“劳者温之”（《素问·至真要大论》）和《伤寒论·辨太阳病脉证并治下》所云“伤寒脉结代、心动悸，炙甘草汤主之”。

【证　　属】心脾气虚，阴虚血弱。

【治　　法】益气养血，滋阴复脉。

【方　　药】炙甘草汤加减化裁。炙甘草 20 g、党参 20 g、肉桂 5 g、干姜 5 g、生地黄 20 g、麦冬 15 g、火麻仁 15 g、大枣 6 枚、阿胶 10 g（烊服）、生牡蛎 30 g、醋鳖甲 30 g、醋龟板 30 g。3 剂，日 1 剂，黄酒与水各半煎服。

【特殊护理】射频消融术是通过心导管将射频电流引入心脏内，以销蚀特定部位的心肌细胞来清除病灶，从而达到治疗心律失常的目的。射频消融术后除常规护理外，为了防止复发，要按照心静则百病自息的客观规律，主要做好心理护理，使患者了解射频消融术，避免缺乏了解而产生紧张、恐惧和不安情绪。若是症状复发，应在心理疏导的同时，让患者保持生活规律、心情轻松愉悦，积极配合治疗。本案患者消融术后已近三个月，无须执行术后常规护理。此时护理重点应放在心理调适上，使患者放下心理包袱，配合治疗。同时要保证足够的睡眠时间，防止疲劳，以利康复。

【饮食调养】饮食应尽量以清淡为主，不宜食辛辣刺激的食物。故应以蔬菜、水果、五谷杂粮为主，并保持营养均衡。药膳方：玉竹猪心汤。玉竹 18g、猪心一具，煲汤，猪心熟后切片，加入佐料食肉喝汤，每周 1~2 次。本膳滋阴益气，养血宁神。玉竹，味甘、性平，归脾、胃经，能育阴润燥，生津止渴；猪心，味甘、咸，性平，归心经，能补虚养心，养血安神。二药合用，有滋阴益气，养血宁神之功。

◎ 2013 年 12 月 5 日二诊　第一剂后心悸、胸闷、头晕即获缓解。刻下，睡眠仍差，半夜醒后不能再入睡，每晚只能睡上 3~4 小时。舌红苔薄而微黄，脉细弦微数（心律已齐）。

患者心悸、胸闷已释，但本虚未固，化源不足，血不养心，故少寐，拟补益心脾，养血宁神。

方用归脾汤加味以善后。炙黄芪 30 g、党参 15 g、当归 10 g、广木香 10 g、炙甘草 6 g、炒白术 10 g、茯神 15 g、生远志 10 g、龙眼肉 10 g、大枣 5 枚、生姜 3 片、五味子 10 g、柏子仁 10 g、石菖蒲 10 g、桔梗 10 g、丹参 30 g、合欢花 15 g。7 剂，日 1 剂，水煎服。

◎ 2013 年 12 月 12 日三诊　睡眠改善。舌红苔白，脉细弦软。守方加煅龙骨 30 g、煅牡蛎 30 g，以助镇潜宁神。再进 7 剂而愈。

【按　　语】现代医学认为房颤是一种常见的心律失常，是严重的心房电活动紊乱，严重者可以发生血栓栓塞、心脏衰竭等并发症，极为严重者并发脑卒中。本病属中医之心悸、怔忡等，其表现为“心中澹澹大动”；治疗则“必先五胜，疏其血气，令其调达，而致和平”(《素问·至真要大论》)。虽经手术，其病仍故，而且增加头晕胸闷等诸多症状。其病，病在心脏，而根源在气血。本病之心悸伴头晕胸闷，即心脾气虚，阴亏血弱所致，故在首先做好心理疏导的同时，做好特殊护理和饮食调理。首诊及二诊方用炙甘草汤加减化裁滋阴养血，助阳复脉；三诊方用归脾汤加味以补益心脾，养血宁神以善后。前后三诊，药 17 剂而愈

3. 射频消融术后——频发期前收缩复发

曾某某　女　52 岁　教师

◎ 2016 年 12 月 12 日初诊　心慌、心悸复发并加重伴下肢乏力 1 周余。曾因心悸而入南昌大学第二附属医院就诊，诊断为“频发早搏、室早”，而行“射频消融术”，术后心慌心悸缓解。缘于近日母遭车祸，侍母劳累，每晚睡眠不足 5 个小时并似睡非睡，若醒后难以再入睡。导致心慌、心悸发作加重伴下肢乏力，由此导致心理紧张疑虑。舌红苔白、舌边有齿痕，脉结代而稍弦。

【诊　　断】西医：射频消融术后频发期前收缩伴下肢乏力。中医：心悸（气血虚羸型）。

【病情分析】射频消融术后复发极有可能，从手术角度看，期前收缩经射频消融术后还有期前收缩属于正常现象。因此，患者术后因母病服侍劳累而复发是可能现象，同时造成心理紧张。用中医药调

治显得十分重要。

【辨证施治】射频消融术是通过心导管将射频电流引入心脏内的一种介入微创手术。这种手术损伤致病属外因，虽无案例可考，但据证辨治是唯一途径。正如《素问·至真要大论》所云："知其要者，一言而终，不知其要，流散无穷。"又云："衰者补之，强者泻之，各安其气，必清必静，则病气衰去，归其所宗，此治之大体也。"

【证　　属】虚羸少气，心血不足。

【治　　法】滋阴养血，益气复脉。

【方　　药】炙甘草汤加减。炙甘草 15 g、党参 20 g、桂枝 6 g、炮干姜 5 g、生地黄 25 g、麦冬 15 g、火麻仁 10 g、大枣 8 枚、阿胶 6 g（烊服）。7 剂，日 1 剂，酒（黄酒）水各半煎服。

【特殊护理】射频消融术是通过心导管将射频电流引入心脏内，以销蚀特定部位的心肌细胞来清除病灶，从而达到治疗心律失常的目的。射频消融术后除常规护理外，为了防止复发，要按照心静则百病自息的客观规律，主要做好心理护理，使患者了解射频消融术，避免缺乏了解而产生紧张、恐惧和不安情绪。若是症状复发，应在心理疏导的同时，让患者保持生活规律、心情轻松愉悦，积极配合治疗；尤其是要注意休息，严防过劳而耗伤气血，本案患者就是因身心疲惫而复作。此时主要做好心理护理，注意休息尤为必要。

【饮食调养】饮食宜清淡，避免辛辣、刺激性食品酿热而耗散心阴。玉竹猪心汤，是一款比较好的食疗药膳。玉竹 18 g、猪心一具，煲汤，猪心熟后切片，加入佐料食肉喝汤，每周 1~2 次。本膳滋阴益气，养血宁神。玉竹，味甘、性平，归脾、胃经，能育阴润燥，生津止渴；猪心，味甘、咸，性平，归心经，能补虚养心，养血宁神。二药合用，有滋阴益气，养血宁神之功。

◎ 2016 年 12 月 16 日二诊　睡眠和心慌改善，舌红苔微黄稍厚，脉代（偶发期前收缩），守上方再进 3 剂。

◎ 2016 年 12 月 19 日三诊　心慌心悸止，下肢已健，走路已轻松，睡眠也改善。舌红苔白、舌边有齿痕，脉微弦而涩（偶发期前收缩）。守上方再进 4 剂而愈。

【按　　语】心脏射频消融术是当代医学采用射频电流，通过消融导管导入心脏病变区域，并将其破坏以达到阻断快速心律失常及异常传导束和起源点目的的介入性的微创手术。本案术后心悸缓解，因劳累而失眠，导致心慌心悸复发并加重。在做好特殊护理和饮食调理的基础上，按"虚劳"治予炙甘草汤滋阴养血，益气复脉；同时配以药膳食疗，而获痊愈。

4. 冠状动脉支架置入术后——频发期前收缩

黄某某　女　65 岁　退休工人

◎ 2008 年 6 月 5 日初诊　冠状动脉支架置入术后出现心慌并伴有阵发性胸痛。因"冠心病"，于某医院施行冠状动脉置入支架 3 个。术后出现心慌、阵发性胸痛，期前收缩频发，伴心烦少寐，口干；周身、双肩疼痛以左侧为甚，双下肢浮肿，右膝肿胀疼痛。两天前在南昌大学第二附属医院检查，血脂报告：总胆固醇 7.67 mmol/L、甘油三酯 8.71 mmol/L，尿酸 432.4 μmol/L。纳可，大便次数增多、日 3~4 解、量少不成形。舌红苔白，脉结代。

【诊　　断】西医：冠状动脉支架置入术后频发期前收缩。中医；心悸（气血虚羸型）。

【病情分析】冠状动脉支架置入术后频发期前收缩，可能是患者术后心理压力过大，精神过于紧张，出现焦虑、抑郁等，可引起期前收缩。

【辨证论治】《素问·痹论》云："心痹者，脉不通，烦则心下鼓。"《医宗必读·悸》中解释云："鼓者，跳动如击鼓也。"参照其血脂报告，当为痰郁气滞，胸阳不振所致。

【证　　属】气血虚羸，痰浊壅阻。

【治　　法】益气复脉，化痰通阳。

【方　　药】炙甘草汤合瓜蒌薤白半夏汤加减。炙甘草 15 g、党参 15 g、桂枝 10 g、干姜 4 g、生地黄 15 g、火麻仁 15 g、麦冬 10 g、法半夏 10 g、栝楼皮 15 g、薤白 10 g、焦山楂 30 g、阿胶 10 g（烊服）。5 剂，日 1 剂，水（患者忌酒）煎服。

【特殊护理】术后一般的常规护理已不适合，要按照心静则百病自息的客观规律，主要做好心理护理，使患者了解支架置入术能改善心脏供血。避免患者对手术因缺乏了解而产生紧张、恐惧和不安情绪。在心理疏导的同时，让患者保证充足的睡眠、保持生活规律及心情轻松愉悦，积极配合治疗。同时避免过劳而耗伤气血，以防加重病情。

【饮食调养】饮食应尽量以清淡为主，不宜食辛辣、刺激性食物。避免膏粱厚味，酿生痰湿，影响康复。

◎ 2008 年 6 月 10 日二诊　药后精神增，感觉良好，下半夜因需如厕大解，故影响睡眠。周身仍痛。守方加重炙甘草 5 g、干姜 2 g，以助益气温阳。再投 7 剂。

◎ 2008 年 6 月 17 日三诊　心慌缓解，期前收缩 6~8 次 / 分。心烦已除，睡眠基本正常，半夜后未再如厕解大便。精神增，纳香，周身疼痛缓解尚不明显。舌红苔白，脉结代。守方再进 7 剂。

◎ 2008年6月24日四诊　大便已复常，晨起大解一次。因肩颈痛下半夜睡眠仍差。期前收缩减为3~4次/分，下午足微浮肿。舌红苔白，脉仍结代。①守方再进7剂。②针刺。取穴：风池、肩井穴。每日1次，留针30分钟。以舒筋活血，通络止痛。

【随　　访】后续针药1周后，心慌缓解，诸痛止。嘱：将息调理。

【按　　语】冠状动脉支架，是当今心脏介入手术中常用的医疗技术，有疏通动脉血管的作用。本案置入3个支架，虽有效地疏通了动脉血管，改善了心脏供血，但心悸（期前收缩）尚未获改善，而且有心烦、口干及阵发性胸闷发作。《素问·痹论》云："心痹者，脉不通，烦则心下鼓。"据其脉证，既有里虚不足，又兼有痰浊郁闭。故在做好特殊护理和饮食调理的基础上，治予炙甘草汤滋阴养血，益气复脉以治里虚；伍以瓜蒌薤白半夏汤化痰通阳以治其痰浊之胸痹。气血足，胸阳振，痰浊去，其身自安。支架置入术疏通血脉；中药益气补虚，化痰通痹，取得了相互取长补短的有益效果。因患者为高龄女性又忌酒，故单一用水煎，虽然取效稍慢，但也同样获得了疗效。

5. 冠状动脉支架置入术后——胸痛并上肢颤振

吕某某　男　57岁　职工

◎ 2012年11月6日初诊　冠状动脉支架植入术后，胸痛伴上肢麻木颤振已半年。缘于为治疗"高血压、冠心病"于2010年5月施行"冠状动脉支架植入术"。术后出现胸部闷痛，上肢指尖麻木并颤抖，尤以左手为甚并伴流口水。而且在夜间睡眠时口水流出增多。经检查未发现心血管明显异常。舌质深红苔薄黄，脉弦、关软。

【诊　　断】西医：冠状动脉支架植入术后胸痛并上肢颤振。中医：胸痹、颤振（风痰阻遏型）。

【病情分析】支架置入术后出现胸痛，其原因一般为可能是支架内出现了再狭窄，或者是支架之外的血管、其他部位出现了再次狭窄，但经检查又未发现明显异常。而且伴有上肢颤抖，尤以左手严重。这种现象目前尚无合理解释，有的认为手术通过的那只手会出现颤抖；有的则认为是脑缺血所致。而从本案胸痛伴双手颤抖来看，既有手术损伤的可能；又可能因术前术后饮食调养失当，过食膏粱厚味酿成痰湿致病；还可能由于情绪紧张、心理压力过重导致。

【辨证论治】《素问·至真要大论》中云："诸风掉眩，皆属于肝。"《证治准绳·杂病》解释云："颤，摇也；振，动也。筋脉约束不住而莫能任持，风之象也。"颤振之成因，除阴血不足，筋脉失养，肝阳偏亢，阳盛化风外；心气亏虚，痰浊相挟也是主要原因。

【证　　属】风痰阻遏，胸阳不振。

【治　　法】通阳散结，涤痰息风。

【方　　药】栝楼薤白半夏汤合半夏白术天麻汤加味。栝楼皮 30 g、薤白 15 g、法半夏 15 g、天麻 10 g、白术 10 g、茯苓 15 g、陈皮 10 g、制香附 10 g、当归尾 15 g、川芎 15 g、丹参 30 g、北山楂 30 g、葛根 30 g、炙甘草 6 g、桔梗 10 g。7 剂，日 1 剂，水煎服。

【特殊护理】针对性护理，一是慎起居，避风寒，防止感冒。二是调整饮食结构，以清淡为主，多食蔬菜、水果，少吃荤腥油腻。三是要按照心静则百病自息的客观规律，做好心理护理，让患者了解支架术能有效地疏通动脉血管，改善心脏供血。避免患者因缺乏了解而产生紧张、恐惧和不安情绪。让患者保持生活规律、心情轻松愉悦，积极配合治疗。

【饮食调养】饮食应尽量以清淡为主，不宜食辛辣、刺激性食物。避免膏粱厚味，酿生痰湿而生变。茶饮方：山楂陈皮饮。北山楂 5 g、新会陈皮 1.5 g，开水冲泡代茶饮，有消食化痰功效。北山楂，性微温，味酸、甘，归脾、胃、肝经，能消积食，散瘀血；陈皮，性温，味苦、辛，归脾、肺经，能行气健脾，燥湿化痰。二药合用，有行气健脾，燥湿化痰，消散淤积之功。

◎ 2012 年 11 月 23 日二诊　药至 3 剂，胸痛及左手麻木颤振明显减轻。睡眠后已不流口水。舌红尖微甚、苔淡黄，脉弦软。守方再进 7 剂。

【随　　访】2012 年 12 月 2 日电话询访：告药后诸症悉除，遇急事或劳累后偶有胸闷，此外无不适。

【按　　语】冠脉支架置入后出现胸痛并双手麻木颤振并以左手为甚，尚无相关文献报道，而本案术后出现上述症状达半年。据其脉证，乃为胸阳不振，痰浊壅盛，痰盛动风，发为胸痛及颤振。其左侧颤振为甚何故？乃为手术穿刺、脉络瘀阻而发。故在做好特殊护理和饮食调理的基础上，按风痰阻遏，胸阳不振论治。方药除予以栝楼薤白半夏汤通阳化痰外，辅以半夏白术天麻汤豁痰息风，并加入归、芎、丹参等以活血行瘀，并配以茶饮行气健脾，燥湿化痰，消散淤积而奏痊功。

6. 三尖瓣成形术后——出汗

赖某某　男　54 岁　自由职业

◎ 2019 年 6 月 22 日初诊　三尖瓣成形术后出汗已 18 个月。缘于 2017 年 12 月 6 日因胸部闷胀和呼吸困难等，而入住北京协和医院接受三尖瓣成形术。术后以来，一直动辄出汗。医院复查报告：“轻度二尖瓣关闭不全，升主动脉及主动脉根部增宽，主动脉瓣增厚，轻度主动脉瓣关闭不全。”因动辄出汗而就诊中医。

刻诊，动辄自汗，性欲极低，虽可勃，但难以行房事。纳食、睡眠尚可。舌红苔白、舌中不规则细碎裂纹，脉弦软而涩。

【诊　　断】西医：三尖瓣成形术后出汗。中医：自汗（阴阳失调型）。

【病情分析】做完心脏瓣膜手术以后，患者身体的免疫力降低，身体较为虚弱，会出现怕热、易于出汗的现象。实乃肺、心、脾虚所致，肺主气，肺虚则卫外不固而自汗；心主血，心虚则气血不足，心神散乱而心液外泄；脾主运化，脾虚则气机阻滞，运化失常，化源不足，致使气血亏虚，故动辄汗甚，体倦乏力。

【辨证论治】《伤寒论·辨太阳病脉证并治上》云：“阴弱者，汗自出。”《诸病源候论·风湿候》云：“腠退人腠理开，便受风湿。其状令人懒惰”；《诸病源候论·虚劳汗候》则云：“诸阳主表，在于肤腠之间。若阳气偏虚，则津液发泄，故为汗。”

【证　　属】气血亏虚，阴阳失调。

【治　　法】补益气血，平补阴阳。

【方　　药】桂枝加龙骨牡蛎汤加味化裁。桂枝 10 g、白芍 15 g、煅龙骨 25 g、煅牡蛎 25 g、炙甘草 12 g、大枣 6 枚、生姜 3 片、炙黄芪 15 g、淫羊藿 10 g、仙茅 10 g、三七粉 3 g（分两次冲服）。7 剂，每日 1 剂，水煎服。

【特殊护理】针对性护理，一是慎起居，避风寒，防止感冒。二是要按照心静则百病自息的客观规律，做好心理护理，让患者了解瓣膜成形术能有效地改善心脏三尖瓣关闭不全的症状。避免因缺乏了解而产生紧张、恐惧和不安情绪。让患者保持生活规律、心情轻松愉悦，积极配合治疗。

【饮食调养】调整饮食结构，以清淡为主，多食蔬菜、水果，少吃荤腥油腻；不宜食辛辣、刺激性食物。避免膏粱厚味，酿生痰湿而生变。

【随　　访】药后汗止，并介绍邻居就诊。

【按　　语】三尖瓣成形术后出汗，实乃肺、心、脾气血亏虚所致。故按气血亏虚，阴阳失调论治。在做好特殊护理和饮食调理的基础上，治予补益气血，平补阴阳。方用桂枝加龙骨牡蛎汤加味化裁，服药一周汗止。

二、心脏起搏

安装心脏起搏器术后——失眠

陈某某　女　70岁　居民

◎ 2013年12月16日初诊　安装心脏起搏器术后失眠10余天。缘于心脏疾病入江西省人民医院住院并安装心脏起搏器。住院期间由于心情紧张而致失眠，同时还伴有尿路感染。经治疗后小便已通调，但失眠不愈，心烦气躁，难以入寐。昨晚12点小解后则未能再入睡。晚上睡眠时左胸部还有揪心样感觉并睡后盗汗。下肢静脉曲张而微胀。舌苔微黄、舌质略暗，脉细弦软而涩。

【诊　　断】西医：心脏起搏器术后失眠，中医：不寐（阴虚脏躁型）。

【病情分析】安装心脏起搏器并不会引起失眠，起搏器只是用于改善心跳的不规律。本案患者之所以出现心烦气躁，难以入寐。其原因是术后伤正，且和患者本身情绪紧张、焦虑有关。由于思虑伤脾，健运失常，气血不足，心神失养所致。因其不愿意使用抗焦虑和安眠药而就诊于中医。

【辨证施治】《素问·逆调论》云："不得卧而息有音者，是阳明之逆也……阳明者，胃脉也。胃者六腑之海，其气亦下行，阳明逆不得从其道，故不得卧也。《下经》曰：胃不和则卧不安。此之谓也。"至于治疗，《金匮要略·血痹虚劳病脉证并治》中有云："虚劳虚烦，不得眠，酸枣仁汤主之。"

【证　　属】阴虚气弱，脏躁不宁。

【治　　法】育阴润燥，养血宁神。

【方　　药】甘草小麦大枣汤合酸枣汤加味。炙甘草 6 g、淮小麦 30 g、大枣 3 枚、知母 10 g、川芎 10 g、炒酸枣仁 10 g、茯苓 15 g、当归 10 g、生地黄 12 g、牡丹皮 10 g、白芍 10 g、川黄连 5 g、煅龙骨 30 g、煅牡蛎 30 g。7 剂，日 1 剂，水煎服。

【特殊护理】心静则百病自息，对患者主要是做好心理疏导工作，使患者了解支架术能有效地疏通动脉血管，以改善心脏供血。避免患者因缺乏了解而产生紧张、恐惧和不安情绪。让患者保持良好的生活规律、心情轻松愉悦，积极配合治疗，这样才利于康复。防止过劳，避免进一步损伤气血。

【饮食调养】饮食应尽量以清淡为主，不宜食辛辣、刺激性食物，避免膏粱厚味，酿痰生热而加重失眠。药膳方：秫米粥。秫米 50 g，煎成稀粥。夜睡前趁热饮之，以助睡眠。秫米，又称为糯秫、黄米，味甘，性微寒，归肺、胃、大肠经，能祛风除湿，和胃安神。

◎ 2014 年 3 月 31 日再诊　药 7 剂而诸症缓解，睡眠改善，下肢静脉曲张胀痛也平复。因安排往海南三亚避寒过冬，故只带服江西省人民医院给服的抗焦虑药，停服中药后又出现失眠。刻下，失眠伴下肢微肿，故回昌就诊。血压 130/80 mmHg。舌红苔淡黄，脉细弦软。守原方加合欢花 15 g，以舒郁宁神。再进7剂。

◎ 2014年4月8日三诊　失眠见改善，下肢肿已消退，纳食仍少味。舌红苔薄黄，脉细关弦、无力。

据其脉证治拟育阴润燥，补益心脾法调治。方用甘草小麦大枣汤合归脾汤加味。炙甘草6 g、淮小麦30 g、大枣5枚、党参15 g、白术10 g、炙黄芪30 g、生远志10 g、炒酸枣仁10 g、当归10 g、茯神15 g、广木香10 g、合欢花15 g、生姜3片、煅龙骨30 g、煅牡蛎30 g。7剂，日1剂，水煎服。

◎ 2014年4月14日四诊　睡眠已好，仍欠稳定。舌红苔薄而微黄，脉细关微弦。守方再进14剂以善后。

【随　　访】2014年11月11日告：睡眠已安稳。

【按　　语】本案因安置心脏起搏器而心情紧张，乃卒惊大恐，气陷伤胆，决断无权，内生痰湿，郁久化火，扰乱心神而不寐；加上思虑伤脾，化源不足，心神失养。据其脉证，一派阴虚脏躁、虚劳虚烦之象。按《金匮要略·妇人杂病脉证并治》云："妇人脏躁……甘麦大枣汤主之。"故治与甘麦大枣汤育阴润燥，资其化源。又按《金匮要略·血痹虚劳病脉证并治》所云："虚劳虚烦，不得眠，酸枣仁汤主之。"故领酸枣仁汤滋养肝血，除烦安神。后期以甘麦大枣汤领归脾汤育阴润燥，补益心脾；并用食疗秫米粥和胃安神，同时做好特殊护理和饮食调理而收痊功。

第六章　肺脏

一、肺

1. 左肺肺癌切除术后——咳嗽并胸腔积液

李某某　男　64岁　退休公务员

◎ 2006年8月23日初诊　咳唾涎沫伴左胸紧迫胀闷不舒有1年。缘于左下肺中分化腺癌，于2005年8月10日行左下肺切除术，并已施行化疗2次。由于咳唾涎沫并胸部紧迫胀闷而复查，发现“左胸腔积液”，2次共抽出胸腔积液1100 mL，咳嗽有所缓解。刻下，左胸部仍有压迫感并咳嗽，咳吐白色泡沫样痰。有时头晕，睡眠时噩梦纷扰，半夜胸闷，须坐起方可缓解。纳食一般，大便结、量少难解、日2~4次。舌红苔淡黄而粗糙，脉弦软、右细软。

【诊　　断】西医：左肺癌切除术后咳嗽并胸腔积液。中医：悬饮（肺脾虚弱型）。

【病情分析】肺癌切除术后咳嗽并胸腔积液，多数情况是良性改变。一般为伤口的渗出、伤口的炎症或患者营养状况不好而造成低蛋白血症后产生的人体血浆渗透性改变，有可能使积液沉积于胸腔而形成胸腔积液。

【辨证论治】《金匮要略·痰饮咳嗽病脉证并治》云：“饮后水流在胁下，咳唾引痛，谓之悬饮。”乃肺脾极虚，水气停聚所致。治疗上，《金匮要略·痰饮咳嗽病脉证并治》云：“《外台》茯苓饮治心胸中有停痰宿水。”

【证　　属】肺脾虚弱，水瘀停聚。

【治　　法】泻肺逐饮，化瘀健脾。

【方　　药】①葶苈大枣泻肺汤合茯苓饮加味。葶苈子 10 g、大枣 5 枚、赤茯苓 10 g、法半夏 10 g、炙甘草 6 g、陈皮 10 g、枳实 10 g、干蟾皮 6 g、浙贝母 10 g、冬凌草 15 g、炒白术 12 g、栝楼皮 10 g、太子参 15 g、薏苡仁 50 g、地龙 15 g。7 剂，日 1 剂，水煎服。②天然牛黄，每日 2 次，每次 1/2 支（每支 0.2 g），温水或汤药冲服。

【特殊护理】心静则百病自息。因此，术后首先做好心理疏导，使患者保持良好的心态，就显得十分重要；慎避风寒，防止感冒；注意休息，适当运动，防止过劳而损伤气血；感冒和不活动及活动过量，均会影响康复。

【饮食调理】一般认为，胸腔积液者应该加强蛋白质的摄入，多吃肉、蛋、奶。但有的患者肺部术后，由于肺气损伤，导致脾胃气虚，运化失常。从而致使纳食少味，甚则食后胃脘饱胀、消化不良。故此，在加强营养的同时，必须调理脾胃以增强运化，方保无虞。故配以药膳方：砂仁猪肚汤。砂仁 10 g、猪肚一具（洗净备用），煲汤，猪肚烂熟后去砂仁，加入姜、葱及食盐适量，吃肚喝汤，分餐食用。每周 1 服。砂仁，性温，味辛。归脾、胃、肾经。能行气化湿，消食开胃；猪肚，味甘，性微温。归脾、胃经。能健脾益胃，补虚益损。二味合用，可健脾开胃，补虚益损。

◎ 2006 年 9 月 1 日二诊　咳止，睡眠改善，左胸廓仍觉闭塞不畅并胸闷，大便已软、仍日 3~4 解。舌红苔微黄，脉浮而略滑。守方去地龙、当归，加竹茹 10 g、北柴胡 10 g、蝼蛄 10 g，以助化痰散瘀，再进 14 剂。

◎ 2006 年 9 月 16 日三诊　白昼尚好，半夜仍会胸闷、必须坐起片刻，否则气塞无以安卧。舌红苔淡黄，脉细弦略滑。

患者悬饮虽除，由于长期痰积为患，致术后肺气上逆，半夜胸闷气憋。故拟顺气化痰调治。

方用顺气消食化痰丸加减化裁。法半夏10 g、炒莱菔子15 g、广木香10 g、胆南星10 g、栝楼皮15 g、葛根15 g、枳壳12 g、冬凌草20 g、干蟾皮6 g、漂白术15 g、炙甘草6 g、川贝母10 g、薏苡仁50 g、重楼15 g。14剂，日1剂，水煎服。

◎ 2006年11月24日四诊　10月15日入住江西省肿瘤医院复查，胸部CT报告："左下肺癌术后；左残叶可见条状；两肺透亮度增高，未见明显结节及肿块影，纵隔未见明显肿大淋巴结影，左胸膜增厚，左胸腔可见少许包裹性积液""颅脑扫描未见明显异常"；B超报告："肝回声不均匀，胆、脾、胰，未探及明确占位性病变"；血检：癌胚抗原5.00 ng/mL（参考值0.2~6.2）。刻诊，左胸部仍拘急不适，夜间易醒，醒后仍须取半卧位躺坐片刻。纳可，大便一日2~3解、成形。舌红苔白，脉细弦软微数。守方加野生灵芝12 g，以益元宁神。再进14剂。

【随　　访】 2006年12月11日电话告：诸症稳定，体力渐增，纳香，便畅。2017年秋，其家人告：药后一直安康，今年病故。

【按　　语】 本案术后出现咳唾涎沫并胸胁满闷疼痛，经检查为"胸腔积液"。故按肺脾虚弱，水瘀停聚论治，治予葶苈大枣泻肺汤合茯苓饮泻肺逐饮，健脾化瘀。临证加用牛黄清心化痰，蟾皮利水消胀，地龙化瘀通络，重楼解毒散结，诸药协同，药膳配合，同时做好特殊护理和饮食调理，即使是术后重症，也可获得较好疗效。

2. 左上肺肺癌根除术后——咯血

徐某某 男 66岁 退休人员

◎ 2019年11月2日初诊 左上肺癌根除术后咯血。因左上肺癌根治术后四年，近一个月来咳嗽并痰中夹血丝复入江西省人民医院住院治疗。出院报告："左肺门影增大，增强扫描呈轻中度不均匀强化，肿块突入左支气管腔，左主支气管明显变窄，肿块包绕左肺主动脉干""肺气肿、左肺肺大疱""双侧胸膜增厚粘连"。刻诊，干咳无痰，胸闷气憋，纳食与睡眠尚可，二便亦调。舌红苔淡黄略厚，脉弦而略滑、左细弦。

【诊　　断】西医：左上肺癌根除术后咯血。中医：咯血（痰火犯肺型）。

【病情分析】左上肺癌根除术后咯血，其原因：一是肺癌复发，因为手术、放疗及药物治疗虽然有效地杀灭癌细胞，但不能消灭所有的癌细胞，有可能形成新的癌细胞，导致癌症复发而出血；二是血管破裂，咳嗽引起气管毛细血管破裂而出血；三是肺部真菌感染，手术后机体抵抗力下降引起真菌病原体感染，也会引起咯血。

【辨证论治】《素问·至真要大论》云："谨守病机，各司其属。有者求之，无者求之，盛者责之，虚者责之，必先五胜，疏其血气，令其调达，而致和平，此之谓也。"《诸病源候论·吐血候》云："吐血有三种：一曰内衄，二曰肺疽，三曰伤胃。"古人虽无手术致咯血一说，今人可参照其认识。

【证　　属】痰火犯肺，燥灼血络。

【治　　法】清气化痰，养阴润燥。

【方　　药】顺气化痰汤合沙参麦冬汤加减化裁。胆南星10 g、法半夏10 g、栝楼皮15 g、竹茹15 g、炒枳壳10 g、北山楂15 g、生麦芽30 g、炒莱菔子10 g、葛根15 g、南沙参15 g、北沙参15 g、麦冬10 g、光杏仁 10 g、炒厚朴 10 g、川贝母 10 g、三叶青、生甘草 5 g。7 剂，每日 1 剂，水煎服。

【特殊护理】心静则百病自息。因此，对于这种术四年后出现复发趋势的患者，首先做好心理疏导，使患者保持良好的心态，积极配合治疗；慎避风寒，防止感冒而加重病情；注意休息，既要防止过劳而损伤气血，又要适当活动，以减轻心理负担，不活动及活动过量，均会影响康复。

【饮食调养】由于左上肺癌根除术后，肺脏创伤，经络组织均受到较大的戕伤，肺气必然损伤，并累及子（水）脏及母（土）脏，尤其导致脾胃气虚，运化失常，则精微不化，聚湿成痰，上壅于肺，气结在胸，造成胸满、气短，痰湿久郁，化火伤络。因此，调理脾胃以增强运化。同时顺气化痰以堵痰源，是行之有效的举措。故此，饮食宜清淡，应以五谷、蔬果为主，忌食辛辣煎炸食品及膏粱厚味，以防酿热生痰。

◎ 2019 年 11 月 9 日二诊　药后胸闷减轻，喉中痰鸣止。但仍咳（痰中未发现血或血丝），尤其是昨日食了猪肉烧萝卜，夜晚咳剧。舌红苔白，脉细弦软。药已中的，守方加炙款冬花 10 g，以化痰止咳。再进 7 剂。

◎ 2019 年 11 月 23 日三诊　因症状缓解而自行停药，20 日又痰中夹血丝。而且心烦不寐，上半夜胸部憋闷，下半夜则安稳。纳食尚好。大便日可 1 解，便质稀软。舌红苔白稍腻、舌底青筋轻度暴露，脉细弦微数。守方去南沙参、北沙参、麦冬，以防滋湿生痰；加焦栀子 10 g、青黛 10 g（包煎）、浮海石 20 g、煨柯子 10 g，以助清热除烦，凉血活血。再进 7 剂。

◎ 2019 年 11 月 30 日四诊　痰中血丝止，胸部憋闷缓解。仍咳嗽，但夜间躺下则不咳。纳香、眠可。大便如前。舌红苔白略厚，舌底青筋仍微露，脉细弦微数、按之少力。守方调治。

【随　　访】四诊后共服药两周，诸症稳定而停药。嘱其注意饮食、避免过劳，将息调养。

【按　　语】本案左上肺癌根除术四年后咯血，经江西省人民医院检查发现“肿瘤突入左支气管腔”，并显示“肺气肿、左肺肺大疱”，肺癌已见复发之势。乃病虽无前车之鉴，但据证辨为痰火犯肺，燥灼血络。在做好特殊护理及饮食调理的前提下，治予清气化痰，养阴润燥。方用顺气化痰汤（出自《邹嘉玉临证精要》）合沙参麦冬汤加减化裁。三诊随证加用焦栀子、青黛、浮海石、煨柯子，以助清热除烦，凉血活血。服药五周，诸症缓解。

3. 左肺肺腺癌术后——胸腔积液并咳嗽

李某某　男　60岁　农民

◎ 2019年10月4日初诊　左肺肺腺癌术后胸腔积液并咳嗽已40来天。因为左肺诊断为肺腺癌而施行手术，术后化疗2次。出院诊断：“多发性骨髓瘤；肺腺癌，肺部感染，胸腔积液（右）；肝功能异常，肝囊肿；肾囊肿（双）。”

刻诊，第二次化疗后频频出现干咳，纳食极差，口干喜温饮，夜间尤其口干，并以鼻尖为中心长满红色小疹（药疹），伴有口疮。睡眠尚好，二便亦调。舌红苔白，脉滑。

【诊　　断】西医：左肺肺腺癌术后胸腔积液并咳嗽。中医：悬饮、咳嗽（痰饮壅肺型）。

【病情分析】左肺肺腺癌术后引起胸腔积液，是由于手术的创面会出现渗出或出血。当然还有诸如支气管胸膜瘘及胸导管损伤乳糜胸引起的胸腔积液。至于咳嗽，一般来说，患者多因手术将病灶切除后，肺结构改变以及手术缝线的刺激而导致咳嗽；再者就是手术后患者身体虚弱，引起感染而发生咳嗽。本案是术后进行化疗而致使身体虚弱，应为感染性干咳。

【辨证论治】《金匮要略·痰饮咳嗽病脉证并治》中云：“问曰：夫饮有四，何谓？师曰：有痰饮、有悬饮、有溢饮、有支饮……水在肺，吐涎沫，欲饮水。”又云：“水流在胁下，咳唾引痛，谓之悬饮。”《温病条辨》论悬饮云：“此因时令之邪，与里水新搏。”治疗上，《金匮要略·痰饮咳嗽病脉证并治》则云：“病痰饮者，当以温药和之。”

【证　　属】脏腑失调，痰饮壅肺。

【治　　法】顺气化痰，泻肺逐饮。

【方　　药】顺气化痰汤加味化裁。法半夏 12 g、胆南星 10 g、炒枳壳 10 g、竹茹 20 g、炒莱菔子 10 g、瓜蒌皮 10 g、瓜蒌仁 6 g、葶苈子 15 g、北山楂 15 g、生麦芽 30 g、葛根 15 g、大枣 8 枚、三叶青 10 g、肺形草 15 g、藤梨根 20 g、枯黄芩 10 g。7 剂，每日 1 剂，水煎服。

【特殊护理】心静则百病自息。因此，术后及化疗后出现的胸腔积液、干咳及鼻尖周围红疹等一系列症状的特殊护理，首先要做好心理疏导，使患者保持良好的心态，积极配合治疗；慎避风寒，防止感冒而加重病情；注意休息，既要防止过劳而损伤气血，又要适当活动，以减轻心理负担，不活动及活动过量，均会影响康复。

【饮食调养】由于左肺肺腺癌手术后，肺脏经络组织均受到较大的损伤，胸腔积液、咳嗽为必然，并必定累及子（水）脏及母（土）脏，从而导致脾胃气虚，运化失常，则精微不化，聚湿成痰，上壅于肺，造成胸满、气短，痰湿久郁，化火伤络。因此，调理脾胃以增强运化。同时顺气化痰以堵痰源，是行之有效的举措。故此，饮食宜清淡，应以五谷、蔬果为主，但也要合理进食高蛋白质食物以增强营养，此时的最佳食物为泥鳅、鳝鱼、甲鱼等。尤其是泥鳅，补而不腻，故有“水中人参”之称。忌食辛辣煎炸食品及膏粱厚味，以防酿热生变。

◎ 2019 年 10 月 14 日二诊　由于自己对疾病不放心，同时在当地乡卫生院打了两天静脉（头孢）针。刻下，干咳及鼻尖及周围红疹显然缓解，仍口干、口疮，而且每日早晨均会出鼻血。舌红苔白，脉仍略滑。守方加黄连 5 g、麦冬 10 g，以助清热养阴。再进 7 剂。

◎ 2019 年 12 月 2 日三诊　已进行第三次化疗，咳嗽痰中夹血，鼻衄复作并伴痔疮出血，头面红疹再起，口灼、口唇麻木、口角出现疱疹，纳食尚可。舌红苔白，脉细弦数而无力。

化疗出现明显的副作用，一派伤阴内热之象。治拟养阴清热，益胃升清。方用清胃散加味化裁。生地黄 25 g、牡丹皮 15 g、赤芍 30 g、当归 10 g、升麻 15 g、黄连 6 g、生甘草 8 g、生石膏 25 g、蝉蜕 6 g、生麦芽 30 g、益母草 15 g、三叶青 10 g、土茯苓 15 g。7 剂，每日 1 剂，水煎服。

◎ 2019 年 12 月 11 日四诊　药后鼻衄、痔疮出血及口角疱疹均获得缓解。因惧于咳吐痰中挟血，故同时住入南昌大学第二附属医院使用西药（何药不详），住院 7 天，痰中仍有血丝。舌红苔白，脉细弦软而微数。

此乃肺络损伤及肺热内郁所致，故随证加入生大黄 6 g、焦栀子 10 g、青黛 10 g，以助清热益肺。再进 7 剂。同时，咯血时每日 1 杯藕汁饮。取鲜藕 500 g 左右，榨汁饮用。可滋阴润肺，凉血止血。藕，味甘，性寒，归心、脾、胃经，生用清热凉血，活血散瘀。

【随　　访】2021 年 4 月 12 日两年多来，后断断续续随证服药 48 剂，症情稳定。

【按　语】左肺肺腺癌由于手术创面出现渗出或出血，从而导致胸腔积液。后续化疗又导致干咳及鼻尖周围红疹鼻衄、痔疮出血、口角疱疹，第三次化疗后甚至咯血或痰中夹血。治疗上首先做好心理疏导，稳定情绪，并做好特殊护理和饮食调养，配合食疗藕汁饮以滋阴润肺，凉血止血。方药先期予顺气化痰汤加味化裁，以顺气化痰，泻肺逐饮。化疗后随证治予养阴清热，益胃升清。方用清胃散加味化裁，咯血则加入生大黄、焦栀子、青黛，以助清热益肺。诸药配合，诸症悉除，症情稳定。

4. 自发性气胸左肺肺大疱切除术后——胸闷

范某某　男　38岁　汽车司机

◎ 2014年5月19日初诊　胸闷、气短近2个月。缘于2011年出现左侧“自发性气胸”。今年3月25日入山东潍坊医学院附属医院，在全麻下行VATS下行左肺大疱切除术。出院诊断为：左侧自发性气胸，肺大疱破裂。术后近2个月一直胸闷。2004年7月11日曾因“支气管扩张症”在本门诊药后愈。

刻下，胸闷，上楼时尤觉胸闷、气短。偶咳，咳吐白色痰。紧张时，汗多，尤其手掌冒汗。口唇樱红，十指暗红。纳香，睡眠时好时差，便调。舌红苔白、边有齿痕，脉细无力、关微弦。

【诊　断】西医：自发性气胸术后肺部感染并肺功能降低。中医：胸满（肺肾亏虚型）。

【病情分析】肺大疱切除可以避免肺大疱的破裂，但会导致急性呼吸困难，也会减少肺组织，减弱肺功能，有时会引起肺部的少量积气并存留和感染。故此，出现胸闷气短并自汗。

【辨证论治】胸闷，自觉胸部满闷阻塞的一种症状。《灵枢·癫狂》中称之为"胸满不得息"；《素问·六元正纪大论》则谓"胸嗌不利"；《金匮要略·胸痹心痛短气病脉证治》称之为"胸中气塞、短气"。胸部满闷阻塞，乃胸嗌不利，其因无非是外感与内伤，而本案乃因病而人工创伤所致。

【证　　属】肺肾亏虚，脾虚痰瘀。

【治　　法】补土生金，益肺滋肾。

【方　　药】①金水六君煎合桂枝汤加减化裁。太子参 20 g、漂白术 10 g、茯苓 15 g、当归尾 10 g、炙甘草 6 g、法半夏 15 g、熟地黄 15 g、生黄芪 35 g、桃仁泥 10 g、川红花 10 g、白芍 15 g、桂枝 6 g、大枣 5 枚、生姜 3 片、三叶青 10 g、紫河车 20 g、红景天 15 g、煅龙骨 15 g、煅牡蛎 15 g。7 剂，日 1 剂，水煎服。②自我按摩定喘（双）、膻中穴，早晚各 1 次，以疏经活络，益气宽胸。

【特殊护理】术后应首先做好心理疏导，以使患者保持良好的心态，心静则百病自息；慎避风寒，预防感冒，防止外邪乘虚而入；适当运动，坚持晨练，以提高抗病能力，以促进康复，但又要防止过劳，感冒、不活动和活动过量，均会影响康复。

【饮食调养】由于肺气损伤，导致脾胃气虚，运化失常，则精微不化，聚湿成痰，上壅于肺，气结在胸，造成胸满、气短。因此，调理脾胃以增强运化，是行之有效的举措。药膳调理脾胃是较好的辅助治疗。药膳方：砂仁猪肚汤。砂仁 10 g、猪肚一具（洗净备用），煲汤，猪肚烂熟后去砂仁，加入姜、葱及食盐适量，吃肚喝汤，分餐食用。每周一服。砂仁，性温，味辛，归脾、胃、肾经，能行气化湿，消食开胃；猪肚，味甘，性微温。归脾、胃经，能健脾益胃，补虚益损。二味合用，可健脾开胃，补虚益损，收补土生金之效。

◎ 2014 年 5 月 26 日二诊　服至第 4 剂后，自觉身体较前轻松，过去睡眠梦多，药后已安稳。仍时时打喷嚏，流清涕。舌红苔薄黄，脉细而微弦。守方加辛夷花 10 g，以助祛风通窍。再投 7 剂。

◎ 2014 年 6 月 2 日三诊　精神增，手指已红润，仍手汗、打喷嚏、流涕。舌红苔薄而微黄，脉细关微弦。① 守方再投 7 剂。② 桑叶散。霜桑叶 70 g（打粉冲服），每日 2 次，每次 3 g，以助清肺疏风，固表敛汗。

◎ 2014 年 6 月 9 日四诊　服桑叶散后，手汗较前减少。舌红苔白，脉细而微弦。故守方再服。

◎ 2015 年 1 月 27 日再诊　守方加减进退共服 56 剂，服桑叶散 35 天。手汗已止。近日淋雨后，胸部微闷，左侧头痛。纳减，眠可。CT 复查报告："① 支气管炎；② 左侧胸膜炎（肥厚钙化、粘连）。"舌质略暗、舌淡黄厚，脉浮细略弦。据 CT 复查及当下脉证，重新辨证。

【证　　属】风寒袭表，肺虚痰结。

【治　　法】益气解表，祛痰宽胸。

【方　　药】人参败毒散合栝楼薤白半夏汤加减化裁。北柴胡 10 g、羌活 6 g、葶苈子 15 g、茯苓 15 g、川芎 10 g、炙甘草 6 g、独活 6 g、前胡 10 g、炒枳壳 10 g、桔梗 10 g、薄荷 10 g、党参 15 g、生姜 3 片、瓜蒌皮 10 g、薤白 10 g、法半夏 10 g。5 剂，日 1 剂，水煎服。

【随　　访】2015 年 2 月 2 日告：胸闷已愈。

2021 年 7 月 6 日告：七年来安康，胸闷未再。

【按　　语】本案乃原发性自发性气胸，多由胸膜下肺大疱引起。故胸外科医生施行手术治疗。由于手术创伤，致痰瘀凝聚，气机阻闭，胸阳失展，致肺脾虚损。因此出现胸闷、气短、汗多、时咳。《金匮要略·胸痹心痛短气病脉证治》云："胸痹，胸中气塞、短气，茯苓杏仁甘草汤主之。"由于本案是人工创伤所致，病机复杂，故在做好特殊护理和饮食调理的同时，在遵循辨证施治原则的基础上治予补土生金，益脾滋肾。方用金水六君煎合桂枝汤化裁；配合穴位自我按摩以舒筋活络，益气宽胸；再配以桑叶散以清肺疏风，固表敛汗，诸法相伍，共奏殊功。

5. 自发性气胸封闭引流术后——胸闷

熊某某　男　48岁　营业员

◎ 2014年8月7日初诊　胸闷伴身困重并乏力1个月。上月因自发性气胸入住江西省胸科医院住院6天，经封闭引流术治疗。出院后出现胸闷伴全身困重乏力。纳尚可，睡眠稍差，大便调。舌红苔白、右舌边中间有一绿豆大瘀斑，脉弦、关少力。

【诊　　断】西医：自发性气胸封闭引流术后胸闷。中医：胸满（脾虚湿困型）。

【病情分析】自发性气胸封闭引流术后胸闷。一是术后尚未完全康复；二是术后肺部损伤，影响消化系统导致营养不良而影响康复，这就是中医所谓“子病及母”。由于肺气损伤，累及母脏。致使脾虚失运，湿聚为痰，形成脾胃湿困，气机不畅，气结在胸而胸部满闷。

【辨证论治】气胸封闭引流术后，致使肺气损伤，肺为华盖而朝百脉，肺虚则脏腑失调，诸脏皆虚。故《金匮要略·胸痹心痛短气病脉证治》有云：“所以然者，责其极虚也。”又云：“胸痹，心中痞气，气结在胸，胸满……胸中气塞、短气……”

【证　　属】脾虚湿困，气机不畅。

【治　　法】宽胸理气，顺气化痰。

【方　　药】顺气化痰汤加减。法半夏 15 g、炒枳壳 10 g、瓜蒌皮 10 g、葛根 15 g、竹茹 10 g、炒莱菔子 10 g、生麦芽 30 g、北山楂 10 g、炒厚朴 10 g、陈皮 10 g、太子参 15 g、漂白术 10 g、川红花 10 g、桃仁泥 10 g、当归尾 10 g、川芎 10 g、木蝴蝶 15 g、胡颓子根 15 g、炙甘草 5 g。7 剂，日 1 剂，水煎服。

【特殊护理】术后除按常规护理外，应首先注重心理疏导，以使患者保持良好的心态，心静则百病自息，这就是康复的最好起始。慎避风寒，预防感冒，防止外邪乘虚而入，进一步损伤肺气。术后四周后视康复情况，应适当运动，坚持晨练，以提高抗病能力，但不能过劳，过劳则伤气。故此感冒、不活动和活动过量，均会影响康复。

【饮食调养】由于肺气损伤，导致脾胃气虚，运化失常，则精微不化，聚湿成痰，上壅于肺，气结在胸，造成胸满、气短。因此，调理脾胃以增强运化，是行之有效的举措。药膳调理脾胃是较好的辅助治疗方法。药膳方：砂仁猪肚汤。砂仁 10g、猪肚一具（洗净备用），煲汤，猪肚烂熟后去砂仁，加入姜、葱及食盐适量，吃肚喝汤，分餐食用。每周一服。砂仁，性温，味辛，归脾、胃、肾经，能行气化湿，消食开胃；猪肚，味甘，性微温，归脾、胃经，能健脾益胃，补虚益损。二味合用，可健脾开胃，补虚益损，以收补土生金之效。

◎ 2014 年 8 月 19 日二诊　药后胸闷困重明显改善。当日江西省胸科医院复查胸片："两肺未见明显异常。"现仍有些乏力，纳食一般，大便尚调。右舌边瘀斑已淡化、舌红苔白，脉微浮而仍弦、关稍软。守方加茯苓 15 g，以助淡渗利湿。再投 7 剂。

◎ 2014 年 9 月 9 日三诊　已恢复工作，面色也已红润。舌红苔白、右舌边中仍有浅淡瘀斑，脉浮弦、按之少力。守方再投7剂。

◎ 2014年10月13日再诊　胸闷已除，体重增加2.5 kg，大便也趋通调。创口仍麻木、拘急。舌红苔白，舌边瘀斑消失，脉浮弦。守方再投7剂以善后。

【随　　访】2014年10月31日已康复。

【按　　语】本案乃原发性自发性气胸，多由胸膜下肺大疱引起。故胸外科医生施行封闭引流手术治疗。由于手术创伤，致痰瘀凝聚，气机阻闭，胸阳失展，致肺脾虚损，脾为湿困。因此出现胸闷、乏力、身体困重。《金匮要略·胸痹心痛短气病脉证治》云："胸痹，心中痞气，气结在胸，胸满……胸中气塞、短气……"又云："肺中风者……身运而重。"由于本案是人工创伤，肺气受伤，脾气不运，气结在胸所致，病机复杂。故在辨证施治的基础上，同时做好特殊护理和饮食调理，并治予宽胸理气，顺气化痰。方用顺气化痰汤（出自《邹嘉玉临证精要》）加减化裁，配以药膳补土生金，健脾化痰。诸法相伍，共奏痊功。

二、支气管

支气管扩张症左肺部分切除术后——咳嗽

刘某某　男　52岁　居民

◎ 2008年3月28日初诊　支气管扩张症左肺部分切除术后经常感冒咳嗽并发热已4年。缘于4年前因支气管扩张而行左肺部分切除，术后经常感冒咳嗽并发热，体温一般在38~39℃。刻下，咳嗽且咳吐少量黄脓痰，动辄气短乏力。今日检查：X线胸片及血常规均未发现明显异常。睡眠一直很差，不易入睡。纳尚可，二便调。血压：105/75 mmHg。舌深红苔白、舌边有齿痕，脉细弦数。

【诊　　断】西医：左肺部分切除术后慢性咳嗽。中医：咳嗽（肺肾亏虚型）。

【病情分析】因支气管扩张而行左肺部分切除术之后，遗下慢性咳嗽。从现代医学的认识来看，认为是由于炎症或是瘢痕组织刺激牵拉等原因所致。而本案术后 4 年一直反复咳嗽并易感，说明肺受戗伤后肺气亏虚，久之累及脾肾，导致肺脾肾三脏亏虚。肺虚则气失肃降而上逆；脾虚则失运，水湿停滞为痰；肾虚则水泛，挟痰湿上患，故而久咳。

【辨证论治】《素问·五脏生成》云："咳嗽上气，厥在胸中，过在手阳明、太阴。"咳嗽责之于肺，其因不外乎外感与内伤。而本案则是手术创伤后，既有内伤，又有外感。尤其是肺经手术创伤形成虚损，乃至久咳。

【证　　属】肺肾亏虚，卫外不固，痰瘀蕴结。

【治　　法】补肾益肺，益气固表，化痰止咳。

【方　　药】金水六君煎合玉屏风散加味化裁。陈皮 10 g、法半夏 10 g、茯苓 15 g、熟地黄 15 g、炙甘草 6 g、当归 5 g、生黄芪 25 g、漂白术 10 g、防风 10 g、党参 20 g、地龙 20 g、炙款冬花 10 g、川贝母 10 g。5 剂，日 1 剂，水煎服。

【特殊护理】术后 4 年未能康复，仍应慎避风寒，防止感冒损伤卫气。适当运动，坚持晨练，以提高抗病能力。但必须防止过劳，感冒、不活动和活动过量，均会影响康复。同时，术后的正确护理应包括心理疏导，心静则百病自息，故应保持良好的心态，这在康复中显得十分重要。

【饮食调理】由于肺气损伤，导致脾胃气虚，运化失常，则精微不化，聚湿成痰，上壅于肺，造成久咳。这就是所谓“脾为生痰之源，肺为储痰之器”。因而，调理脾胃以增强运化，方保安康。药膳方：砂仁猪肚汤。砂仁 10 g、猪肚一具（洗净备用），煲汤，猪肚烂熟后去砂仁，加入姜、葱及食盐适量，吃肚喝汤，分餐食用。每周一服。砂仁，性温，味辛，归脾、胃、肾经，能行气化湿，消食开胃；猪肚，味甘，性微温，归脾、胃经，能健脾益胃，补虚益损。二味合用，可健脾开胃，补虚益损。

◎ 2008 年 4 月 5 日二诊　咳大减，精神渐增。舌红苔白、舌边有齿印，脉弦、重按无力。守方加石仙桃 15 g，以助养阴益肺，再服 15 剂。

◎ 2008 年 4 月 22 日三诊　咳愈。血压：90/60 mmHg，舌红苔白、舌边有齿印，脉软、关弦。① 守上方再进 10 剂。② 参蛤散。冬虫夏草 5 g、西洋参 100 g、炙蛤蚧 1 对，研末，每日 2 次，每日 3 g，温开水送服，缓图善后。

【随　　访】一年后告：愈后偶咳，情况稳定。

【按　　语】因“支气管扩张症”肺部术后，脏腑经络戕伤，气血虚损，尤其肺气不足，有失清肃而上逆故咳。肺气虚弱，则卫外不固而易受风寒侵袭，致使感冒缠身。而且肺气损伤，导致脾胃气虚，运化失常，则精微不化，聚湿成痰，上壅于肺，造成久咳。肺虚久咳，相生失调，必会累及肾脏。治疗必须兼顾肺脾肾三脏，故在做好特殊护理和饮食调理及药膳调补的基础上，治予金水六君煎合玉屏风散加味化裁以补肾益肺，益气固表，化痰止咳。后期予散剂缓图善后，四年痼疾，药尽获安。

第七章　脾脏

脾脏摘除术后——背痛

邹某某　男　34岁　农民

◎ 2006年1月18日初诊　脾摘除术后背痛。缘于外伤性肋骨骨折、脾脏损伤并胸腔积液，施行脾摘除术后恢复期。出院复查，拍摄胸X线片未见明显异常。刻诊，背痛，站后加重，左手腕不能完全屈弯，且屈伸不利并仍肿胀。纳、眠尚可。舌红苔白腻，脉濡。

【诊　　断】西医：脾摘除术后背痛。中医：外伤背痛（气滞血瘀型）。

【病情分析】脾摘除术后一般是不会引起背痛的，除非术后背部受凉或姿势不良。而本案则是外伤性肋骨骨折、脾脏损伤并胸腔积液，此乃伤气伤血之征。正如《灵枢·经脉》所云："气盛有余，则肩背痛。"《集注》云："肺俞在肩背，因气而痛于俞，所谓气伤痛也"。

【辨证论治】患者由于外伤性肋骨骨折、脾脏损伤并胸腔积液，施行脾摘除术。此乃伤筋动骨、脏腑戕伤、经脉伤损、气滞血瘀之重症。《素问·经脉别论》云："脉气流经，经气归于肺，肺朝百脉，输精于皮毛。"由此可见，外伤内损，气滞血瘀，累及皮毛。

【证　　属】脏气损伤，中焦血瘀。

【治　　法】行气活血，化瘀通络。

【方　　药】血府逐瘀汤加味。北柴胡10 g、全当归10 g、生地黄15 g、赤芍15 g、川芎10 g、炒枳壳10 g、桔梗10 g、桃仁泥10 g、川红花10 g、川牛膝10 g、生甘草6 g、制香附10 g、炙黄芪20 g、凌霄花根 15 g、铁菱角 15 g、三七粉 3 g（冲）、土鳖虫 10 g、重楼 10 g、金毛狗脊 15 g。14 剂，日 1 剂，水煎服。

【特殊护理】本案为脾切除术后恢复期，主要是防止感冒，以利康复。适当运动，以舒筋活血；但必须避免过劳，过度疲劳，损伤气血，有犯虚虚之戒而影响康复。

【饮食调理】术后饮食，原则上以清淡为主，以五谷杂粮为主食，多食蔬菜、水果，不食或少食辛辣、刺激性食物及膏粱厚味，防止酿热生湿，不利于创口的恢复。原则上既要增强营养，又要考虑患者消化吸收功能。防止“饮食自倍，肠胃乃伤”，不利于康复。

◎ 2006 年 2 月 6 日二诊　药后上午疼痛已减轻，下午腰背仍酸楚。纳香，眠好，便调。舌红苔白，脉细弦软微数。守方再投 14 剂。

◎ 2006 年 3 月 6 日三诊　药后肋骨及脾摘除术创口有痒痛感。舌红苔白，脉细弦。守方加黄芪 10 g，再加栀子根 15 g、高丽参 5 g，以助益气活血、生肌续筋。再服 20 剂而愈。

【按　　语】患者因外伤施行脾摘除术后背痛，此乃经络气血损伤所致。《血证论·瘀血》云：“瘀血在经络脏腑之间，则周身作痛。以其堵塞气之往来，故滞碍而痛，所谓痛则不通也……瘀血在中焦，则腹痛胁痛，腰脐间刺痛着滞。”故治予血府逐瘀汤，加入凌霄花根、铁菱角、三七粉、土鳖虫、重楼等活血祛瘀之品，以行气活血，化瘀通络。同时做好特殊护理及饮食调理。

第八章　胃腑

一、食管

食管癌术后——反胃

刘某某　男　58 岁　干部

◎ 1993 年 8 月 7 日初诊　食管癌手术切除后嗳气反胃。因食管癌入住江西省肿瘤医院，手术切除并进行化疗。出院诊断："食管癌术后，吻合口狭窄。"治疗记录为"出院时 5 cm，经扩管 2 次后已达 10 cm"。刻诊，食后嗳气反胃（如食后躺下后即出现先嗳气，再反食）。同时反酸并出现胸闷，气短，头晕，眼花，大便量少，日可 1 解。前医曾予以黄连温胆汤加海蛤壳、海螵蛸、半枝莲、半边莲、西洋参、犀角粉、白花蛇舌草，5 剂，罔效。舌红苔白、根稍厚而微黄，脉滑。

【诊　　断】西医：食管癌手术切除后吻合口狭窄。中医：反胃（胃气上逆型）。

【病情分析】食管癌术后嗳气反胃，其原因：一是手术切口尚未愈合，导致食物吞咽困难或部分梗阻，故必须注意食物软硬度，避免食物对切口的刺激；二是术后胃肠功能紊乱，出现胃部或肠道蠕动功能不良或减慢等症状，致使嗳气反胃；三是手术切口狭窄或外压性狭窄，淋巴结转移和肿瘤复发，导致食管处出现外压性狭窄而致反胃呕吐。本案已知为"吻合口狭窄"，而且，已进行过扩管术两次。

【辨证论治】《黄帝内经》虽无"反胃"之名，但《灵枢·上膈》有"食饮入而还出"和"食晬时乃出"的记载。《金匮要略·呕吐哕下利病脉证并治》云："朝食暮吐，暮食朝吐，宿谷不化，名曰胃反。"后世医家通称为"反胃"。该证之病因病机不外乎饮食所伤、情志不舒、内伤劳倦等原因导致胃气上逆而致病。本案不是上述病因所致，而是食管癌肿手术造成。无论病因病机如何，其辨证都脱离不开寒、热、气、痰、瘀。

【证　　属】痰浊内阻，胃气上逆。

【治　　法】和胃降逆，化痰下气。

【方　　药】旋覆代赭汤加味化裁。旋覆花 10 g、代赭石 30 g、生姜 3 片、法半夏 10 g、生甘草 6 g、党参 12 g、大枣 5 枚、槟榔 10 g、沉香 6 g（后下）、枳实 10 g、炒鸡内金 30 g、半枝莲 15 g、海螵蛸 20 g、地龙 10 g。5 剂，日 1 剂，水煎服。

【特殊护理】食管癌术后必须按要求做好护理，诸如术后须进行呼吸功能锻炼，避免肺不张和感染的发生，包含自主咳嗽、排痰，以及深呼吸等；患者应注意休息，运动必须适度，避免劳累而加重病情。

【饮食调理】术后的饮食应以流质为主，少食多餐，避免过硬食物和过烫、过冷的食物刺激创口；饮食宜清淡，以五谷蔬果为主，避免高油、高盐、高脂食物。故此，应少吃肉食，忌辛辣、油煎及腌制食品，防止膏粱厚味，酿湿生痰，有碍康复。

◎ 1993 年 8 月 14 日二诊　反胃、反酸减少，舌红苔黄，脉滑。守方加赤芍 15 g，以助活血化瘀。再进 7 剂。

◎ 1993 年 8 月 28 日三诊　自行停药一周观察，嗳气、反胃、反食、吐酸等，症减十分之九。纳香，便调，但睡眠仍差，因每晚深夜至次日两点半钟左右，腹中饥饿，必须进食，食后则无法再入睡。舌红苔黄，脉弦微数。守上方再加丹参 20 g，以助化瘀宁神。再进 7 剂。

【随　　访】症除并逐渐康复。

【按　　语】食管癌术后吻合口狭窄，其常见原因是手术局部瘢痕挛缩。经扩管术两次，嗳气、反胃、反食未能得到改善。中医认为，此乃术后脾胃损伤，运化腐熟功能失常，则痰饮内生；胃虚气逆，升降失和，则心下痞鞕，噫气不止。故治予旋覆代赭汤加味化裁，以和胃降逆，化痰下气。同时做好特殊护理及饮食调理而获效。

二、胃

1. 胃癌切除术后——食管狭窄

陈某某　男　74 岁　居民

◎ 2017 年 7 月 3 日初诊　胃癌切除术后噎膈 4 个月。缘于 3 月份因胃癌而施行切除术，术后食管至咽喉处梗塞不畅，医院诊断为“食管狭窄”。刻诊，食管至咽喉处哽噎不适，有时吐酸，腹胀，矢气后方觉舒坦。纳食胃口尚好，二便通调。舌红苔白、舌中有纵细及横细浅裂纹，脉弦细关软。

【诊　　断】西医：胃癌切除术后食管狭窄。中医：噎膈（中阳不振型）。

【病情分析】胃癌切除术后食管狭窄，是由于胃切除吻合后会对食管有一定的牵拉，从而形成食管狭窄的现象。若是按照西医的处理方式，凡食管狭窄不太严重的，进食时对食物要细嚼慢咽、不吃质硬食物、一口不要吞咽过多的食物，让自身自行慢慢地适应，并定期复查和观察食管状况。中医则可运用辨证施治的手段，促使患者康复。

【辨证论治】噎膈，《黄帝内经》称之为膈（鬲）或膈中、鬲咽。《古今医案按选》引叶天士之说：“食管狭窄使然。”《医宗必读・反胃噎膈》云：“大抵气血亏损，复因悲思忧恚，则脾胃受伤，血液渐耗，郁气生痰，痰则塞而不通，气则上而不下，妨碍道路，饮食难进，噎塞所由成也。”本案为术后所致，既由于脾胃受伤、气血亏损，又由于脾虚生痰、瘀血阻络。

【证　　属】中阳不振，痰瘀阻络。

【治　　法】温中振阳，化瘀通络。

【方　　药】黄芪建中汤合理中汤加减化裁。炙黄芪 25 g、桂枝 10 g、白芍 10 g、赤芍 10 g、炙甘草 6 g、炮干姜 3 g、大枣 5 枚、饴糖 1 匙（烊）、炒白术 10 g、党参 10 g、桃仁泥 10 g、川红花 10 g、灵芝 15 g、茯苓 15 g、海螵蛸 25 g。7 剂，每日 1 剂，水煎服（上午餐后 8 点、下午 4 点各服 1 次）。

【特殊护理】注意保暖，慎避风寒，防止进一步损伤阳气；适当运动，调畅气机；自我按摩腹部，以增强胃肠蠕动，促进康复；同时做好患者的心理疏导，心静则百病自息，故首先要解除心理负担，以利康复。

【饮食调理】适当进食辛温暖胃之品，以培补阳气；少食多餐，不食生冷油腻食物，避免进一步损伤脏腑阳气和加重胃肠负担。

◎ 2017 年 7 月 10 日二诊　7 剂药后，梗塞症状减轻，进食较前顺畅，怕冷解除。舌红苔白、舌尖中间有两条纵细浅裂纹，脉弦软、关弱。药已中的，守方加三棱 6 g、莪术 6 g，以助化瘀通络。再进 2 周。

◎ 2017 年 9 月 13 日三诊　女儿代述：近期感冒后，胃脘食后有痞塞感，食了稍硬食物则不消化。电话询问患者：近喜稀软食物，胃灼不适，大便也或好或稀。

随证拟理气和胃，健运消痞。方用越鞠丸和健脾丸加减善后。川芎 10 g、炒苍术 10 g、制香附 10 g、神曲 10 g、生栀子 10 g、太子参 15 g、炙黄芪 15 g、焦山楂 10 g、生麦芽 30 g、枳实 10 g、炙甘草 5 g、陈皮 10 g、青皮 10 g、草果 10 g、茯苓 15 g、炒鸡内金 15 g、灵芝 15 g。7 剂，煎服法如前。

【随　　访】诸症悉除，将息调养。

【按　　语】胃癌切除术后食管至咽喉处梗塞不畅，实乃《黄帝内经》中之膈中。由于手术后致使脾胃受伤，中阳不足，气血亏损，瘀血阻络；加上术后脾虚而生痰，痰瘀胶结，升降失常而哽噎。故辨为中阳不振，痰瘀阻络。治以温中振阳，化瘀通络。在做好特殊护理和饮食调理的同时，前期方予黄芪建中汤合理中汤加减化裁；后期予越鞠丸和健脾丸加减，前后服药四周，基本康复。

2. 胃溃疡切除术后——便秘

赵某　男　50 余岁　干部

◎ 1977 年 3 月 18 日初诊　胃溃疡行胃切除术后出现便秘。术后大便秘结，6~7 日 1 行，而且量少难解。同时伴有怕冷、腹胀、纳呆、进食少量即觉胀满不适等症。

当时入住宜春地区医院新医病房，在输液支持疗法的基础上，并经中药益气健脾、理气除胀等法调治 2 月余疗效不显。故邀请上海第一医学院宜春教学基地专家及本院内、外科专家会诊：经病史复习分析后，首先考虑“肠粘连”。但观患者形体消瘦，面色黧黑，形寒肢冷，有恶病质之象。专家们一致认为，应送上海进一步检查或剖腹探查以确诊。在最后征询意见时，我当时作为参与者，从中医辨证出发，观其舌淡苔白，脉沉细缓。虽时值春暖，但仍需烤火取暖。据其脉证，辨证为阳虚冷结证，建议用温阳通腑法一试。由于当时重视发展中医药，提倡“一根针，一把草”的战备思想，主持人决定让我一试。

【诊　　断】西医：胃溃疡胃切除术后便秘。中医：便秘（阳虚冷结型）。

【病情分析】胃切除术后出现便秘，从西医认识是因为术后进食过少，导致能产生大便的有形成分太少；此外则是术后早期粘连性肠梗阻可能。观患者术后怕冷、纳呆、腹胀、便秘等一派体弱阳虚，肠道干涸之象，此乃阳损及阴之故。

【辨证论治】《素问·生气通天论》云："阳不胜其阴，则五脏气争，九窍不通。"由于阳虚阴盛，致使五脏之精气抗争而下窍不通。

【证　　属】阳虚冷结。

【治　　法】温阳通腑。

【方　　药】温脾汤加味。党参 15 g、焦白术 10 g、干姜 6 g、黑附片 10 g、生大黄 10 g（后下）、甘草 6 g。日 1 剂，水煎服。

【特殊护理】注意保暖，慎避风寒，防止进一步损伤阳气；适当运动，调畅气机；自我按摩腹部，以增强胃肠蠕动，以利康复。

【饮食调理】适当进食辛温暖胃之品，以培补阳气；少食多餐，不食生冷油腻食物，避免进一步损伤脏腑阳气和加重胃肠负担。

翌日查房得知：当日服药后，半晚排下大量粪块，腹部顿觉轻松，周身渐有暖意，已无须烤火。可见腑气一通，阳气见复。继服一周后改用香砂六君子汤加减调治月余，诸症悉除而出院。

【按　　语】本案患者乃一公安老干部，因"胃溃疡"入住宜春地区人民医院接受手术治疗。术后致使胃气戕伤，传导失职。正如《素问·灵兰秘典论》云："大肠者，传道之官，变化出焉。"而便秘正因为脾胃气虚，传道功能失常所致。由于患者年逾五旬，素体阳虚，加上胃气戕伤，形成阴寒固结之冷秘。《备急千金要方》云："治……脾胃冷实不消温脾汤方……须大转泻者，当用此方神效。"使用本方时，加用了炒白术以助温中暖胃，健脾助运。仅一剂则冷积下，阳气复。可谓认证准确，束手之疾，收效须臾。

3. 胃溃疡切除术后——头痛

徐某某　男　68岁　退休工人

◎ 1990年6月14日初诊　头痛，伴头晕3年，加剧2个月。缘于3年前因胃溃疡而施“胃切除”术，之后开始头痛头晕，头痛以两太阳穴为主。近来2个月加剧，头痛头昏并伴时时胸闷，口干口苦，喜喝浓茶。有时反胃，呕吐痰涎，痰多黏腻。血压：135/85 mmHg。舌红苔白腻、根微黄，脉滑。

【诊　　断】西医：胃溃疡切除术后头痛。中医：头痛（痰浊上扰型）。

【病情分析】胃切除术后头痛，一是和手术使用麻药有关，因为麻药容易扩张血管，导致脑部血管持续扩张而引起头痛；二是患者素有高血压病，或者脑血管疾病所致；三是术后身体虚弱，出现脑损伤表现之供血不足，脑血管痉挛的头痛。本案术后3年持续发作，应该是术后体虚，脾胃虚弱，运化失常，痰浊内生，上扰清阳而发。

【辨证论治】因手术致胃伤而头痛，此乃内伤头痛。正如《古今医统·头痛大法内外之因》云：“头痛自内而致者，气血、痰饮、五脏气郁之病，东垣论气虚、血虚、痰厥头痛之类是也。”

【证　　属】痰浊内生，厥逆于上。

【治　　法】疏风豁痰，清胃温胆。

【方　　药】半夏白术天麻汤合温胆汤化裁。天麻10 g、漂白术10 g、法半夏10 g、茯苓15 g、竹茹12 g、枳实10 g、胆南星10 g、陈皮10 g、甘草5 g、大枣5枚、生姜3片。4剂，日1剂，水煎服。

【特殊护理】注意保暖，防止感冒而损伤阳气；适当运动，以调畅气机；避免过劳，若过度思虑、疲劳，脾胃之气愈虚，则健运之职愈加失常，影响康复。

【饮食调理】注重饮食，食宜清淡；膏粱厚味，助湿生痰。故此，以五谷杂粮、蔬菜、水果为主食，少食辛辣、油腻食物。

【随　　访】1991 年 3 月 14 日身痒就诊时告：按嘱饮食清淡，按方共服 7 剂后，头痛头昏愈。

【按　　语】由于胃伤致脾胃虚弱，运化失常，痰浊内生，上扰清阳而头痛。以疏风豁痰，清胃温胆为治法。在用药上，遵照《医林绳墨·头痛》提出的"诸痰头痛，非半夏、南星不能散"的原则，方用半夏白术天麻汤合温胆汤化裁，同时做好特殊护理及饮食调理，三年痼疾，药仅一周而愈。

4. 胃溃疡切除术后——腹胀

周某某　女　48 岁居民

◎ 1990 年 3 月 11 日初诊　脘腹胀满 1 个来月，缘于胃溃疡行胃切除术后。刻诊，腹胀、恶心、嗳气频作，身重微浮肿，大便稀软不畅。舌红苔微黄而厚腻，脉濡。

【诊　　断】西医：胃溃疡切除术后腹胀。中医：腹胀（胃弱气滞型）。

【病情分析】胃溃疡切除术后腹胀，一是由于消化功能减弱，全胃切除后胃部已经失去消化能力，缺乏胃液对食物的分解、消化和吸收。因此，饮食入胃，尤其是稍多食，则增加肠胃负担，导致肠道功能紊乱，从而造成腹胀，甚则恶心、呕吐。二是由于胃肠吻合口梗阻，术后吻合口过小而发生不全梗阻，因而致使食后引起腹胀。

【辨证论治】湿热蕴结和脾虚气滞均是导致腹胀的原因。《灵枢·师传》云："脐以下皮寒，胃中寒则腹胀。"本案是胃伤致虚，寒湿困脾，进而气滞引起腹胀；胃气上逆则发为恶心、呕吐。至于全身水肿的发生，实乃胃失和降，脾失健运，不能升清降浊，乃至水湿不得下行，溢于肌肤，而成水肿。《素问·水热穴论》云："内不得入于脏腑，外不得越于皮肤，客于玄府，行于皮里，传为胕肿。"

【证　　属】胃腑创伤，湿郁气滞。

【治　　法】理气化湿，和中降逆。

【方　　药】藿朴夏苓汤加味化裁。藿香梗 5 g、法半夏 10 g、炒厚朴 6 g、茯苓 15 g、猪苓 10 g、白蔻仁 5 g、炒苍术 5 g、佛手片 10 g、川芎 6 g、薏苡仁 15 g、炒山药 15 g、公丁香 6 g、焦山楂 10 g、浙贝母 6 g、制没药 6 g、生甘草 3 g。4 剂，日 1 剂，水煎服。

【特殊护理】慎避风寒，注意保暖，防止寒伤阳气而加重病情；适当运动，以调畅气机；自我按摩腹部，以增强胃肠蠕动，利于康复；避免过劳，若过度思虑、疲劳，脾胃之气愈虚，则健运之职愈加失常，影响术后康复

【饮食调理】注重饮食卫生，食宜清淡，膏粱厚味，助湿生痰，湿邪留滞，则气机壅滞。故此，以五谷杂粮、蔬菜、水果为主食，少食辛辣、油腻食物，以防膏粱厚味之变。

◎ 1990 年 3 月 19 日二诊　腹胀、水肿减轻，纳增。舌红苔薄白润，脉濡缓。守方加炒鸡内金 10 g、生姜 3 片，以助消食助运，温中行气。再进 5 剂。

◎ 1990 年 3 月 29 日三诊　丈夫代诉：腹胀、恶心、嗳气诸症均缓解，精神也倍增，浮肿消退。由于听人建议"术后食甲鱼有利于康复"，而进食甲鱼，又出现脘腹胀闷而欲吐。舌苔又厚而稍黄。故仍守原方加减进退，再服 23 剂后，诸症缓解而康复。

【按　　语】术后胃腑受戕，经络气血严重受损，运化失司并减弱，故而痰湿内生，湿郁气滞，发为脘腹胀满，身重浮肿，药后趋于康复。因听人建议“术后食甲鱼有利于康复”，盲从而食之。由于甲鱼寒凉滋腻，易生痰湿，使湿腻重生，气机郁滞，致受伤刚刚“脱困”之胃，复遭困阻而复胀满。故消化道术后滋腻之品慎食之。本案虽为胃切除术后诸症丛生，但抓住主要矛盾湿郁气滞，进而理气化湿，和中降逆。方用藿朴夏苓汤加味，并配合特殊护理及饮食调理。

5. 胃溃疡切除术后——残胃炎并食管炎

袁某某　男　70 岁　退休职工

◎ 1993 年 5 月 22 日初诊　胃脘胀闷，遇寒则发作，加剧已 2 年。曾于去年 12 月 22 日因胃痛入江西中医学院附属医院住院治疗。胃镜报告诊断：“食管炎、残胃炎。”B 超报告：“胆囊增大。”诊断：“考虑胆囊炎”。刻诊，腹胀痞闷，纳呆，口臭，口舌发麻，肠鸣腹响。前医给服“附子理中汤 + 复方铝酸铋”，罔效。舌红苔黄、中间有人字裂纹，脉细弦小数。

【诊　　断】西医：胃溃疡切除术后残胃炎并食管炎。中医：胃痞（寒热中阻型）。

【病情分析】胃溃疡切除术后残胃炎，是由于手术等原因导致的黏膜炎症，主要表现为上腹部疼痛与腹胀。由于手术后肠液胆汁反流、胃泌素分泌减少，可引起残胃炎。而且胆汁反流，反流上来的胆汁经过食管下括约肌进入食管，从而出现反酸、胃灼热以及恶心。一般认为这种食管炎是很难自愈的，需要积极采取保护胃黏膜和抑制胃酸分泌的措施。中医则随证辨治。

【辨证论治】反酸、胃灼热以及恶心伴胸腹部胀满，无论其病因病机如何，一般都认为或寒邪客胃，寒气患胃，胃阳被抑，浊阴不降，郁而成酸；或热扰胃腑，多见于阳盛之体，热客于胃；寒邪化热；宿食痰饮，蕴而化热；情志不舒，气郁化火，火热扰胃，遂致吞酸吐酸。正如《素问·至真要大论》中云："诸呕吐酸，暴注下迫，皆属于热。"《诸病源候论·噫醋候》中云："噫醋者，由上焦有心疾，脾胃有宿冷，故不能消谷，谷不消则胀满而气逆，所以好噫而吞酸，气息酸臭。"本案乃残胃，既有寒邪的一面，又有寒邪化热和宿食痰饮，积滞脾胃，蕴而化热的一面。

【证　　属】寒热中阻，肠胃失和。

【治　　法】清热燥湿，和胃消痞。

【方　　药】半夏泻心汤加减化裁。法半夏 10 g、黄芩 10 g、黄连 6 g、干姜 6 g、炙甘草 6 g、北沙参 20 g、大枣 4 枚、大腹皮 10 g、乌梅 10 g，7 剂，日 1 剂，水煎服。

【特殊护理】残胃炎的发生与环境变化、胆汁反流、保护因子缺乏、免疫力下降及其他致病因素增加有关，治疗比较棘手。因此，慎避风寒，防止感冒，否则会加重残胃的感染；调整心态，稳定情绪是残胃炎康复的有力措施，即心静则百病自息；同时要按时作息，注意休息，防止过劳而造成不必要的伤害；适当运动，增强体质，以利康复。

【饮食调理】调整饮食是残胃炎康复的重要一环，尽量吃柔软和容易消化的食物，不要吃过硬过酸、过甜的食品，尽量不要吃对胃黏膜有刺激性的食物和药物。食宜清淡，切记膏粱厚味，助湿碍脾。

◎ 1993 年 6 月 12 日二诊　药后症除。舌红苔微黄厚，脉滑小数。守方再进 5 剂以善后。

【随　　访】药尽胃痞愈。

【按　　语】痞乃胸腹部膜满痞塞不舒，按之不硬不痛。正如《伤寒论·辨太阳病脉证并治下》中149条文所云："若心下满……但满而不痛者，此为痞。"痞之为病，不外乎外感与内伤，"阴伏阳蓄，气血不运而成"（《赤水玄珠》）。本案因"胃溃疡切除术"后，胃土虚弱，运化失健，饮食痰积，蕴酿成痞。在特殊护理和饮食调理的基础上，治用半夏泻心汤以清热燥湿，和胃消痞。方证相符，其痞自愈。

6. 胃溃疡切除术后——胃胀并呕吐

袁某某　女　69岁　退休职工

◎ 2010年5月31日初诊　胃胀反复发作21年。缘于1989年因"胃溃疡"而行手术切除治疗，之后每受凉则胃胀并口水多，甚或呕吐清水。刻下，胃胀并呕吐清水或痰涎。神疲乏力，下厨炒菜也觉很累，同时怕冷，纳食少，大便日1~2次，长期溏稀不成形。虽经治疗并无寸效。有"心动过缓"史，动态心电检测又未发现明显异常。血压：128/75 mmHg。舌红苔薄而淡黄，脉弦软、左细弦软。

【诊　　断】西医：胃溃疡胃切除术后胃胀并呕吐。中医：胃胀，呕吐（中焦虚寒型）。

【病情分析】胃溃疡胃切除术后胃胀并呕吐，从西医角度认为属正常现象。因为胃容量减少，进食后易出现消化不良导致胃胀呕吐；或者是水电解质紊乱，由于胃切除术后进食减少，可导致水电解质缺乏或紊乱，尤其是低钾血症会引起恶心呕吐；或者是并发症或复发，胃切除后一直反胃、呕吐者，要考虑可能出现肠道粘连、切口部位梗阻，以及因肿瘤而行胃切除术后的肿瘤复发等等因素。而本案术后胃胀呕吐反复发作21年，应考虑肠道粘连、切口部位不全梗阻所致。而且是受寒后则发作，反复治疗未效。这就必须按中医的辨证求因，针对病因病机予以辨证施治。

【辨证论治】《素问·举痛论》云："寒气客于胃，厥逆上出，故痛而呕也。"《灵枢·师传》亦云："胃中寒，则腹胀。"这充分说明寒邪侵入胃腑，既会致使脘腹胀满，也会导致呕吐。本案手术戗伤胃腑，致使脾胃虚弱，易使寒邪入侵而发病。

【证　　属】中焦虚寒，脾胃失和。

【治　　法】温中祛寒，益脾和胃。

【方　　药】理中汤合调中益气汤加减化裁。党参15 g、炒白术10 g、干姜5 g、黑附片6 g、炙甘草6 g、升麻10 g、北柴胡10 g、北黄芪30 g、炒苍术10 g、煨葛根15 g、茯苓15 g、当归10 g、陈皮10 g、砂仁3 g。5剂，日1剂，水煎服。

【特殊护理】慎避风寒，防止感寒，注意保暖；适当运动，以调畅气机；自我按摩腹部，以增强胃肠蠕动，有利康复；避免过劳，若过度思虑、疲劳，脾胃之气愈虚，则健运之职愈加失常，影响疗效和术后康复。

【饮食调理】饮食宜清淡，防止膏粱厚味，助湿生痰，湿邪留滞，则气机壅滞，阳气难复。故以五谷杂粮、蔬菜、水果为主食，少食寒凉油腻食物，防止脾胃阳气进一步损伤，致使疾病迁延不愈。

◎ 2010年6月5日二诊　诸症缓解并改善，精神见增。舌脉如前。守方加重黑附片4 g，并加生麦芽30 g，以温阳助运，疏肝理气。再进7剂。

◎ 2010年6月21日三诊　停药一周观察：自觉纳增，精神好转。近因母故而伤感，导致胃脘闷胀不舒。舌红苔薄黄、舌中不规则裂纹，脉弦软、左细弦软。①守方加代代花 10 g，以增疏肝理气之力。再进 7 剂。②辅以心理疏导和安慰，防止心乱而百病生，妨碍康复。

【随　　访】2010 年 8 月 4 日面告：诸症悉除。

2014 年 9 月 19 日来访，面色红润，4 年多来，胃胀未再复发。

【按　　语】“胃胀者，腹满胃脘痛，鼻闻焦臭，妨于食，大便难。”（《灵枢·胀论》）本案因“胃溃疡”术后，仓廪戕伤，导致受凉则胀满甚则呕吐。治疗上遵《伤寒论·辨阴阳易差后劳复病脉证并治》第 396 条“大病瘥后，喜唾，久不了了，胸上有寒，当以丸药温之，宜理中丸”。故以理中汤温中祛寒，辅以调中益气，益脾和胃。同时做好特殊护理和饮食调理。药仅 19 剂，历 21 年之痼疾豁然。

7. 胃平滑肌瘤切除术后——嗳气并腹胀

熊某某　女　56 岁　居民

◎ 2020 年 7 月 31 日初诊　胃平滑肌瘤切除术后嗳气并腹胀 17 个月。缘于去年因胃平滑肌瘤而手术，术后进食则嗳气频作并腹胀。曾赴上海中山医院检查，诊为“慢性胃炎”，服药效果不佳；又入南昌大学第一附属医院就诊，给服“泮多拉唑、盐酸伊托必利片、达立通颗粒”等药，症状有所缓解，但一直不愈，而且大便经常秘结。舌红苔白，脉弦细软。

【诊　　断】西医：腹胀胃平滑肌瘤切除术后嗳气并腹胀。中医：嗳气，腹胀（脾胃虚弱型）。

【病情分析】胃平滑肌瘤切除术后嗳气并腹胀，其原因：一是手术后胃肠道功能较差且紊乱，导致消化不良和胃肠蠕动缓慢，从而引起频繁嗳气；二是术后体内钠、钙微量元素缺乏时，可以引起膈肌兴奋抽搐而出现频繁嗳气；三是术后药物所致，即某些抗炎药引起的膈肌痉挛，导致频繁嗳气。

【辨证论治】嗳气，《黄帝内经》称之为“噫”，《灵枢·口问》：“寒气客于胃，厥逆从下上散，复出于胃，故为噫。”《金匮要略·五藏风寒积聚病脉证并治》则云：“上焦受中焦气未和，不能消谷，故能噫耳。”

【证　　属】脾胃虚弱，胃气上逆。

【治　　法】补脾益虚，和胃降逆。

【方　　药】旋覆代赭汤加减化裁。旋覆花 10 g、代赭石 15 g、法半夏 15 g、党参 12 g、干姜 5 g、大枣 5 枚、炙甘草 5 g、白术 10 g、广木香 10 g、砂仁 5 g、茯苓 12 g、陈皮 10 g。7 剂，每日 1 剂。水煎服。

【特殊护理】注意保暖，慎避风寒，防止脾虚感寒而加重病情；适当运动，以调畅气机；自我按摩腹部，以增强胃肠蠕动，有利于行气除胀，和胃降逆；避免过劳，若过度思虑、疲劳，脾胃之气愈虚，则健运之职愈加失常，影响疗效和术后康复。

【饮食调理】饮食宜清淡，防止膏粱厚味，助湿生痰，湿邪留滞，则气机壅滞，嗳气难愈。故饮食以五谷杂粮、蔬菜、水果为主，少食寒凉油腻食物，防止脾胃进一步损伤，致使疾病迁延不愈。

【随　　访】药尽，嗳气缓解。

【按　　语】胃平滑肌瘤切除术后嗳气并腹胀，主要是术后胃腑损伤，脾胃虚弱，寒气客于胃，导致频繁嗳气。辨证为脾胃虚弱，胃气上逆。治予补脾益虚，和胃降逆。方用旋覆代赭汤加减化裁，同时做好特殊护理和饮食调理。药仅一周，嗳气缓解。

8. 胃息肉灼除术后——胃脘饱胀伴食管糜烂

王某某　女　46 岁　居民

◎ 2016 年 10 月 28 日初诊　胃脘痞塞伴餐后饱胀反胃 28 天。因胃多发息肉经 APC 灼除术后出现胃脘饱胀并反胃。术前胃镜发现："食管糜烂。"病理诊断："(食管)慢性鳞状上皮增生。"刻诊，心烦易怒，胃脘痞满，餐后加重，并扩展至咽喉处梗塞，有时可咯出黄色痰液。纳虽可，因食后痞甚而不能多食。大便在肠鸣腹响时则拉稀。按之无硬、痛形症。舌红苔薄白，脉细弦软缓。

【诊　　断】西医：胃多发息肉灼除术后胃脘饱胀并食管糜烂。中医：胃痞(湿热中阻型)。

【病情分析】胃多发息肉灼除术后胃胀，一般属于正常现象，多由术后消化不良或术后胃肠蠕动减慢造成，通过一段时间的休息，会自行康复。这种胃胀由于按之无硬、痛形症，中医称之为痞证，而且属于虚痞。现代医学中的慢性胃炎、胃神经症、消化不良，可出现心下痞满的症状。为了帮助患者尽快康复，必须根据病因病机予以辨证施治。

【辨证论治】《素问·五常政大论》云："卑监之纪……其病留满否塞。"《素问·六元正纪大论》则云："太阳所至为积饮否隔。"《伤寒论》则认为："病发于阴而反下之，因作痞。"其病因多认为是外感或外感误下。后世医家在《赤水玄珠·痞气门》中云："痞之为病，由阴伏阳蓄，气血不运而成。"而本案正是胃腑受伤，气血不运所致。

【证　　属】湿热中阻，肝胃失和。

【治　　法】燥湿和胃，疏肝健脾。

【方　　药】半夏泻心汤合四逆散加减。法半夏 15 g、川黄连 10 g、干姜 10 g、党参 12 g、黄芩 10 g、炙甘草 5 g、北柴胡 10 g、白芍 10 g、炒枳壳 10 g、莪术 10 g、炒苍术 10 g、大枣 5 枚。7 剂，日 1 剂，水煎服。

【特殊护理】注意保暖，防止感寒；适当运动，以调畅气机；自我按摩腹部，以增强胃肠蠕动，有利于食物的消化；避免过劳，若过度思虑、疲劳，脾胃之气愈虚，则健运之职愈加失常，必致气血不运加重，影响疗效和术后康复。

【饮食调理】注重饮食卫生，食宜清淡和易于消化的食物。膏粱厚味，助湿生痰，湿邪留滞，则气机壅滞，影响脾胃运化。故应以五谷杂粮、蔬菜、水果为主食，少食寒凉油腻食物，防止胃腑阴伏阳蓄进一步加深，致使胃痞之疾迁延不愈。

◎ 2016 年 12 月 28 日再诊　上次药 7 剂后胃痞满已缓解。刻下，又出现纳呆，稍多食则反胃、吐食。大便先结后软。舌红苔淡黄，脉细弦关软。随证治拟益气健脾，和胃降逆善后。

方用香砂六君子汤加味。砂仁 5 g、广木香 10 g、党参 15 g、炒白术 10 g、炙甘草 6 g、陈皮 10 g、茯苓 15 g、法半夏 15 g、大枣 3 枚、生姜 2 片、山药 30 g。7 剂，日 1 剂，水煎服。

【随　　访】2017 年 1 月 2 日告：共服 14 剂而愈。

【按　　语】本案因胃息肉术后，气滞血瘀，中气困顿，饮食不化，蕴成湿热，胃失和降，加上心有疑虑，肝气失疏，气机壅滞，终致气血不运而致痞。故以半夏泻心汤清热燥湿，辅以四逆散和畅气机、运气血，同时做好特殊护理和饮食调理，共奏和胃消痞之功。

9. 胃多发息肉切除术后——饱嗝频发

喻某某　女　39 岁　职工

◎ 2022 年 5 月 11 日初诊　胃多发息肉切除术后饱嗝频发。因胃脘胀闷不适，于 4 月 30 日入住南昌大学第一附属医院，检查发现“1. 胃息肉（多发）; 2. 胆囊结石；3. 肾结石；4. 内痔。”并于 5 月 2 日接受胃息肉切除手术，5 日出院后频发打饱嗝，同时伴有肠鸣腹响。大便结如羊屎。舌质略暗、苔微黄、舌根部厚苔，脉细而微弦少力。

【诊　　断】西医：胃多发息肉切除术后饱嗝频发。中医：嗳气（胃气上逆型）。

【病情分析】打饱嗝，又称之为嗳气或噫。是胃中气体上冲咽喉所发出的响声，是各种消化道疾病的常见症状之一。而术后的频频饱嗝，一是由于术后饮食不当，高蛋白质和过于油腻的食物，容易产生气体；二是由于术后消化功能尚未恢复；三是术后应急性收缩所致；四是术后腹腔感染所致。中医认为嗳气主要是感受外邪，饮食不节，七情郁结，痰火内扰，脾胃虚弱等原因所致。其病机是脾胃不和，清浊升降失常，乃至胃气上逆。

【辨证论治】《灵枢·口问》云：“寒气客于胃，厥逆从下上散，复出于胃，故为噫。”《金匮要略·五藏风寒积聚病脉证并治》则云：“上焦受中焦气未和，不能消谷，故能噫耳。”

【证　　属】痰浊内阻，胃气上逆。

【治　　法】化痰降逆，开郁和胃。

【方　　药】旋覆代赭汤和越鞠丸加减化裁。旋覆花 5 g、代赭石 15 g、生姜 18 g、法半夏 10 g、太子参 12 g、大枣 3 枚、炙甘草 5 g、炒苍术 10 g、川芎 10 g、制香附 10 g、神曲 10 g、栀子 5 g。7 剂，每日1剂，水煎服。

【特殊护理】注意保暖，防止感寒；适当运动，以调畅气机；自我按摩腹部，以增强胃肠蠕动，有利于食物的消化；避免过劳，若过度思虑、疲劳，脾胃之气愈虚，则健运之职愈加失常，必致胃虚气逆加重，影响疗效和术后康复。

【饮食调理】注重饮食卫生，食宜清淡和易于消化的食物。膏粱厚味，助湿生痰，湿邪留滞，则气机壅滞。故此，应以五谷杂粮、蔬菜、水果为主食，少食寒凉油腻食物，防止胃腑阳气进一步损伤，致使嗳气之疾迁延不愈。

◎ 2022年5月18日二诊　嗳气大减，大便已通畅，而且月经按时至。舌红苔白，脉细而微、弦。守方以党参15 g易太子参，以助补气和胃。月经干净后第二天服用。

【随　　访】续服两周后，诸症悉除。

【按　　语】胃多发息肉切除术后饱嗝（嗳气）频发，乃手术损伤脾胃之气，加上精神紧张，情绪不宁，七情郁结，脾胃失和，痰湿内蕴，胃气上逆致病。故按痰浊内阻，胃气上逆论治。在做好特殊护理和饮食调理的基础上，治予化痰降逆，开郁和胃。方用旋覆代赭汤和越鞠丸加减化裁，服药一周见效，三周病去。

10. 胃并肠息肉APC（氩离子凝固）术后——胃脘饱胀

涂某某　女　49岁　职工

◎ 2017年7月3日初诊　胃并肠息肉（氩离子凝固）术后胃脘饱胀。缘于胃与肠道息肉而施行氩离子凝固切除术。术后出现胃脘饱胀痞满，尤其是餐后饱胀加剧，但腹部按之柔软。出院检查示幽门螺杆菌感染阳性。大便日解两次，较前增加一次。舌红苔白，脉细弦软缓。

【诊　　断】西医：胃并肠息肉（氩离子凝固）术后胃脘饱胀。中医：胃痞（中气困惫型）。

【病情分析】胃并肠息肉（氩离子凝固）术后胃脘饱胀痞满，其原因与术后消化不良和胃肠蠕动减慢有关；术后饮食不当，过早进食不消化食物，或过多膏粱厚味，影响消化，造成脘腹饱胀痞满；或术后感染所致。中医则认为手术造成胃肠损伤，致使脾胃虚弱，中气困惫，精微不化，升降失常，病邪郁结中焦，发为痞满。

【辨证论治】《丹溪心法·痞》云："痞者，与否同，不通泰也……处心下，位中央，䐜满痞塞者。"《赤水玄珠·痞气门》引刘宗厚之说："痞之为病，由阴伏阳蓄，气血不运而成……前人所论皆指误下而致之，亦有不因误下而然者，如中气虚弱，不能运化精微则为痞；饮食痰积，不能施化则为痞；湿热太盛，土乘心下则为痞。"

【证　　属】脾胃亏虚，中气困惫。

【治　　法】健脾和胃，行气开郁。

【方　　药】越鞠丸合枳实丸加减化裁。川芎 10 g、炒苍术 10 g、神曲 10 g、栀子 5 g、制香附 10 g、炒白术 10 g、太子参 20 g、炙黄芪 25 g、北山楂 15 g、生麦芽 30 g、炒鸡内金 15 g、川红花 10 g。7 剂，每日 1 剂，水煎服。

【特殊护理】注意保暖，防止感寒；适当运动，以调畅气机；自我按摩腹部，以增强胃肠蠕动，有利于食物的消化；避免过劳，若过度思虑、疲劳，脾胃之气愈虚，则健运之职愈加失常，必致胃虚痞满加重，影响疗效和术后康复。

【饮食调理】注重饮食卫生，宜食清淡和易于消化的食物。膏粱厚味，助湿生痰，湿邪留滞，则气机壅滞。故应以五谷杂粮、蔬菜、水果为主食，少食寒凉油腻食物，防止脾胃之气进一步损伤，致使痞满之疾迁延不愈。

◎ 2022 年 5 月 18 日二诊　药后诸症本已缓解，今日早餐吃了肉馅饺子，又出现胃胀痞满并轻度“烧心”。舌红苔白，脉细而微弦。守方加海螵蛸 20 g，以助除湿制酸。再进 7 剂。

【随　　访】药尽，诸症悉除。

【按　　语】胃并肠息肉（氩离子凝固）术，造成胃肠损伤，致使脾胃虚弱，中气困惫，精微不化，升降失常，病邪郁结中焦，发为痞满。故按脾胃亏虚，中气困惫论治。在做好特殊护理和饮食调理的基础上，治予健脾和胃，行气开郁。方用越鞠丸合枳实丸加减化裁，药仅一周，诸症缓解。由于饮食失当而出现反复，守方加入海螵蛸以助除湿制酸而愈。

11. 胃平滑肌瘤 ESD 术后——咽喉梗塞并舌麻

胡某某　女　42 岁　职工

◎ 2018 年 9 月 10 日初诊　胃平滑肌瘤 ESD 术后咽喉梗塞并舌麻 3 个多月。缘于 3 个多月前，发现胃平滑肌瘤而施行 ESD 术（内镜黏膜下剥离术）。术后出现吞咽时咽喉梗塞、舌麻，于 6 月 11 日经 EUS（超声内镜）检查报告：“食管入口见两个直径约 1.5 cm 橘红色斑……胃体中部后壁见手术瘢痕及 3 枚钛铗残留，胃窦部黏膜见片状红斑。”诊断意见：1. 胃体瘢痕并钛铗残留；2. 食管异位胃黏膜。刻诊，舌麻、吞咽时咽喉有梗塞感，入睡前会咳嗽。纳食口味尚可，但不能多食，多食则胃脘不适，大便结。舌红苔白，脉细而微弦。

【诊　　断】西医：胃平滑肌瘤 ESD 术后咽喉梗塞并舌麻。中医：喉痹（痰气郁结型）。

【病情分析】胃平滑肌瘤起源于平滑肌组织良性肿瘤，是常见的胃部的良性肿瘤。手术伤口比较小，术后无明显后遗症。但有一定的手术风险，术后常见的症状有出血、局部感染、胃瘘、胃功能恢复差，即机械梗阻和愈合风险。本案术后出现舌麻，吞咽时咽喉梗塞，入睡前会咳嗽等。经检查诊断为“食管异位胃黏膜”，从而出现咽部不适、吞咽困难、咳嗽等症状。

【辨证论治】喉痹一名首见于《黄帝内经》，其主要症状为咽喉部位红肿疼痛、吞咽不利、异物感等。故《素问·阴阳别论》云：“一阴一阳结，谓之喉痹。”王冰注解云：“一阴谓心主之脉，一阳谓三焦之脉，三焦心主，脉并络喉，气热内结，故为喉痹。”舌麻，类似于木舌。《医宗金鉴·外科心法要诀》云：“木舌一症皆因心脾积热而成。”

【证　　属】脾胃失健，痰气郁结。

【治　　法】行气解郁，化痰散结。

【方　　药】温胆汤加味化裁。法半夏 15 g、胆南星 10 g、竹茹 10 g、枳实 10 g、茯苓 15 g、陈皮 10 g、炙甘草 6 g、天竺黄 10 g、山慈菇 12 g、猫爪草 15 g、重楼 10 g、白花蛇舌草 30 g、大枣 6 枚、生姜 3 片。7 剂，每日 1 剂，水煎服。

【特殊护理】注意保暖，防止感寒；适当运动，以调畅气机；自我按摩腹部，以增强胃肠蠕动，有利于食物的消化；避免过劳，若过度思虑、疲劳，脾胃之气愈虚，则健运之职愈加失常，必致不运而痰瘀加重，影响疗效和术后康复。

【饮食调理】注重饮食卫生，宜食清淡和易于消化的食物。膏粱厚味，助湿生痰，湿邪留滞，则气机壅滞。故应以五谷杂粮、蔬菜、水果为主食，少食寒凉油腻食物，防止有碍脾胃运化。

◎ 2018 年 9 月 19 日二诊　梗塞缓解，舌仍麻木。大便已稀软，次数增多，日解 3 次。舌红苔白，脉细而微弦。守方去天竺黄，加生黄芪 30 g、川红花 10 g、北山楂 10 g、生麦芽 30 g，以益气活血，健脾助运。再进 7 剂。

◎ 2018 年 9 月 28 日三诊　梗塞再度减轻，舌头感觉复常。舌红苔白，脉弦细软。守方再进 7 剂以善后。

【按　　语】喉痹，一般为风毒之邪，客于喉间所致。而本案则为胃平滑肌瘤 ESD 术（内镜黏膜下剥离术）后，脾胃损伤，运化失职，导致痰气郁结，形成咽喉梗塞并舌麻。故按脾胃失健，痰气郁结论治。在做好特殊护理和饮食调理的基础上，治予行气解郁，化痰散结。方用温胆汤加味化裁，服药三周康复。

12. 十二指肠降段梗阻支架置入术后——胃胀并便秘

王某某　男　72 岁　居民

◎ 2019 年 8 月 19 日初诊　十二指肠降段梗阻支架置入术后胃胀并便秘。因胃脘饱胀闷痛而入住南昌大学第一附属医院检查，发现十二指肠降段因肿瘤而梗阻。因丧失手术时机而施行支架置入术。术后胃脘仍满闷，纳食少，大便少而秘结，须用“开塞露”排便。舌红苔淡黄，脉细关微弦、右脉短，时有结代。

【诊　　断】西医：十二指肠降段梗阻支架置入术后胃胀并便秘。中医：胃胀、便秘（痰气郁结型）。

【病情分析】十二指肠降段梗阻支架置入术后，早期容易出现恶心、呕吐等，若进食过冷过热食物或暴饮暴食，甚或肿瘤生长，致使支架移位而产生并发症状；支架置入后可因肉芽组织增生，或肿瘤组织过度生长而致使胃肠道再狭窄，引起脘腹胀痛等。

【辨证论治】脾虚气滞和痰气郁结，加上术中感寒，从而导致腹胀腹痛。《灵枢·师传》云："挤以下皮寒，胃中寒则腹胀。"《赤水玄珠·痞气门》引刘宗厚之说："痞之为病，由阴伏阳蓄，气血不运而成……"本案是支架置入胃肠损伤致虚，寒湿瘀血困脾，进而气滞，引起腹胀腹痛，进而导致胃气上逆则发为恶心、呕吐。

【证　　属】痰气郁结，升降失调。

【治　　法】行气开郁，通调三焦。

【方　　药】五苓散合平胃散加味化裁。猪苓 12 g、茯苓 12 g、白术 10 g、泽泻 20 g、桂枝 3.5 g、炒苍术 10 g、炒厚朴 10 g、陈皮 10 g、生甘草 3 g、炒鸡内金 15 g、生麦芽 15 g、灵芝 10 g。7 剂，每日 1 剂，水煎服。

【特殊护理】注意保暖，防止感寒；适当运动，以调畅气机；自我或家人按摩足三里、内关等穴位，以增强胃肠蠕动，有利于食物的消化与传导；避免过劳，若过度思虑、疲劳，脾胃之气愈虚愈结，则健运之职愈加失常，必致不运而痰瘀加重，影响疗效。

【饮食调理】注重饮食卫生，食宜清淡和易于消化的食物并少食多餐；膏粱厚味，助湿生痰，湿邪留滞，则气机壅滞。故应以五谷杂粮、蔬菜、水果为主食，少食寒凉油腻食物，防止有碍脾胃运化。

◎ 2019 年 8 月 26 日二诊　药后脘腹胀痛减，大便也已每日可解。舌红苔白，脉微浮、关微弦少力。据其脉证，症状已经获得了较为明显改善。故守方随证调治。

【按　　语】十二指肠降段梗阻支架置入术后胃胀并便秘，乃脾虚气滞和痰气郁结，加上术中感寒，从而导致腹胀腹痛，其便秘乃是冷结。故按痰气郁结，升降失调论治。方用五苓散合平胃散加味化裁，行气开郁，通调三焦，寓温阳通利之意。如此重症，药仅一周，而获得改善。

第九章　肝脏

1. 肝癌切除术后——腹水并腹胀

胡某某　男　54 岁　职工

◎ 2021 年 8 月 30 日初诊　肝癌切除术后腹水并腹胀四个多月。缘于今年 4 月 2 日确诊肝癌赴上海东方肝胆医院就诊，施行切除术。8 月 2 日因发热而入南昌市第三人民医院急诊，高热不退，随之进入肝性昏迷并出现腹水。实验室检查：ALT 偏高、白蛋白偏低；血常规：血小板减少。经治疗后热退、诸症缓解，但腹水及腹胀未能解除而就诊于中医。刻诊，腹部鼓胀并有腹水，口干、饮则吐，纳食无味，大便稀软、两三天一解，小便黄而短少。舌红苔白、舌根中部黄厚粗糙，脉细弦数、按之无力。

【诊　　断】西医：肝癌切除术后腹水并腹胀。中医：鼓胀（水毒气结型）。

【病情分析】肝癌术后出现腹水是正常现象。因为手术切除会进一步损伤肝脏，致使肝功能受损，而出现腹水；术后患者的营养不良，包括白蛋白水平下降，也会促使腹水出现；此外，其他问题，诸如出血、胆瘘、腹腔感染等，也会引起腹水。术后导致的腹腔感染、胆道感染、胃肠道感染，都会产生腹胀；手术后也可引起胃肠功能紊乱，而引起腹部胀气。

【辨证论治】鼓胀病名出自《黄帝内经》,《灵枢·水胀》云：“鼓胀何如? ……腹胀身皆大，大与肤胀等也，色苍黄，腹筋起，此其候也。”对于其病机,《素问·至真要大论》则云：“诸胀腹大。皆属于热。”《诸病源候论》中有“由水毒气结聚于内”之说。

【证　　属】肾虚水逆，水毒气结。

【治　　法】益肾化气，利水解毒。

【方　　药】五苓散加味化裁。桂枝 3.5 g、猪苓 10 g、白术 10 g、泽泻 25 g、茯苓 15 g、车前子 15 g、水红花子 15 g、红景天 12 g、绵茵陈 15 g、生薏苡仁 30 g、陈皮 10 g。5 剂，每日 1 剂，水煎服。

【特殊护理】心静则百病自息，故患者必须保持心情舒畅，避免精神紧张；改变不良生活习惯和饮食结构，饮食要以清淡为主；注意适当活动，以增强体质。

【饮食调理】术后饮食宜清淡，应以五谷蔬果为食，避免吃辛辣、煎炸、烧烤等食物；尤其是膏粱厚味，容易酿热生湿而加重病情，危害健康。

◎ 2021 年 9 月 24 日二诊　药后，鼓胀缓解。刻下，腹仍稍胀，近日腰痛而影响睡眠，大便难、不结而不爽。舌红苔微黄稍厚，脉细弦数、按之少力。守方随证治之。

【按　　语】本案肝癌切除术后引起腹水并腹胀。损伤肝脏，致使肝功能受损和术后患者的营养不良，包括白蛋白水平下降，均可导致腹水并腹胀。抓住小便黄短和饮则吐之主证，辨证为肾虚水逆，水毒气结。故在做好特殊护理和饮食调理的前提下，治予益肾化气，利水解毒。方用五苓散加味化裁治之，药仅 5 剂，症状迅速获得了缓解。之后随证调治，逐渐走向康复。

2. 肝内血管瘤术后——身重

熊某某　男　45 岁　自由职业

◎ 2009 年 7 月 28 日初诊　全身困重倦怠 2 个多月。缘于肝内血管瘤术后一直身重，神疲乏力，少气懒言。纳食胃口尚好，二便通调。因胆石症，胆囊已数年前摘除。舌红尖甚、苔厚白滑，脉细弦软。

【诊　　断】西医：肝内血管瘤术后倦怠。中医：身重（脾虚湿郁型）。

【病情分析】肝内血管瘤是一种良性肿瘤，手术后一般不会出现后遗症。若是有不良生活习惯或是护理、调养失当，会引起出血、血肿、感染、肝功能异常、粘连性肠梗阻、胆漏等后遗症。患者术后身重倦怠，乃肝木之气受损，脾土失制，运化失职，湿气横行而致。

【辨证施治】《素问·骨空论》云："汗出头痛，身重恶寒。"《素问·至真要大论》云："诸湿肿满，皆属于脾。"对于身重，《医原·湿气论》有明确的论述："湿之化气，为阴中之阳，氤氲浊腻，故兼证最多，变迁最幻，愈期最缓……神多沉困嗜睡……头目胀痛昏重，如裹如蒙，身痛不能屈伸，身重不能转侧。"

【证　　属】脾虚失运，湿郁气分。

【治　　法】理气化湿，疏表和中。

【方　　药】藿朴夏苓汤加减化裁。藿香 10 g、炒厚朴 10 g、法半夏 15 g、苍术 12 g、白术 12 g、陈皮 12 g、炙甘草 6 g、生薏苡仁 50 g、生黄芪 30 g、冬瓜皮 15 g、疳积草 30 g、太子参 15 g、白蔻仁 5 g、猪苓 10 g、茯苓 15 g、茯神 15 g、神曲 20 g、炒鸡内金 15 g、生麦芽 30 g、大腹皮 15 g。7 剂，日 1 剂，水煎服。

【特殊护理】心静则百病自息，故患者必须保持心情舒畅，避免精神紧张；改变不良生活习惯和饮食结构；注意适当运动，坚持晨练，以增强体质。

【饮食调理】术后饮食宜清淡，应以五谷蔬果为食，避免吃辛辣、煎炸、烧烤等食物；膏粱厚味，容易酿热生湿而加重病情，危害健康。

◎ 2009 年 8 月 4 日二诊　药后身重已除，仍乏力，二便调。舌红苔白、舌面厚白苔已褪，脉细微弦软。

湿邪已除，元气待复。故拟调中益气汤加减以善后。苍术 12 g、白术 12 g、藿香 10 g、党参 15 g、生黄芪 30 g、北柴胡 10 g、葛根 15 g、升麻 13 g、神曲 20 g、炒鸡内金 15 g、茯苓 15 g、茯神 15 g、炙甘草 6 g、砂仁 6 g、红景天 15 g、生麦芽 30 g、大枣 3 枚、生姜 3 片。7 剂，日 1 剂，水煎服。

◎ 2009 年 8 月 11 日三诊　纳增，体轻。舌红苔白、中根淡黄，脉弦软。守上方去党参，加薏苡仁 30 g、西洋参 10 g，以助益气健脾。再进 7 剂以善后。

【随　　访】一年后随访：续服 2 周诸症愈。

【按　　语】患者术后身重倦怠，乃肝内血管瘤术后，肝木之气受损，脾土失制，运化失职，湿气横行，郁遏膜原而致。在辨证的前提下，治予藿朴夏苓汤加减化裁，以理气化湿，疏表和中而愈。

3. 肝内血管瘤破裂术后——厌食并子宫颈炎

熊某　女　31 岁　职工

◎ 2006 年 10 月 18 日初诊　纳呆，饮食无味；带多清稀一个多月。因肝内血管瘤破裂后，进行手术治疗。术后纳呆厌食，饮食无味，并出现白带量多而清稀。同时心烦少寐，难于入睡。月经未行。舌红苔白、舌中苔黄厚，脉右细弦软、左细软。

【诊　　断】西医：肝内血管瘤破裂术后厌食并子宫颈炎。中医：厌食，带下（肝郁脾虚型）。

【病情分析】肝内血管瘤是一种良性肿瘤，手术后一般不会出现后遗症。若是有不良生活习惯或是手术、护理、调养等失当，会引起粘连性肠梗阻而致胃肠功能紊乱，导致消化不良等诸多并发症。本案乃瘤体过大破裂后而进行手术治疗，故此并发症的出现概率相对较高。

【辨证论治】《素问·骨空论》云：“任脉为病……女子带下瘕瘕。”《赤水玄珠全集·伤饮伤食门》云：“不能食者，由脾胃馁弱或病后而脾胃之气未复……以故不思食。”《证治要诀·妇人门》中云：“赤白带下，皆因七情内伤，或下元虚冷，感非一端。”本案因肝内血管瘤破裂术后，经脉脾胃损伤，致使脾胃馁弱。

【证　　属】肝郁脾虚，湿浊下注。

【治　　法】疏肝解郁，健脾利湿。

【方　　药】完带汤加味。北柴胡 10 g、炒苍术 10 g、白术 10 g、山药 15 g、芡实 30 g、薏苡仁 30 g、太子参 15 g、炒荆芥 15 g、陈皮 10 g、炙甘草 5 g、茯苓 30 g、谷芽 30 g、生麦芽 30 g、鸡内金 15 g。7 剂，日 1 剂，水煎服。

【特殊护理】心静则百病自息，故患者必须保持心情舒畅，避免精神紧张；改变不良生活习惯和饮食结构；注意适当运动，坚持晨练，以增强体质。

【饮食调理】术后饮食宜清淡，应以五谷蔬果为食，避免吃辛辣、煎炸、烧烤等食物；尤其是膏粱厚味，容易酿热生湿而加重病情，危害健康。

◎ 2006 年 11 月 1 日二诊　药后带净，月经已行。仍心烦少寐伴抑郁不快。舌红苔薄黄，脉细弦微数。治拟疏肝和脾，行气解郁调治。方用四逆散合越鞠丸加减进退，共服四周而愈。

【随　　访】2007 年 1 月 6 日告：“心情豁朗，睡眠改善，已上班工作。”

【按　　语】患者因肝内血管瘤破裂而手术治疗，心理、机体均受到创伤，导致肝郁脾虚，湿浊下注。首诊治予完带汤以疏肝解郁，健脾利湿；复诊治予四逆散合越鞠丸以疏肝和脾，行气解郁以收痊功。

第十章　胆腑

1. 胆结石并发化脓性胆囊炎术后——消化道梗阻

胡某　男　77岁　退休职工

◎ 2015年10月28日初诊　胆囊术后八天水米难进，食或饮则吐，小便极少已数天。缘于右上腹痛伴眼黄、尿深黄，入住江西省中西医结合医院急诊，检查发现“心房颤动；ST–T段改变；右胸腔积液”，彩超考虑“肝脓肿”，而行腹腔镜胆囊切除术。术中发现“胆囊结石伴急性化脓性胆囊炎；弥漫性腹膜炎；梗阻性黄疸；肝脓肿；右胸腔积液；心房颤动”。术后又出现水米难进，食或饮则吐，小便极少。病情复杂危殆，生命垂危，医院已下病危通知书。家属力邀会诊。

刻诊，术后8天。口干不欲饮，无食欲，水饮不进，饮水即吐，吞服的西药丸或胶囊，原样排出。小便频短、极少，色深黄，仍在静脉输液。观其周身肿胀，腹部膨隆，拒按，创口渗水，身凉，少气微声。舌红苔灰黑、手指触摸舌苔滑腻，脉虚无力微数。

【诊　　断】西医：胆结石并发化脓性胆囊炎术后呕吐。中医：关格（阳虚水逆型）。

【病情分析】胆结石并发化脓性胆囊炎属于重症性疾病，若不及时治疗，将会出现化脓、坏疽，甚至穿孔，引发弥漫性腹膜炎。本案不仅引起了弥漫性腹膜炎，而且出现梗阻性黄疸、肝脓肿、右胸腔积液、心房颤动并水肿、呕吐等一系列危重病症。

【辨证论治】《景岳全书·杂证谟·关格》云："关格一证，在《黄帝内经》本言脉体，以明阴阳离决之危证也……"《证治汇补·癃闭附关格》："既关且格，必小便不通，旦夕之间，陡增呕恶，此因浊邪壅塞三焦，正气不得升降，所以关应下而小便闭，格应上而生呕吐，阴阳闭绝，一日即死，最为危候。"据其脉证，辨证为：

【证　　属】阳气衰微，水道瘀阻。

【治　　法】益肾化气，通利三焦。西药：抗炎、输液。

【方　　药】①中药：五苓散加味。猪苓 15 g、漂白术 10 g、茯苓 15 g、炒泽泻 25 g、桂枝 5 g、滑石粉 35 g（包煎）、生甘草 5 g、绵茵陈 15 g、生谷芽 30 g、生麦芽 30 g。3 剂，日 1 剂，水煎服；②西药：仍由江西省中西医结合医院住院部，予以营养输液及抗感染治疗。

【特殊护理】特别医嘱：做好汤药的保温，采取点滴慢喂、频喂，防止格拒；必须按术后常规护理：注意病情和生命体征的观察；患者体位；思想辅导，防止患者焦虑；严密观察并发症的出现，防止出血发生。

【饮食调理】待小便通利，关格解除后，予以少量稀粥调养，以助胃气。症情稳定后，饮食必须清淡，膏粱厚味，助湿生痰，湿邪留滞，则气机壅滞，影响脾胃运化，妨碍康复。故食宜五谷杂粮和易于消化的食物。

◎ 2015 年 10 月 31 日二诊　女儿述：3 日来不分昼夜按嘱频频喂饮，一剂症状改善，三剂服完。刻下，轻按腹部稍软，疼痛减。饮水量见增，可少量进食米汤、蒸蛋、乌鱼汤，大便已排、成糊状。舌红苔灰黄、手指触摸其舌面较前软稍滑腻，脉细微弦无力仍微数。①中药守方加白茅根 30 g、薏苡仁 30 g。再投 4 剂。②西药照前。

◎ 2015 年 11 月 4 日三诊　女儿电话述：已可进食 1 两大米稀饭，大便日3次为糊状。舌淡红苔黄、舌中一线黑厚苔（手机照片）。彩超：胸腔、腹部积液明显减少，已能坐起。守方再投4剂。

◎ 2015年11月7日四诊　女儿述：口干，仍食欲缺乏，腹胀已基本缓解。创口渗水已止。静脉输液及营养液已停输。舌淡红、舌苔黄而浅灰较前减薄，脉细微弦少力。

患者水道已通，胃气渐复，当以温阳建中，佐以益元通利。

方用建中汤合六一散加味。生黄芪15 g、桂枝6 g、白芍12 g、炙甘草5 g、大枣3枚、生姜3片、茯苓15 g、炒厚朴10 g、滑石粉30 g（包煎）、生麦芽30 g、炒鸡内金15 g、饴糖2匙。3剂，日1剂，水煎服。

◎ 2015年11月10日五诊　家属电话代述：饮食增，精神渐增。手机照片示：舌红、苔浅灰黄。守方加减再进4剂。

◎ 2015年11月13日六诊　自诉口干，频频少饮，有些头晕，故尚未下床走动，每天已能半卧位躺坐。各种针剂已停用，可进食半碗（约75 g）米饭或面食。大便尚未成形，但通调。舌红苔黄白相间、中根稍厚、稍粗糙少津，脉细、关微弦。守上方加瓜蒌根10 g、山药15 g，以养阴扶脾。再投4剂。

嘱：定时下床走动，以利于康复。

◎ 2015年12月2日七诊　六诊后续服12剂。刻下，已可端坐2小时左右，头仍稍晕，中度贫血外貌。纳可，大便调。今日彩超报告："肝前区膈肌下方可见一54×16 mm回声暗区，暗区内可见分隔光带回声""右侧胸腔可探及前后径约73 mm的液性暗区"。诊断提示：右侧膈下脓肿，右侧胸腔大量积液。

患者正气仍虚，余邪未尽。现阶段拟益气扶正，化痰祛邪，托毒排脓调治。

方用异功散合二陈汤加减。漂白术10 g、党参12 g、茯苓15 g、陈皮10 g、法半夏10 g、生黄芪30 g、薏苡仁50 g、瓜蒌皮10 g、炒厚朴10 g、炒谷芽30 g、炒麦芽30 g、当归尾10 g、北山楂10 g、鸡血藤15 g、炙甘草5 g。再服7剂。

◎ 2010年1月25日八诊　家属代述：能吃能睡。活动、说话时仍气短。小便调，大便2~3日1解，通畅。出院将息。

【按　　语】关格，为小便不通与呕吐并见的病证。《证治汇补·癃闭附关格》："既关且格，必小便不通，旦夕之间，陡增呕恶，此因浊邪壅塞三焦，正气不得升降，所以关应下而小便闭，格应上而生呕吐，阴阳闭绝，一日即死，最为危候。"本案身患多种疾病，又因胆石症化脓而急诊手术。术后口干不能饮，饮则吐，并下利，所食丸药，完整排出。同时小便极少，全身浮肿。浊邪壅盛，阴阳乖戾，病情危殆。正如《景岳全书·杂证谟·关格》所云："关格一证，在《黄帝内经》本言脉体，以明阴阳离决之危证也……"本案在西医抗炎、补液及对症支持治疗的基础上，运用五苓散，以温肾化气，益元利水，通利三焦，转危为安。五苓散乃《伤寒论》方，治太阳经腑同病。外有表邪，内有蓄水。水气内停，不得输布而成水逆。五苓散的用量极小，原剂量换算为：二苓2.3 g、泽泻3.8 g、白术2.3 g、桂枝1.5 g。余在原方用量的基础上，君药二苓、臣药泽泻均增6.5倍，以直达膀胱，通利水道。白术增4倍，以健脾助运。桂枝增3倍，一则解其表邪；二则以其辛热引入膀胱，以化其气。中西并举，转危为安！

2. 胆囊及胆总管结石术后——肝内胆管炎（黄疸）

王某某　男　51岁　农民

◎ 1998年4月12日初诊　右上腹阵发性绞痛并黄疸，经常发作一年余。曾因胆及胆总管结石于1993年、1995年两次在丰城市人民医院手术取石。刻诊，右上腹疼痛满闷并恶寒发热，头晕，巩膜黄染，大便结，小便深黄。B超报告："胆总管结石并扩张。"舌红尖甚苔白，脉弦偏数。

【诊　　断】西医：胆囊及胆总管结石术后肝内胆管炎急性发作。中医：黄疸（湿热瘀结型）。

【病情分析】胆囊及胆总管结石术后肝内胆管炎急性发作，是由于肝内胆管结石所致。从而引起肝内胆管炎症，出现类似胆囊炎症，腹痛、恶心和呕吐，严重的甚至出现发冷和发热，甚至全身黄染。

【辨证论治】本案病因明确，符合《灵枢·论疾诊尺》所云"寒热身痛而色微黄，齿垢黄，爪甲上黄，黄疸也"以及《景岳全书·杂证谟·黄疸》"阳黄证，因湿多成热，热则生黄，此即所谓湿热之证也"之论述。

【证　　属】肝郁脾虚，湿热瘀结。

【治　　法】疏肝利胆，峻下瘀热。

【方　　药】小柴胡汤合大承气汤加减化裁。北柴胡15 g、黄芩10 g、法半夏10 g、生姜3片、甘草5 g、芒硝10 g（冲服）、枳实10 g、生大黄10 g、厚朴15 g、绵茵陈15 g、广木香10 g。3剂，日1剂，水煎服。

【特殊护理】心静则百病自息，必须让患者保持心情舒畅，避免精神紧张；改变不良生活习惯，注意适当运动，不能长时间久坐，不能熬夜，以利康复。

【饮食调理】胆囊及胆总管结石术后肝内胆管炎患者应避免高脂肪、高胆固醇及油炸食物的摄入。因此，应以五谷蔬果、清淡饮食为主食；改变长期不食早餐的习惯，以防肝内分泌胆汁受到阻碍，积聚于胆管内而再次形成结石。

◎ 1998 年 4 月 15 日二诊　三剂药后，大便拉稀，右上腹痛止，周身轻松，纳增，巩膜黄染减轻，小便仍黄。舌暗红苔白润，脉细弦。守方加黑附片 10 g，以温补脾肾。再投 7 剂。

◎ 1998 年 4 月 22 日三诊　药后疼痛缓解，拉稀便 1 日仍 2~3 行，近二日出现下肢浮肿。舌淡暗苔白，脉沉细、左略弦。守方加鸡内金 15 g，以健脾助运。再进。

【随　　访】1998 年 5 月 13 日告：共续服 21 剂，黄疸退，纳食增加，精神渐佳。

【按　　语】《伤寒论 · 辨阳明病脉证并治》第 231 条文云："阳明中风，脉弦浮大，而短气，腹都满，胁下及心痛……一身及目悉黄，小便难，有潮热，时时哕……与小柴胡汤。"第 208 条文亦云："阳明病……短气，腹满而喘，有潮热者，此外欲解，可攻里也……大承气汤主之。"本案腹满腹痛，恶寒发热，目黄，脉弦，诸证悉具，故以小柴胡疏利肝胆，协理枢机；以大承气汤峻下积热。表里和，积热除，黄疸退，腹痛止。

3. 胆囊切除术后——食则欲便

胡某某　男　52 岁　公务员

◎ 2019 年 10 月 4 日初诊　胆囊切除术后食则欲便已一年。缘于去年因胆石症施行胆囊切除术后，凡进食则胃脘不适并欲大便，解少量不成型稀便。故一日三餐，食后即解。伴随有背部怕冷，甚则背部冷痛。少寐，睡醒后颈、背出汗。血压：120/90 mmHg。舌红苔白，脉细弦微数。

【诊　　断】西医：胆囊切除术后食则欲便。中医：大便频繁（脾虚胃冷型）。

【病情分析】胆囊切除术后大便频繁，一般属于正常现象。可能是与肠蠕动增加、胆囊存储胆汁的功能消失、胆肠循环减少有关。具体来说，胆囊切除术后，胆汁浓缩受到一定的影响，胆汁内较多水分进入肠道，而且胆汁的排泄失去节律性，胆汁内的胆盐刺激肠蠕动增加，从而增加排便次数；胆囊切除术后，会导致胆囊存储胆汁的功能消失，就会造成进入肠道内的胆汁减少，从而影响消化，增加大便次数；其次是胆囊切除术后，人体胆肠循环就会减少，从而导致肠道内渗透压增加，从而形成渗透性腹泻。而本案患者术后一年，进食则便应属于病态。中医认为脾胃损伤，湿气伤脾，土不制水，中焦失运，不能分别水谷，并入大肠而成泄泻。

【辨证论治】《素问·至真要大论》云："诸厥固泄，皆属于下""诸病水液，澄澈清冷，皆属于寒"。《金匮要略·呕吐哕下利病脉证治》云："不能消谷，胃中虚冷故也。"《景岳全书·杂证谟·泄泻》明确指出："泄泻之本，无不由于脾胃。盖胃为水谷之海，而脾主运化，使脾健胃和则水谷腐熟而化气化血……脾胃受伤则水反为湿，谷反为滞，精华之气不能输化，及致合污下降，而泻利作矣。"其背冷，乃水湿不运而成留饮。

【证　　属】脾虚胃冷，痰饮凝聚。

【治　　法】补脾温中，温化痰饮。

【方　　药】苓桂术甘汤合香砂六君子汤加减化裁。桂枝 6 g、茯苓 15 g、炒白术 10 g、炙甘草 5 g、党参 12 g、陈皮 10 g、木香 10 g、砂仁 5 g、法半夏 12 g、焦山楂 15 g、炒鸡内金 15 g、煅龙骨 25 g、煅牡蛎 25 g、大枣 5 枚、生姜 3 片。7 剂，每日 1 剂，水煎服。

【特殊护理】心静则百病自息，必须帮助患者保持心情舒畅，避免精神紧张；

改变不良生活习惯，注意适当运动，以促进康复；慎避风寒，防止感冒而损伤脾胃阳气，影响康复。

【饮食调理】胆囊术后患者要少吃多餐，避免高脂肪、高胆固醇及油炸食物的摄入。因此，应以五谷蔬果，清淡饮食为主食，避免膏粱厚味，酿湿生泄。

◎ 2019 年 10 月 14 日二诊　诸症减，颈、背自汗未减。舌红苔白。脉细而微弦。观脉象已见平和，守方加白芍 10 g、再加桂枝 4 g，以调和营卫；加苍术 10 g，以醒脾化湿。再进 7 剂。

◎ 2019 年 10 月 21 日三诊　汗止冷除，舌脉如前。守方再进 7 剂以善后。

【随　　访】2019 年 12 月 9 日因夜尿过多就诊告知：术后诸症悉除。

【按　　语】泄泻之本，无不由于脾胃虚弱所致。胆囊术后，脾胃损伤，运化失常，湿气伤脾，土不制水，中焦湿停，胃不能分别水谷，并入大肠而成泄泻；由于水湿不运，留于心下而成留饮，故背冷。正如《金匮要略·痰饮咳嗽病脉证并治》所云："夫心下有留饮，其人背寒，冷如手大。"故辨为脾虚胃冷，痰饮凝聚。治予补脾温中，温化痰饮。在做好特殊护理和饮食调理的基础上，方用苓桂术甘汤合香砂六君子汤加减化裁，服药三周而愈。

4. 胆石症胆囊切除术后——大便秘结

邓某某　女　80 岁　居民

◎ 2004 年 7 月 16 日初诊　胆囊结石术后大便秘结已 3 年。缘于 2001 年胆石症切除胆囊术后遗下大便秘结，3~4 日 1 解，不易解出，必服"肠清茶"以助排便。有痔疮发作史、高血压史，正在服用"硝苯地平片"。纳少，小便尚调。舌红苔薄白、舌尖边有瘀点，脉细弦。

【诊　　断】西医：胆石症切除胆囊术后大便秘结。中医：便秘（脾虚胃燥型）。

【病情分析】胆囊结石术后大便秘结主要原因，一是水分摄入渐少，由于术后造成疼痛等原因，导致食欲减退，故患者摄入水分或者蔬菜、水果减少，大肠内水分随之减少而大便干结，形成不同程度的便秘症状；二是术后胃肠功能下降，因为手术胆肠吻合口狭窄会导致胃肠功能下降而便秘。

【辨证施治】《素问·灵兰秘典论》云："大肠者，传道之官，变化出焉。"而便秘正因为胆囊术后，肠胃气虚，传道功能失常所致。

【证　　属】脾虚胃燥，肠失濡润。

【治　　法】滋胃益脾，润肠通腑。

【方　　药】麻子仁丸加减化裁。炒枳壳 10 g、当归 10 g、生地黄 15 g、火麻仁 15 g、炒莱菔子 15 g、光杏仁 10 g、生大黄 6 g、瓜蒌仁 6 g、炙甘草 5 g、槐花 10 g、炒厚朴 10 g。5 剂，日 1 剂，水煎服。

【特殊护理】特别叮嘱：停服"肠清茶"，避免寒凉之品进一步损伤肠胃阳气；每日不定时就近或室内走动，促使肠胃蠕动，增强脾胃运化和传导功能。

【饮食调理】以五谷蔬果为食，食宜温暖，不食生冷油腻，以顾护胃气。

◎ 2004 年 7 月 21 日二诊　服至 2 剂时大便已通，之后 3 天又未解。询其饮食：纳可，畏冷喜热食。舌红苔薄白，脉弦软左细弦软。

据其脉证，当为脾阳不振。首诊虑其痔疮，而治以滋阴润下，虽见效于一时，数剂后则不响应。据证辨治，当温其阳。故拟温脾通腑调治。方用温脾汤加味。黑附片 6 g、党参 10 g、生大黄 6 g、漂白术 10 g、炙甘草 5 g、枳实 10 g、干姜 3 g。再投 7 剂。

◎ 2004 年 8 月 4 日三诊　大便 1~2 日 1 解，稍硬。纳香。舌红苔白，脉微弦。守上方加当归 10 g、火麻仁 10 g，以养血润肠。再进 7 剂以善后。

【随　　访】家人告：便秘愈。

【按　　语】患者因胆石症术后，腑气戕伤，传导失职，致使大便秘结不解，长期又依赖于“肠清茶”，损及脾胃阳气。首诊，虑其痔疮而以麻子仁丸润下，初服见效，再服不应。《素问·标本病传论》云：“小大不利治其标；小大利治其本。”故初服大便已通，再服当温脾通腑，故治予温脾汤而收痊功。

5. 胆石症胆囊切除术后——早射

邹某某　男　31 岁　农民

◎ 2006 年 12 月 1 日初诊　胆囊切除术后出现早射并经常四肢痉挛。2002 年因胆石症而行胆囊切除术，术后睡眠尚好，纳食亦可，二便通调。但遗下房事过早射精，同时经常四肢痉挛疼痛。虽经治疗，反复不愈。舌红尖甚、苔薄淡黄，脉细弦微数。

【诊　　断】西医：胆石症胆囊切除术后过早射精。中医：早泄（肾关不固型）。

【病情分析】过早射精，其病因目前认为应考虑泌尿、内分泌及神经系统的疾病因素。诸如情绪焦虑、害怕性交失败、夫妻不善于配合，以及过度手淫等。应该说心理因素是主要原因，此外还有器质性疾病等原因。而本案则是胆囊切除术后出现，这与术前术后的焦虑，术后脾虚失运，气血亏虚，筋脉失濡，阴阳失调有关。

【辨证论治】《素问·痿论》云：“入房太甚，宗筋弛纵，发为筋痿，及为白淫。故下经曰：筋痿者，生于肝，使内也。”《素问·脏气法时论》亦云：“脾病者，身重，善肌（饥），肉痿，足不收行，善瘈。”故早泄、痉挛之疾，均与肝脾相关。

【证　　属】气血亏虚，筋脉失养；阴阳失调，肾关不固。

【治　　法】首拟养血和营，平补阴阳。

【方　　药】桂枝加龙骨牡蛎汤加味。桂枝 10 g、白术 20 g、炙甘草 6 g、煅龙骨 30 g、煅牡蛎 30 g、大枣 5 枚、生姜 3 片、知母 10 g、黄柏 10 g、怀牛膝 10 g、山萸肉 10 g、车前子 10 g（包煎）、当归 6 g、木瓜 10 g。14 剂，日 1 剂，水煎服。

【特殊护理】心静则百病自息，必须对患者进行思想疏导，防止焦虑；服药期间，禁忌性生活，避免扰动精室，干扰治疗。

【饮食调理】食宜清淡，以五谷蔬果为主；避免辛辣厚味，以防生热助阳，煽动相火，降低治疗效果。

◎ 2006 年 12 月 25 日二诊　四肢痉挛缓解，仍早泄。纳香，眠可，有时耳鸣。舌鲜红苔淡黄，脉细弦、右略浮。

随证以拟育阴潜阳，滋肾固关以善后。方用知柏地黄丸加减。生地黄 15 g、牡丹皮 10 g、泽泻 10 g、山茱萸肉 10 g、山药 15 g、茯苓 10 g、黄柏 10 g、知母 10 g、车前子 10 g、五味子 10 g、煅龙骨 30 g、煅牡蛎 30 g、桑寄生 15 g、醋龟板 15 g（打碎）。日 1 剂，水煎服，上药连服 14 剂，早泄愈。

【按　　语】过早射精，中医称之为“早泄”，其病因不外乎阴虚火旺、阴阳俱虚、心肾两亏以及肝经湿热。本案因胆囊切除术所致，同时四肢痉挛。一派气血亏虚、阴虚火旺之象。前医未能审证求因，虽经治疗未能奏效。但抓住脾虚失运，气血亏虚，以及阴阳失调，精关不固这一对主要矛盾，分步治疗。首用桂枝加龙骨牡蛎汤加味以养血和营，平补阴阳；次予知柏地黄丸加减以育阴潜阳，滋肾固关。药仅四周，诸症悉除。

6. 胆石症并胆囊破裂行胆囊切除术后——腹痛

谭某某　女　57岁　农民

◎ 2000年11月29日初诊　腹痛反复发作3个月。缘于8月27日因胆石症、胆囊破裂行急症手术。术后经常腹痛，每次发作均从腰背部始，继则腹痛或满腹痛，严重时呈绞痛状。B超提示："在胆囊区内见1.9×2.8 cm^2边清包膜完整的液性暗区；肝脏光点致密。"纳呆，喜热饮食。舌暗红、苔淡黄厚稍腻，脉细弦偏数、寸浮。

【诊　　断】 西医：胆囊切除术后腹痛。中医：腹痛（阳虚脏寒型）。

【病情分析】 胆石症并胆囊破裂行胆囊切除术后腹痛，主要有胆漏，胆汁因手术中损伤胆道等原因，使变异的胆道系统流入腹腔，引起剧烈腹痛；术中胆道损伤引起胆管狭窄，容易反复引起胆囊炎而致腹痛；术后不明原因的腹痛，可能是由于胆囊窝积液，甚至是心理因素。本案B超提示，应是胆囊窝积液所致。由于术后3个月未愈，而寻求中医治疗。故必须辨证施治。

【辨证论治】《金匮要略·腹满寒疝宿食病脉证治》云："腹中寒气，雷鸣切痛，胸胁逆满，呕吐，附子粳米汤主之。"《证治要诀·诸痛门》云："若腹痛欲得热手按及喜热食者，此是积冷作痛。"

【证　　属】 阳虚脏寒，气机逆乱。

【治　　法】 温中祛寒，理气燥湿。

【方　　药】 厚朴温中汤加味。炒厚朴15 g、茯苓30 g、陈皮10 g、生甘草6 g、广木香10 g、干姜5 g、草蔻仁10 g、公丁香10 g、延胡索10 g、绵茵陈12 g、枳实10 g、炒白术10 g、茜草15 g。7剂，日1剂，水煎服。

【特殊护理】 注意保暖，避免寒凉，乃至进一步损伤阳气。嘱：热敷。即炒盐，用布袋包装，趁热敷于背部，以助温阳散寒，调理气机。

【饮食调理】食宜温暖，不食生冷油腻，以顾护胃气。

◎ 2000 年 12 月 5 日二诊　药后痛止，背部仍怕冷。舌红苔白、根稍厚而淡黄、舌中有一纵细裂，脉细弦、左沉细略弦。守方加黑附片 6 g，以助温阳祛寒。再投 7 剂。继续热敷。

◎ 2000 年 12 月 13 日三诊　药并热敷后，背部怕冷明显缓解。舌红苔白、舌中有一纵细裂，脉细、左略弦。守方再服 7 剂。

◎ 2000 年 12 月 20 日四诊　B 超检查报告："胆囊区内液性暗区消失；可见一再生胆囊，大小约 2.9 × 1.7 cm，再生胆囊内见一 0.9 × 0.7 cm 的强光团，后伴声影，胆总管腔内清晰。"刻下，餐后稍有腹胀，纳仍少，少寐，二便尚调。舌质暗红、苔黄稍腻，脉沉细。

患者寒邪散，腹痛止。据 B 超报告，再生胆囊内出现"强光团"，表明再生胆囊内出现结石。故拟清肝利胆以调治。

方用茵陈四苓汤加味调治。绵茵陈 15 g、猪苓 10 g、炒白术 10 g、茯苓 15 g、泽泻 16 g、草豆蔻 10 g、炒谷芽 30 g、炒麦芽 30 g、炒内金 15 g、北山楂 15 g、茜草 15 g。日 1 剂，水煎服。

【随　　访】2001 年 1 月 3 日喜告：服药一周，诸症悉除。

【按　　语】腹痛一证，或因外感六淫邪气，或内伤七情、脏腑虚弱所致。而本案则是胆石症、胆囊破裂急症手术三个月后仍腹痛，B 超检查发现原胆囊区内仍有"液性暗区"。说明手术部位的渗出仍未吸收或消失，故此引起脏腑功能失调，气机逆乱而作痛。正如《素问·举痛论》所云："寒气客于肠胃之间，膜原之下，血不得散，小络急引，故痛。"故按阳虚脏寒，气机逆乱论治。前期方用厚朴温中汤以温中祛寒，理气燥湿；后期用茵陈四苓汤以清肝利胆，外用热敷，共建痊功。

7. 胆石症胆囊切除术后——腹泻

王某某　男　56岁　教师

◎ 2004年10月21日初诊　腹胀泄泻2周。缘于胆石症术后出现神疲乏力，纳呆，餐后腹胀，大便日数行、量少质稀。舌红苔淡黄而厚，脉细弦软。

【诊　　断】西医：胆石症术后腹胀并腹泻。中医：泄泻（脾虚湿郁型）。

【病情分析】胆石症术后，患者的胆汁循环途径发生变化，胆盐的功能发挥异常，容易导致脂肪消化不良而引起腹胀、腹泻，尤其是进食高脂肪食物后腹胀腹泻更会加重。

【辨证论治】《素问·至真要大论》云："冷泄腹胀，溏泄瘕水闭，病本于脾。"本案久病后行胆囊手术，导致脾胃虚弱，升运失常，湿滞内停，下走大肠，遂成泄泻。

【证　　属】脾虚湿郁，运化失常。

【治　　法】行气燥湿，健脾助运。

【方　　药】越鞠丸合二妙丸加减。苍术10 g、黄柏10 g、川芎10 g、制香附10 g、神曲20 g、广木香10 g、砂仁4 g、炒谷芽30 g、炒麦芽30 g、焦山楂10 g、蒲公英15 g。7剂，日1剂，水煎服。

【特殊护理】心静则百病自息，必须让患者保持心情舒畅，避免精神紧张；改变不良生活习惯，注意适当运动，以利康复。

【饮食调理】胆囊结石术后患者应避免高脂肪、高胆固醇及油炸食物的摄入。因此，应以五谷蔬果，清淡饮食为主食，避免膏粱厚味，酿湿生泄。

【随　　访】药7剂胀除，大便调。

【按　　语】《景岳全书·杂证谟·泄泻》云："泄泻之本，无不由于脾胃。盖胃为水谷之海，而脾主运化……脾胃受伤则水反为湿，谷反为滞，精华之气不能输化，及致合污下降，而泻利作矣。”患者胆囊术后脾胃受伤，运化失职成泄。治予越鞠丸合二妙丸加减，行气燥湿，健脾助运。药仅 7 剂而病愈。

8. 胆石症胆囊切除术后——腹泻并水肿

徐某某　女　74 岁　居民

◎ 2019 年 7 月 26 日初诊　胆石症胆囊切除术后腹泻并水肿。近期因胆结石施行胆囊切除术，术后经常大便拉稀，伴下肢水肿，故就诊。刻诊，不能进食油腻食物，或隔夜菜，否则腹泻，每日 3~4 次，并伴双足肿胀及头晕脑涨。血压：148/88 mmHg。在服厄贝沙坦片、奥美沙坦酯、氢氯噻嗪片。舌红苔微黄，脉弦、重按无力。

【诊　　断】西医：胆石症胆囊切除术后腹泻并水肿。中医：泄泻，水肿（脾虚湿郁型）。

【病情分析】胆石症术后，患者的胆汁循环途径发生变化，胆盐的功能发挥异常，容易导致脂肪消化不良而引起腹胀、腹泻，尤其是进食高脂肪食物后腹胀腹泻更会加重。

【辨证论治】《素问・至真要大论》云：“冷泄腹胀，溏泄瘕水闭，病本于脾。”本案久病后行胆囊手术，导致脾胃虚弱，升运失常，湿滞内停，下走大肠，遂成泄泻。至于水肿，正如《素问・至真要大论》所云：“太阴司天，湿淫所胜，胕肿。”《景岳全书・杂证谟・肿胀》则认为：“凡水肿等证，乃脾、肺、肾三脏相干之病，盖水为至阴，故其本在肾；水化于气，故其标在肺；水惟畏土，故其制在脾……脾虚则土不制水而反克。”故其水肿实乃为脾虚土不制水所致。

【证　　属】脾虚失运，气郁水泛。

【治　　法】健脾渗湿，行气开郁。

【方　　药】五皮散合越鞠丸加味化裁。茯苓皮 15 g、茯苓 15 g、大腹皮 10 g、陈皮 10 g、生姜皮 6 g、桑白皮 10 g、川芎 10 g、炒苍术 10 g、炒白术 10 g、制香附 10 g、神曲 10 g、生栀子 5 g、生麦芽 30 g、炒鸡内金 30 g。7 剂，每日 1 剂，水煎服。

【特殊护理】心静则百病自息，必须让患者保持心情舒畅，避免精神紧张；改变不良生活习惯，注意适当运动，以促进康复。

【饮食调理】胆囊结石术后患者应避免高脂肪、高胆固醇及油炸食物的摄入。因此，应以五谷蔬果，清淡饮食为主食，避免膏粱厚味，酿湿生泄。

◎ 2019 年 8 月 2 日二诊　足肿消，头晕去，大便已成型，但入睡偏难。舌红苔白，脉弦软寸浮。守方加合欢花 10 g、煅龙骨 15 g、煅牡蛎 15 g，以助敛阳宁神。再进 7 剂。

【随　　访】药尽，睡眠已安，诸症悉除。

【按　　语】脾胃虚弱，升运失常，水湿失制，下走大肠，遂成泄泻；水湿“越于皮肤，客于玄府，行于皮里，传为胕肿”。故辨为脾虚失运，气郁水泛。治予健脾渗湿，行气开郁。在做好特殊护理和饮食调理的基础上，方用五皮散合越鞠丸加味化裁。药仅两周，诸症悉除。

9. 胆石症胆囊切除术后——下肢麻木刺痛

王某某　男　57 岁　教师

◎ 2006 年 8 月 7 日初诊　双下肢麻木并有针刺样痛感。因 2 年前胆石症而行胆囊摘除术，术后双下肢出现麻木、刺痛，肝内胆管仍残留结石。大便长期日 2~3 行，急胀而黏腻不爽。血压：120/90 mmHg。舌红苔黄而厚腻，脉细弦。

【诊　　断】西医：胆囊摘除术后双下肢麻木并刺痛。中医：痹证（脾虚气滞型）。

【病情分析】胆囊摘除术后双下肢麻木并刺痛，可能是术后神经炎所致。由于胆囊术后导致的营养代谢、感染、免疫及药物等原因，致使周围神经功能损伤，从而出现肢体麻木。中医则认为是气血虚弱，湿热瘀阻，经络失荣所致。

【辨证施治】“病久入深，荣卫之行涩，经络时疏，故不通，皮肤不营，故为不仁”(《素问·痹论》)。《丹溪治法心要》认为：“麻是气虚，木是痰湿、死血。”

【证　　属】脾虚气滞，湿热下注。

【治　　法】健脾益胃，利湿通络。

【方　　药】四妙丸合平胃散加味化裁。炒苍术 12 g、黄柏 12 g、怀牛膝 10 g、草豆蔻 10 g、生薏苡仁 30 g、茯苓 15 g、炒厚朴 10 g、陈皮 15 g、谷芽 20 g、麦芽 20 g、生甘草 6 g、法半夏 10 g、藿香 10 g、生姜 3 片。5 剂，日 1 剂，水煎服。

【特殊护理】心静则百病自息，必须让患者保持心情舒畅，避免精神紧张；合理使用药物，改变不良生活习惯，注意适当运动，不能长时间久坐，不能熬夜，以利康复。

【饮食调理】胆囊结石术后患者应避免高脂肪、高胆固醇及油炸食物的摄入。因此，应以五谷蔬果为主食，防止膏粱厚味酿湿生变。

◎ 2006 年 8 月 12 日二诊　药后诸症缓解，但下肢仍稍酸胀，大便急胀除，减为日 1~2 解。舌红苔黄、根稍厚，脉细弦软微数。守方加独活 10 g，以助祛风除湿。再进 5 剂而愈。

【随　　访】2015 年 9 月 9 日至今安康。

【按　　语】《素问·痹论》认为："病久入深，荣卫之行涩，经络时疏，故不通，皮肤不营，故为不仁。"《金匮要略·中风历节病脉证并治》则云："夫风之为病……邪在于络，肌肤不仁。"患者胆石症术后，病久入深，营血亏虚；复感风湿，郁而化热，下注双腿，郁于肌肤，发为麻木（不仁）。故治予四妙丸合平胃散以健脾益胃，利湿通络获愈。

10. 胆囊肿瘤切除术后——切口疼痛

张某某　男　67 岁　农民

◎ 2019 年 6 月 10 日初诊　胆囊肿瘤切除术后创口疼痛不止已半年。缘于高度怀疑胆囊恶性肿瘤而施行胆囊切除，术后创口处疼痛。曾赴广州市中山博爱医院复查，发现腹膜多发小结节样增厚，"考虑术后肿瘤复发"。检查血清肝功能、CA19–9、CEA 定量，均无明显异常。医生给服"双氯芬酸钠缓释片"，服后胃灼热难受。纳食尚可，大便次数增多、日 3~4 解、先硬后软。之后曾就诊于江西省中医院，服白术、扁豆、蒲公英、黄精、半枝莲、熟地黄、黄芪、桔梗、浙贝母等药，药后拉稀，日拉 7~8 次，故而易医就诊。刻下，手术创口下疼痛，大便频频拉稀。舌红苔白，脉弦而无力、左微弦。

【诊　　断】西医：胆囊肿瘤切除术后切口疼痛。中医：创口痛（寒客经络型）。

【病情分析】手术切口疼痛，一般属于正常现象。待伤口愈合，疼痛自然逐渐消失。而本案术后半年，疼痛一直不愈，虽经检查治疗，但竟然毫无疗效。观其伤口并无红肿和渗出。

【辨证论治】《素问·举痛论》云："寒气入经而稽迟，涩而不行，客于脉外则血少；客于脉中则气不通。"这就是不通则痛。又云："寒气客于肠胃之间，膜原之下，血不得散，小络急引，故痛。"

【证　　属】寒客气滞，经络不通。

【治　　法】行气散寒，温中通络。

【方　　药】越鞠丸合平胃散加减化裁。川芎 10 g、炒苍术 10 g、炒白术 10 g、制香附 10 g、神曲 10 g、生栀子 10 g、炒厚朴 12 g、陈皮 10 g、砂仁 5 g、焦山楂 15 g、炒鸡内金 15 g、生麦芽 30 g、野灵芝 15 g、炙甘草 3.5 g。4 剂，每日 1 剂，水煎服。

【特殊护理】心静则百病自息。必须使患者保持心情舒畅，避免精神紧张；改变不良生活习惯，注意适当运动，以促进康复；慎避风寒，防止感寒而加重寒客经络，影响康复。

【饮食调理】胆囊术后患者要少吃多餐，避免高脂肪、高胆固醇及油炸食物的摄入。因此，应以五谷蔬果，清淡饮食为主食，避免寒凉食物，忌膏粱厚味，酿湿生变。

◎ 2019 年 6 月 14 日二诊　疼痛减轻，有时仍须服"双氯芬酸钠缓释片"，大便已每日 1 解、不稀不结。舌红苔白，脉虚弦、左细。药已中的，守方再进。

【随　　访】二诊服至 10 剂，疼痛愈。

【按　　语】胆囊肿瘤切除术后切口疼痛不愈，手术感寒致痛是其主要原因。《素问·举痛论》已有明确论述。西药治予止痛药可缓解，但不愈；前医治予清热解毒，健脾益气，反而致泻。遵《黄帝内经》"寒气客于小肠膜原之间"之训，辨证为寒客气滞，经络不通。治予行气散寒，温中通络。同时做好特殊护理和饮食调理。给予服越鞠丸合平胃散加减化裁，前后共服 14 剂，半年之痛豁然。

11. 胆石症胆囊切除术后——腹痛腹泻（1）

刘某某　女　63 岁　居民

◎ 2018 年 6 月 6 日初诊　胆石症胆囊切除术后腹痛泄泻发作 1 周余。缘因胆石症，于 7 年前行胆囊摘除术，之后经常腹痛即泻。刻下，腹痛则须如厕，脘胀纳呆，伴胃脘嘈杂，肠鸣腹响，大便稀溏，日拉 3~4 次。自觉术后体虚并心烦，为了加强营养，每日早餐坚持鸡蛋一枚、酸奶一瓶、馒头一个、粥一小碗。舌红尖微甚、苔微黄，脉细弦微数、关少力。

【诊　　断】西医：胆石症胆囊切除术后腹痛腹泻。中医：痛泻（肝郁脾虚型）。

【病情分析】胆石症术后，患者的胆汁循环途径发生变化，胆盐的功能发挥异常，容易导致脂肪消化不良而腹痛、腹泻，尤其是进食高脂肪食物后腹痛、腹泻更会加重。本案胆囊切除术致使脾胃虚弱，运化失常，加上术前术后情绪不宁，肝郁气滞，肝气乘脾。故而腹痛则泄，泄后痛止，因此称之为痛泻或肝泄。

【辨证论治】《景岳全书·杂证谟·泄泻》云："凡遇怒气便作泄泻者，必先以怒时挟食致伤脾胃，故但有所犯，即随触而发，此肝脾二脏之病也，盖以肝木克土，脾气受伤而然。"

【证　　属】肝郁脾虚，湿热中阻。

【治　　法】清热燥湿，补脾泻肝。

【方　　药】半夏泻心汤合痛泻要方加减化裁。法半夏 15 g、子黄芩 10 g、川黄连 3.5 g、干姜 8 g、炙甘草 5 g、大枣 6 枚、太子参 15 g、防风 10 g、陈皮 10 g、炒白芍 10 g、炒白术 10 g、灵芝 15 g。7 剂，日 1 剂，水煎服。

【特殊护理】心静则百病自息，必须让患者保持心情舒畅，避免精神紧张；

改变不良生活习惯，注意适当运动，坚持晨练，以减轻心理负担，有利于康复。

【饮食调理】胆囊结石术后患者应避免高脂肪、高胆固醇及油炸食物的摄入。因此，应以五谷蔬果，清淡饮食为主食。在服药的同时调整饮食，早餐以粥和馒头为主，暂不食蛋及酸奶，避免膏粱厚味酿湿生泄。

【随　　访】2018年6月13日电话告：药尽症除。

【按　　语】本案结石症术后，经常腹痛泄泻。其既有术前术后情绪不宁，肝郁气滞，肝气乘脾；也有术后脏腑损伤，脾胃虚损的一面；亦有饮食不当之原因。术后饮食失当，食积肠胃，窒碍运化，累积酿成湿热，发为痛泻。故以痛泻要方领半夏泻心汤补脾泻肝，清热燥湿，和中消痞而收效。此外，调整饮食至关重要，同时坚持运动，减轻心理负担。否则，心乱则百病丛生。

12. 胆石症胆囊切除术后——腹痛腹泻（2）

戚某某　女　67岁　居民

◎ 2016年5月13日初诊　胆石症胆囊摘除术后腹痛泄泻反复发作已4年。缘于2012年因胆石症行胆囊摘除术后。嗜辣，术后每当吃辣椒或辣味食品则腹痛、泄泻（稀溏不成形），每日2~3次，解后腹痛缓解。纳食如常。舌红苔淡黄、舌中纵裂纹、舌面网状裂，脉细弦软数。

【诊　　断】西医：胆石症胆囊摘除术后腹痛泄泻。中医：痛泻（肝旺脾虚型）

【病情分析】胆石症术后，患者的胆汁循环途径发生变化，胆盐的功能发挥异常，容易导致脂肪消化不良而腹痛、腹泻，尤其是进食高脂肪食物后腹痛、腹泻更会加重。本案胆囊切除术致使脾胃虚弱，运化失常，加上术前术后情绪不宁，肝郁气滞，肝气乘脾。故而腹痛则泄，泄后痛止，因此称之为痛泻或肝泄。

【辨证论治】《景岳全书·杂证谟·泄泻》云："凡遇怒气便作泄泻者，必先以怒时挟食致伤脾胃，故但有所犯，即随触而发，此肝脾二脏之病也，盖以肝木克土，脾气受伤而然。"

【证　　属】肝旺脾虚，运化失职。

【治　　法】泻肝补脾，和胃健运。

【方　　药】痛泻要方加味。防风 15 g、炒白术 10 g、陈皮 10 g、炒白芍 12 g、川黄连 6 g、青木香 10 g、炒鸡内金 30 g、炒麦芽 30 g、炒谷芽 30 g。7 剂，日 1 剂，水煎服。

【特殊护理】心静则百病自息，疾病迁延日久，必须让患者保持心情舒畅，避免精神紧张；改变不良生活习惯，注意适当运动，坚持晨练，增强体质，有利于康复。

【饮食调理】胆囊结石术后患者应避免高脂肪、高胆固醇及油炸食物的摄入。因此，应以五谷蔬果，清淡饮食为主食，不食辛辣厚味，避免酿热生湿。在服药的同时调整饮食，早餐以粥和馒头为主，暂不食蛋及酸奶，避免膏粱厚味酿湿生泄。

◎ 2016 年 5 月 13 日二诊　腹痛止，大便仍日 2 解，第 1 次成形，第 2 次稀软，餐后腹胀、口干。舌红苔白、舌中纵裂、右根部有一小块脱苔，脉弦软、右细弦、关无力。守方加薏苡仁 30 g、炒厚朴 10 g，以助宽中行气，健脾利湿。再服 7 剂。

【随　　访】2018 年 2 月 11 日愈后，近 2 年未再泄泻。

【按　　语】肝泄，是由情志不舒，郁怒伤肝引起的泄泻。其特点为胸胁胀痛，腹痛泄泻。而本案则是胆石症行胆囊摘除术后既有情志不舒，又有嗜食辛辣之好所致，由于调理与治疗失当，而形成慢性痛泄。故按肝旺脾虚，运化失职论治。治予痛泻要方加味以泻肝补脾，和胃健运获愈。

13. 胆石症胆囊切除术后——胃胀并水肿

刘某某　女　59 岁　自由职业

◎ 2013 年 3 月 10 日　胃胀并闷痛绵延 3 年余。缘于 2010 年因胆石症而行胆囊切除术后，经常胃胀并闷痛。数年来，纳呆食差，多食则饱胀不舒，腰酸胀，下肢稍浮肿，按之有浅凹陷。大便量少而黏腻。舌红苔薄白，脉细弦软、关尤少力。

【诊　　断】西医：胆石症胆囊切除术后胃胀并水肿。中医：胃胀，水肿（脾虚水泛型）。

【病情分析】胆囊切除术后，患者胆道术后综合征，表现为胃胀、消化不良、腹泻，属于术后的正常现象。随着时间上的延长，会逐渐恢复。但本案迁延 3 年，不仅胃胀，而且出现水肿。在排除心功能不全后，可能是长时期营养不良导致的肢体水肿。

【辨证论治】正如《素问・至真要大论》所云："太阴司天，湿淫所胜，胕肿。"《景岳全书・杂证谟・肿胀》则认为："凡水肿等证，乃脾、肺、肾三脏相干之病，盖水为至阴，故其本在肾；水化于气，故其标在肺；水惟畏土，故其制在脾……脾虚则土不制水而反克。"故其水肿实乃为脾虚土不制水所致。

【证　　属】寒滞中焦，脾虚水泛。

【治　　法】温中祛寒，健脾行水。

【方　　药】五皮散合厚朴温中汤加减化裁。生姜皮 10 g、大腹皮 15 g、薏苡仁 30 g、生黄芪 30 g、茯苓块 10 g、茯苓皮 10 g、陈皮 10 g、桑白皮 10 g、川芎 10 g、炒苍术 10 g、泽泻 25 g、草果 10 g、九香虫 6 g、炒厚朴 15 g、法半夏 10 g、三白草根 15 g。7 剂，日 1 剂，水煎服。

【特殊护理】心静则百病自息，必须让患者保持心情舒畅，避免精神紧张；改变不良生活习惯和饮食结构；注意适当运动，坚持晨练，以促进消化功能，有利于康复。

【饮食调理】胆囊结石术后患者应避免高脂肪、高胆固醇及油炸食物的摄入。因此，应以易于消化吸收的五谷蔬果，清淡饮食为主食，避免膏粱厚味酿湿碍脾。

【随　　访】药尽喜告：药后足肿消，胃胀止。

2016 年 5 月 16 日告胃胀、足肿至今未复发。

【按　　语】胆囊切除后，消化功能会减弱，有些人在短时间内没有办法代偿，导致消化不良，出现腹胀、胃胀。患者三年尚未获得康复，实际上术后脏腑损伤，致脾胃虚弱，运化失职，土不制水。由于体虚术中或术后均易感受寒邪，中焦寒滞，运化尤弱，水湿外泛，造成胃胀、浮肿。治以温中祛寒，健脾行水。方用五皮散合厚朴温中汤加减化裁。

14. 胆石症胆囊切除术后——宫颈炎

陶某某　女　55 岁　居民

◎ 2009 年 8 月 16 日初诊　白带绵延不断半年余。江西省妇幼保健院检查诊断：“宫颈炎。”服阿奇霉素后，白带浓稠增多；用左氧氟沙星 + 甲硝唑静脉滴注，又出现过敏性皮疹，瘙痒烦躁，并导致咽梗，心烦。胆石症术后 10 个月。纳食一般，大便尚调。舌红苔白腻，脉细而微弦数。

【诊　　断】西医：胆石症胆囊切除术后宫颈炎。中医：带证（湿热下注型）。

【病情分析】胆石症胆囊切除术后，一般是不会引起宫颈炎的。因为宫颈炎是阴道感染病菌所导致的炎症反应。两者患病的部位以及发病机理不同，所以胆囊切除术后不会引起妇科炎症。但是，胆囊切除术对患者心理、生活及身体健康会造成一定的影响，患者抗病能力下降，故而产生宫颈炎症，导致白带增多。

【辨证施治】《素问·骨空论》云："任脉为病……女子带下瘕聚。"《金匮要略·妇人杂病脉证并治》云："妇人之病，因虚、积冷、结气，为诸经水断绝……此皆带下。"《女科经纶》则云："白带多是脾虚，肝气郁则脾受伤，脾伤则湿土之气下陷，是脾精不守，不能输为荣血，而下白滑之物。"

【证　　属】脾虚失运，湿热下注。

【治　　法】健脾燥湿，清热止带。

【方　　药】三妙散合易黄汤加减。黄柏 15 g、苍术 15 g、白术 15 g、芡实 30 g、千里光 15 g、重楼 10 g、生薏苡仁 30 g、白果 12 g、车前子 15 g、山药 30 g、蒲公英 15 g、生甘草 6 g、川牛膝 10 g。7 剂，日 1 剂，水煎服。

【特殊护理】心静则百病自息，必须让患者保持心情舒畅，避免精神紧张；改变不良生活习惯和饮食结构；注意适当运动，坚持晨练，以增强体质，有利于康复。

【饮食调理】胆囊结石术后患者应避免高脂肪、高胆固醇及油炸食物的摄入。因此，应以易于消化吸收的五谷蔬果，清淡饮食为主食，避免膏粱厚味酿湿碍脾。

【随　　访】2009 年 9 月 1 日告：药尽白带已止。

【按　　语】本案是由于胆囊切除术对患者心理、生活及身体健康造成一定的影响，而使抗病能力下降，故而诱发宫颈炎症，导致白带增多的带下证。辨证为脾虚失运，湿热下注。治以健脾燥湿，清热止带。方用三妙散合易黄汤加减，药仅7剂，诸症悉除。

15. 胆石症胆囊切除术后——头痛

戚某某　女　63岁　退休职工

◎ 2011年9月13日初诊　“胆石症”，胆囊切除术后。术后头痛如裹，闷胀沉重伴头晕，血压偏低。纳呆、口淡乏味，体倦困重，睡眠尚可，大便尚调。刻下血压115/75 mmHg。舌红苔薄白、舌中有一纵粗裂、舌苔花剥，脉细而微弦、左弦软、均微数。

【诊　　断】西医：胆囊切除术后头痛。中医：头痛（痰浊上泛型）。

【病情分析】腹部手术中的胰腺疾病会引起头痛，因为有些手术会并发肝下积液而导致头痛。《黄帝内经》则认为头痛病因有风、寒、湿等，其主要责之于风邪。前贤们认为体虚复感外邪、外感内伤均会引起头痛。

【辨证论治】《古今医统·头痛大法内外之因》明确指出：“头痛自内而致者，气血、痰饮、五脏气郁之病，东垣论气虚、血虚、痰厥头痛之类是也；自外而致者，风寒暑湿之病，仲景伤寒、东垣六经之类是也。”本案则是内伤体虚，脾失健运，痰湿内生所致，因为头为清阳之府，需气血之荣养。若脏腑气血内伤，化源不足；尤其是脾胃不健，痰饮内生，可导致气血清阳既不能上荣于脑。又痰浊上蒙清窍而发为头痛头晕。

【证　　属】脾虚湿困，痰浊上泛。

【治　　法】健脾燥湿，和胃渗湿。

【方　　药】香砂六君子汤合二妙丸加味化裁。党参 10 g、茯苓 15 g、炒白术 10 g、陈皮 10 g、广木香 10 g、砂仁 5 g、炙甘草 6 g、法半夏 10 g、炒苍术 10 g、黄柏 10 g、炒鸡内金 15 g、北山楂 15 g、川芎 5 g、绵茵陈 15 g、灵芝 10 g、青皮 10 g、山药 15 g、白芷 10 g、大枣 3 枚、生姜 3 片。7 剂，日 1 剂，水煎服。

【特殊护理】心静则百病自息，必须让患者保持心情舒畅，避免精神紧张；防止过度疲劳，以避虚虚之戒；改变不良生活习惯，注意适当运动，坚持晨练，以增强体质，有利康复。

【饮食调理】改变饮食结构，饮食宜以清淡为主，防止膏粱厚味生湿以碍脾运。

◎ 2011 年 9 月 20 日二诊　头痛头晕减轻五成以上，仍神疲乏力，怕风怕冷。舌红苔白、花剥苔已平复、舌中仍纵裂，脉细而弦、右仍少力。守方加防风 10 g、生黄芪 25 g、肉桂 5 g，以益气固表、温中散寒。再投 7 剂。

【随　　访】14 剂药尽，诸症悉除。

【按　　语】风、寒、湿邪均可致使头痛，但主要责之于风。而本案病因乃是胆囊术后，脏气受伤，致脾虚气弱，运化失常，痰湿内生，肾失温化，水潴为痰，厥逆于上，痰蒙清窍，发为头痛。故按脾虚湿困，痰浊上泛论治。方用香砂六君子汤以健脾燥湿，和胃渗湿；伍以二妙丸以醒脾利湿。

16. 胆结石胆囊切除术后——胃堵塞

樊某某　女　53 岁　教工

◎ 1998 年 7 月 27 日初诊　胃脘痞塞反复发作 2 年。缘于胆囊结石，手术摘除胆囊后出现胃脘堵塞难受。每到暑期使用空调时则易于发作伴下肢怕冷，右侧为甚，矢气多。纳虽可，但食则胃脘痞塞。刻下，又遇暑期，诸症复作而求服中药。舌红苔淡黄稍厚腻，脉弦软、左关滑。

【诊　　断】西医：胆结石胆囊切除术后胃部堵塞。中医：胃痞（脾虚寒凝型）。

【病情分析】胆结石胆囊切除术后胃部堵塞，可能是术后胆汁排泄障碍，导致消化系统缺乏胆汁的参与，从而引起胃肠胀气，形成胃部堵塞；也有可能是慢性胃炎或是幽门梗阻等原因，导致胃肠胀气，形成胃部堵塞现象。

【辨证论治】《素问·六元正纪大论》云："太阳所至为积饮否隔。"《素问·五常政大论》云："卑监之纪……其病留满否塞。"《丹溪心法·痞》释之清楚："痞者，与否同，不通泰也……处心下，位中央，䐜满痞塞者。"本案是由于胆囊切除术后，中焦损伤，脾胃虚弱所致。

【证　　属】脾虚胃弱，中焦寒凝。

【治　　法】温中祛寒，健脾理气。

【方　　药】附子理中汤加味。黑附片 6 g、党参 10 g、焦白术 15 g、炙甘草 6 g、干姜 4 g、炒谷芽 30 g、公丁香 10 g、白蔻仁 10 g、补骨脂 10 g。5 剂，日 1 剂，水煎服。

【特殊护理】心静则百病自息，必须让患者保持心情舒畅，避免精神紧张；注意保暖，避免感寒而加重病情；注意适当运动，坚持晨练，以增强体质。

【饮食调理】改变不良生活习惯和饮食结构，避油腻食物，以五谷蔬果为主食，食忌冷而以温为好；晨起饮用生姜红糖茶一盅，以助散寒暖胃。

【随　　访】1998年8月10日喜告：胃脘痞塞、下肢怕冷已除，使用空调无碍。

【按　　语】痞证，《黄帝内经》《伤寒论》中论述的是外感及外感病误下致痞。本案是因胆囊术后，中气虚弱，寒邪凝结，不能运化水谷精微致痞。故治予附子理中汤加味以温中祛寒，健脾理气，佐以姜糖茶。

17. 胆石症胆囊切除术后——上腹部痛

罗某某　女　35岁　农民

◎ 1977年9月28日初诊　腹痛反复发作11个月。因“胆囊结石”于去年10月在江西医学院第一附属医院行手术摘除胆囊治疗。术后经常上腹部阵发性疼痛如绞，每个月发作1次，发作时伴发热。经抗生素治疗数天后可好转，由于反复不愈，故再入江西医学院第一附属医院复查发现：胆管内有残余结石，经镇痛抗感染治疗后也未见改善。故就诊于中医。刻下，上腹部疼痛，精神欠佳，不能参加体力劳动。纳呆食少，无黄疸，形体略瘦。舌质红边甚、苔薄黄、舌边略见瘀斑，脉细弦微数。

【诊　　断】西医：胆石症胆囊切除术后腹痛、肝内胆管残余结石。中医：胃脘痛（积热壅结型）。

【病情分析】胆石症胆囊切除术后上腹部痛，其原因可能是胃肠功能紊乱、胆汁反流性、消化道溃疡、肠粘连等。而本案经过检查发现为胆管内有残余结石导致。

【辨证论治】按照中医辨证本案乃“胃心痛”(《灵枢·厥病》)，后世称之为心痛、心下痛、脘痛。其因分为外感与内伤两大类，本案据《症因脉治》中所云“若内有积热，外遇湿热，两热蒸酿，则热蕴胃口”而致胃脘痛。患者其内既有术后肝胆瘀积，又有湿热蕴结。

【证　　属】肝胆湿热，积热蕴结。

【治　　法】清肝利胆，峻下瘀积。

【方　　药】大承气汤加味。大黄 6 g、芒硝 9 g（后下）、厚朴 12 g、枳实 9 g、金银花 12 g、茵陈 15 g、黄芩 9 g、广木香 9 g、赤芍 12 g、地榆 12 g、炒麦芽 12 g、鸡内金 9 g、北柴胡 4.5 g。15 剂，日 1 剂，水煎服。

【特殊护理】心静则百病自息，必须让患者保持心情舒畅，避免精神紧张；改变不良生活习惯和饮食结构；注意适当运动，坚持晨练，以增强体质。

【饮食调理】特别叮嘱：忌食膏粱厚味、辛辣油腻，以避再酿湿热，而犯实实之戒。饮食应以五谷蔬果清淡、易于消化食物为主，以利康复。

◎ 1977 年 12 月 4 日再诊　服药 15 剂后，至今 3 个月腹痛未发，精神好，并能进行适当体力劳动。饮食可，二便调。舌红苔薄白、舌边仍有少许瘀斑，脉细弦。要求服药以巩固疗效，守方再投 10 剂以善后。

【随　　访】1994 年 11 月 30 日告：腹痛除，17 年来尚健康。

【按　　语】胆石症手术摘除胆囊后，胆管残石未净，自然会导致上腹部绞痛或并发胆管炎。本案类似于《伤寒论·辨太阳病脉证并治中》中第 100 条文“伤寒，阳脉涩，阴脉弦，法当腹中急痛”。患者既热郁于里，外遇湿热诱发，形成燥热蕴结。故在做好特殊护理和饮食调理的同时，治予大承气汤峻下热积，消痞除瘀；辅以茵陈、柴胡、银花、黄芩、木香，疏肝利胆，行气开郁而收痊功。

18. 胆石症胆囊切除术后——便秘

翁某某　女　49岁　职工

◎ 2008年7月26日初诊　大便秘结难解已3年。3年前因胆石症手术切除胆囊后，导致大便秘结难解。之后逐渐加重，必须服用“肠清茶”方可排便。刻下，停服“肠清茶”后已4天未解，伴腹胀，并心烦不寐。月经不调、经色淡红、时有时无。舌红尖甚苔淡黄，脉细弦小数。

【诊　　断】 西医：胆石症胆囊切除术后便秘。中医：便秘（肠燥瘀结型）。

【病情分析】 胆石症胆囊切除术后便秘，是由于手术带来的胃肠器官损伤而造成的排便困难，这是术后的正常现象。只要在运动和饮食上加以调理，是可以逐渐正常的。但本案历经3年，一直便秘，就属于不正常了。可能是手术对胃肠器官造成了伤害，或是术后饮食不当而给胃肠器官增加了较重的负担，引起消化不良，导致排便不畅，形成便秘。

【辨证论治】《素问·灵兰秘典论》云：“大肠者，传道之官，变化出焉。”若此，则为手术给传道之官造成了损伤，致使传导功能受损而引起便秘。

【证　　属】 脏虚气滞，肠燥瘀结。

【治　　法】 行气散瘀，润肠通腑。

【方　　药】 大承气汤合麻子仁丸加减。生大黄6 g、芒硝4 g（后下）、炒枳壳15 g、炒厚朴15 g、火麻仁30 g、白芍10 g、生地黄15 g、当归身15 g、杏仁10 g、瓜蒌仁10 g、炒莱菔子15 g、炙甘草6 g。3剂，日1剂，水煎服。

【特殊护理】 心静则百病自息，应引导患者保持心情舒畅，避免精神紧张，这样有利于传导功能康复；注意适当运动，并于餐后常摩腹，以促进胃肠蠕动，有助于改善便秘症状。

【饮食调理】合理饮食，多吃一些富含膳食纤维的食物，诸如玉米、红薯、燕麦、韭菜、芹菜等。药膳方：麻子仁粥。粳米50g、黑芝麻15g（炒，捣碎）。粳米熬成粥，和入黑芝麻末，加入适量蜂蜜，趁温服。粳米，甘、平。入脾、胃经，补中益气，健脾和胃，除烦润燥；芝麻，甘，平，入肝、肾、肺、脾经，补益肝肾，滋润五脏。二物合用，有补益五脏，益气增力，润肠通腑的功效。

◎ 2008年7月29日二诊　药至第2天，每日可解大便1次，睡眠改善。今日尚未解，故腹部出现胀满。舌红尖甚苔白，脉细弦软。守方加重生大黄4 g、芒硝2 g，以增峻下通腑之力。再投5剂。

◎ 2008年8月4日三诊　大便能解，量仍少。本月经行2次。舌红苔白，脉细。①守方再加北柴胡10 g，以疏肝健脾。再投7剂。②食疗。生核桃仁10枚，嚼服，每日1次，以助润肠通腑并善后。

◎ 2008年8月11日四诊　大便已通畅，每日1解。舌红尖甚、苔薄而淡黄，脉细而微弦。守方去芒硝，加漂白术30g，以益气通腑，再服7剂以善后。

【随　　访】半年后告：大便通畅。

【按　　语】胆石症胆囊手术摘除后，一般会出现大便次数增多并不成形。而本案则是便秘，可能是术后导致肠胃损伤而蠕动减缓，从而形成便秘，蓄久酿成燥屎。中医则认为其病因是术后气滞血瘀，热积于里。正如《金匮要略·五脏风寒积聚病脉证并治》中云："热在中焦者，则为坚。"患者虚实夹杂，故以大承气汤荡涤肠胃之热积，麻子仁丸润肠通便，麻子仁粥润肠通腑，并佐以麻子仁粥，清润结合，热去腑通。

19. 胆石症胆囊切除术后——出汗

蔡某某　女　66岁　居民

◎ 2010年10月9日初诊　夜间睡眠经常盗汗，加重已3个来月。缘于1996年因胆石症，行胆囊摘除术。术后血压一直偏低，并也经常盗汗。而近3个月加重，出现不间断地盗汗。刻下，心烦少寐，睡后出汗，纳呆，周身酸楚，右足底时时疼痛。血压：90/60 mmHg。舌红苔薄少、舌中有一短纵裂，脉细少力。

【诊　　断】 西医：胆石症胆囊切除术后盗汗。中医：盗汗（阴虚脏躁型）。

【病情分析】 盗汗，从西医角度看，认为是肺结核、甲状腺功能亢进、风湿热等疾病导致。而中医则认为是素体虚弱、情志失调等致使肝肾不足、阴虚火旺、虚热内扰及热迫津液外泄所致。本案是胆石症胆囊切除术创伤后的虚热内扰引起的。

【辨证论治】《金匮要略·血痹虚劳病脉证并治》云："脉虚弱细微者，喜盗汗也。"对盗汗，《黄帝内经》又称之为"寝汗"。

【证　　属】 阴虚脏躁，营卫不和。

【治　　法】 育阴润燥，和营固表。

【方　　药】 甘草小麦大枣汤合黄芪桂枝五物汤加味。炙甘草6 g、浮小麦50 g、大枣6枚、北黄芪35 g、桂枝10 g、白芍30 g、生姜3片、当归10 g、徐长卿15 g、北山楂30 g、炒鸡内金15 g。日1剂，水煎服，连服7剂告愈。

【特殊护理】 汗后注意保暖，避免受凉感冒；避免过劳而防止进一步体虚；坚持适度锻炼，以增强体质。

【饮食调理】 饮食宜清淡，应以五谷蔬果为食，避免吃辛辣、煎炸、烧烤等食物，以及膏粱厚味，防止酿热而加重病情。同时要避免进食生冷油腻，伤害脾胃，不利康复。

【按　　语】患者胆囊术后盗汗，肝木之气受戕，肾水受害，则君火失制。正如《素问·阴阳别论》中云："阳加于阴谓之汗。"故火旺则水亏，水亏则致燥。乃使阴阳失调，营卫不和致阴血不足而盗汗。故以甘草小麦大枣汤育阴润燥，和营敛汗；伍以黄芪桂枝五物汤养血通阳，以助和营敛汗。

第十一章　胰腺

1. 急性坏死性胰腺炎引流术后——腹胀并便秘

邱某某　男　37 岁　职工

◎ 1993 年 6 月 3 日初诊　腹胀，纳呆，便秘月余。缘于急性坏死性胰腺炎，急诊入住江西医学院第二附属医院普外科行引流术。术后经 1 个多月的治疗，仍纳呆，腹胀，大便秘结，4~5 日必须用开塞露肛注后，可解少许硬块便；引流管仍有大量胰液外流。住院医生用"清胰汤"加大黄 20 g，大便不通；再加至 30 g，仍不通。邀余会诊：症见：颜面萎黄，腹部胃脘胀满，口干舌燥而饮水不多。舌质红绛少苔，脉细小数。

【诊　　断】西医：急性坏死性胰腺炎引流术后腹胀并便秘。中医：腹胀，便秘（阴虚肠枯型）。

【病情分析】急性坏死性胰腺炎引流术后腹胀，多为饮食失当，诸如进食了豆类或豆类制品，这类食物容易产生气体导致腹胀；或者饮食油腻，诱发胰液或胆汁分泌过多，出现了炎症而导致；也可能是消化不良，胃肠蠕动减慢、胃动力不足，影响胃排空，食物不能及时消化而导致腹胀。至于便秘，是由于进食少，而且食物中纤维素极少，导致便秘；或是肠道中益细菌的缺乏而导致便秘。

【辨证论治】中医学认为急性坏死性胰腺炎的发生，多由饮食不节，暴饮暴食，过食肥甘厚味或大量饮酒，损伤脾胃，积滞中焦，蕴湿化热所致。正如《素问·至真要大论》云："诸湿肿满，皆属于脾。"脾胃损伤则传导失职。本案已施行引流术，因护理、饮食及治疗失当，导致腹胀、便秘不愈。

【证　　属】术后虚损，热毒内蕴，阴虚肠枯。

【治　　法】益气托毒，凉血活血，润肠通腑。

【方　　药】四妙勇安汤加味化裁。金银花 30 g、玄参 10 g、当归尾 6 g、生甘草 10 g、桃仁泥 10 g、火麻仁 10 g、郁李仁 10 g、炒莱菔子 10 g、生黄芪 15 g、赤芍 20 g、枳实 12 g。5 剂，日 1 剂，水煎服。

【特殊护理】引流术后必须做好常规护理，引流管的保护和引流管的畅通外，术后最重要的护理是心理疏导，心静则百病自息。患者若是心理压力过重，则影响康复而百病丛生。应注意休息，避免过早的运动和过劳，避免损伤气血。慎避风寒，防止感冒。

【饮食调理】饮食是康复的重要因素，一定要以柔软易于消化的流食或半流食为主。避免进食过于油腻或辛辣刺激的食物，即通常所说的肥甘厚味，招致酿热生变。

◎ 1993 年 6 月 7 日二诊　药后大便自通，胰液减少，舌面已长少量白苔，脉仍细而小数。守方加重生黄芪 15 g，加广木香 6 g、北山楂 15 g、炒厚朴 15 g，以助益气托毒，行气助运。再投 5 剂。

◎ 1993 年 6 月 12 日三诊　因故停药，并试拔引流管，2 天后引流口被堵，出现腹部膨隆，经治医生旋即疏通并复插引流管，并再邀余会诊。刻诊，腹部膨隆，纳呆，口淡，日大便1~2解，尿液混浊而量少。舌红苔薄微黄、中间仍少苔，脉细。守方加减再进。

◎ 1993年6月18日三诊　续服5剂后，引流管只有少量透明液体，停药观察。

【随　　访】药尽康复出院。

【按　　语】患者重症胰腺炎穿刺引流术后，产生术后虚损，统摄失权。从而出现胰液不断，损伤阴液，致使阴虚肠枯，腹胀便秘。由于热毒蕴蒸，口干舌燥，舌质红绛，脉细小数，热盛阴虚之象。故治予四妙勇安汤加入芪、芍、四仁以益气托毒，凉血活血，润肠通腑。同时做好特殊护理和饮食调理，乃获康复。

2. 胰腺异位术后——头晕并体温偏低

王某某　女　56岁　居民

◎ 2008年11月18日初诊　胰腺异位手术后头晕，逐渐加重并背冷、体温偏低近1年。缘于1999年因发现“胰腺异位”而手术切除了异位部分。术后出现头晕已有较长一段时间，只是近1年来加重并出现背冷、体温偏低，自测体温均在35.7~35.8℃之间，偶尔有36℃。刻下，头晕而背冷，并全身怕冷、体温偏低，胃凉喜温。纳尚可，偶尔失眠，二便调，绝经已3年。舌质红苔白、舌中厚，脉细弦缓而少力。

【诊　　断】西医：胰腺异位手术后头晕并体温偏低。中医：头晕、背冷（脾肾阳虚型）。

【病情分析】胰腺异位切除手术后，可能出现腹腔感染和腹腔出血，或肝功能损害、肾功能损害、肺部感染，甚至脑梗死、心律失常、肺栓塞等等。而本案则出现头晕并体温偏低及背冷，而且持续近十年，加重近一年之久。可能是胰腺因胰蛋白酶的自身消化作用而引起的疾病，导致免疫力低下，造成经常感冒致使头晕。其头晕同时背冷、体温偏低，临床症状足可说明与免疫力低下、代谢差和经常感冒相关。但中医则认为，据其舌脉是术后内脏损伤，脾虚失运，痰饮内生，阳气被遏所致。

【辨证论治】 正如《金匮要略·痰饮咳嗽病脉证并治》所云："夫心下有留饮，其人背寒冷如掌大……心下有痰饮，胸胁支满，目眩，苓桂术甘汤主之。"

【证　　属】 脾虚痰盛，肾阳亏虚。

【治　　法】 温中化饮，温肾壮阳。

【方　　药】 茯苓桂枝白术甘草汤合附子理中汤加减化裁。茯苓 15 g、肉桂 6 g、炒白术 10 g、炙甘草 6 g、黑附片 10 g、党参 15 g、炮干姜 5 g、巴戟天 10 g、淫羊藿 10 g、枸杞 15 g、炙黄芪 25 g。7 剂，日 1 剂，水煎服。

【特殊护理】 慎避风寒，适度运动，增强体质，防止反复感冒；避免过劳，若过度思虑、疲劳，脾胃之气愈虚，则健运之职愈加失常，影响疗效和术后康复。

【饮食调理】 注重饮食结构，膏粱厚味，助湿生痰，湿邪留滞，则气机壅滞，影响脾胃运化则痰饮愈重。故宜食清淡和易于消化的食物，应以五谷蔬果为主食。

◎ 2010 年 1 月 4 日再诊　2 年前头晕、体温偏低并背冷、胃凉，服中药 7 剂后缓解，因故未能续诊，从而尚未痊愈，近又有复发之势。刻诊，背部微冷，纳食少味，小便清长，体温仍在 36℃左右。舌红苔白、舌边有齿痕，脉细软。

患者因故未能及时复诊，导致阴霾未尽，背冷未除，拟脾肾双调，以散剂缓图。

方用参茸枸杞田七散。红参 100 g、鹿茸 10 g、枸杞 50 g、三七粉 50 g。研末内服，每日 2 次，每次 3 g，温开水送服，并嘱立冬续服。

◎ 2010 年 11 月 8 日三诊　服完散剂后，背冷再次减轻。但体温仍稍偏低，在 36~36.5℃之间。舌红苔白，脉虚软。按前方加重鹿茸 5 g、枸杞 25 g，再进一料。同时，每晚睡前热水泡足，取微汗辄止，可促进血液循环，以温阳散寒。

◎ 2011 年 11 月 8 日四诊　去年立冬在服药的同时，按嘱进行热水泡足，体温已稳定在 37℃。舌红苔薄白、舌中稍厚，脉细弦软、左沉细软。

今日立冬，守方再进一料，以巩固疗效。

【随　　访】诸症悉除，体温正常。

【按　　语】本案胰腺异位术后，出现头晕、背冷，体温低于正常值，类似于“甲状腺机能减退症”。为增强温中扶阳功效，在苓桂术甘汤中加入附子理中汤，并加入巴戟天、淫羊藿、枸杞等温肾之品，以遵“寒者热之”的治疗原则。在症状获得缓解后，患者抱以自然康复之愿望，未复诊以巩固疗效，故未痊愈。二年后出现复发加重之势。经脾肾双调，以参茸枸杞田七散，连服两料（立冬季节），同时做好特殊护理和饮食调理，头晕止，背冷除，体温复常。

3. 胰管结石微创取术后——上腹部痛

罗某某　女　40 岁　自由职业

◎ 2012 年 1 月 12 日初诊　慢性胰腺炎急性发作 4 次并入南昌大学第一

附属医院住院4次。诊为：胆囊、胰管结石。经微创取石术后，由于胰管狭窄而置入支架。后因急性发作剧痛，经检查诊断为胰管狭窄，改置大支架。因1周后剧痛，而取出支架（1月1日出院）。刻下，脘腹阵发性疼痛不适，累及腰背疼痛，四肢冰凉。每天以稀饭、面条、素食为主食，病后从未进用食油，而且少食多餐，每日4~5餐。舌淡红苔厚而淡黄，脉细软微弦。

【诊　　断】西医：胆囊、胰管结石微创取石术后上腹部痛；胰管狭窄并慢性胰腺炎。中医：胃脘痛（中焦气郁型）。

【病情分析】行胰管结石微创取石术并放入支架后，出现急性发作上腹部疼痛。其原因可能是术后排斥反应，或是支架移位所致。虽将支架取出，但由于胰管狭窄而未停止过脘腹疼痛。胰管狭窄导致胰液不畅，也会造成急性或慢性胰腺炎，甚或导致消化不良等相关症状。

【辨证论治】按照中医辨证，本案乃“胃心痛”(《灵枢·厥病》)，后世称之为心痛、心下痛、脘痛。其因分为外感与内伤两大类，本案据《济生方》中所云：“皆因外感六淫，内沮七情，或饮啖生冷果实之类，使邪气搏于正气，邪正交击，气闭塞，郁于中焦，遂成心痛。”患者既有胆囊结石，又有胰管结石。术后肝胆及胰管瘀积，又有湿郁气结，从而形成胃脘痛。

【证　　属】邪郁中焦，湿浊上踞。

【治　　法】疏利肝胆，燥湿开郁。

【方　　药】柴胡疏肝散加减化裁。北柴胡10 g、醋延胡10 g、青皮10 g、陈皮10 g、炒苍术10 g、炒白术10 g、川芎15 g、制香附10 g、生甘草5 g、草豆蔻10 g、栀子10 g、法半夏15 g、茯苓30 g、神曲20 g、北山楂15 g、炒鸡内金30 g、大腹皮15 g、生麦芽30 g。

上药连服5剂，日1剂，水煎服。

【特殊护理】心静则百病自息，故患者必须保持心情舒畅，避免精神紧张；改变不良生活习惯和饮食结构；注意适当运动，坚持晨练，以增强体质。穴位按摩，患者取坐位，点按膈俞穴5~8分钟，每日1次。手法；顺时针方向点按，以得气（酸、胀、麻）为度（在家时由其家人代为施术）。

【饮食调理】本案不仅胰管取石，又发现胰管狭窄，同时进行了胆囊取石，两大消化脏器均受创伤。其胰液不畅、胃肠功能紊乱、胆汁反流、肠粘连等术后并发症显然易见。故此，术后必须控制饮食量，而且饮食宜清淡，应以五谷蔬果为食，避免吃辛辣、煎炸、烧烤等食物；膏粱厚味，容易酿热生湿而加重病情，危害健康。

◎ 2012年1月16日二诊　药后食量增，有饥饿感，人也轻松许多，背痛明显减轻（按医嘱，每日按膈俞1~2次，感觉舒服）。复查血淀粉酶正常。舌红苔淡黄略厚，脉细弦轻。守方再进12剂。

◎ 2012年1月12日—12月28日　复诊25次，随证加减共服药284剂，诸症悉除，饮食复常，二便通调而停药。

【按　　语】患者不仅胰管取石，又发现胰管狭窄，同时进行了胆囊取石，两大消化脏器均受创伤。其胰液不畅、胃肠功能紊乱、胆汁反流、肠粘连等术后并发症显然易见。故此，不断出现脘腹阵发性疼痛不适，累及腰背疼痛，四肢冰凉，不能正常饮食。不论病情如何复杂，都要抓住“邪正交击，气闭塞，郁于中焦”之提示，运用辨证施治这一原则。治予柴胡疏肝散加减化裁，以疏利肝胆，燥湿开郁而获康复。

第十二章　肾脏

一、肾

1. 左肾肿瘤切除术后——口干口渴

吴某某　男　65岁　农民

◎ 2018年10月31日初诊　左肾肿瘤切除术后口干口渴已数十天。经南昌大学第一附属医院检查，彩色图文病理报告确定为“(左肾)透明细胞癌”，并施行手术切除，术后乃至出院后仍然口干口渴。尤其是晚上加剧，喜热饮，饮后又频频小便，故影响睡眠。纳食尚可，大便通调。舌红苔薄而淡黄，脉虚而微数。

【诊　　断】西医：左肾肿瘤切除术后口干口渴。中医：口渴（瘀血阻络型）。

【病情分析】左肾透明细胞癌切除术后已数十天，仍然口干口渴。一则可能是秋燥天气所致；二来可能是手术出血过多，体内水液随血液流失，造成体虚尚未获得康复而口渴。从中医角度认识及分析，应该是术后瘀血阻滞经络，津液不能上承所致。

【辨证论治】口渴一证，多为外邪化热伤津所致，初起多属实证热证。久渴起病缓慢，多由内伤阴虚，阳不化气，或痰湿血瘀中阻，津液不能上承所致。《诸病源候论·虚劳口干燥候》云：“此由劳损血气，阴阳断隔，冷热不通，上焦生热，令口干燥也。”本案口干则是由于手术损伤经脉血气，瘀血阻络，津液不能上承。

【证　　属】瘀血阻络，清阳不升。

【治　　法】化瘀通络，益肺升清。

【方　　药】血府逐瘀汤加味化裁。北柴胡 10 g、生地黄 15 g、川芎 10 g、赤芍 15 g、当归尾 10 g、炒枳壳 10 g、桔梗 10 g、桃仁泥 10 g、川红花 10 g、川牛膝 15 g、生甘草 5 g、葛根 10 g、升麻 10 g、三棱 10 g、莪术 10 g、地龙 15 g。7 剂，每日 1 剂，水煎服。

【特殊护理】患者必须按常规做好护理工作，慎避风寒，防止感受秋令燥邪，而加重病情；注意休息，防止过劳，尤其是房劳伤肾；适度活动，增强体质，以利康复。

【饮食调理】饮食必须清淡，以低盐、低脂为原则，饮食过咸过油腻，均会致使口干口渴症状加重；避免进食辛辣、刺激性食物，戒烟禁酒，以利康复。

【随　　访】2021 年 5 月 5 日因颈部痛就诊告：药后口干口渴止。各项血生化检查显示，除尿酸偏高（510 u/L）外，余项无明显异常；“肾切缘未见癌累及”。

【按　　语】本案口干口渴是由于手术损伤经脉血气，瘀血阻络，津液不能上承。故按瘀血阻络，清阳不升论治。在做好特殊护理和饮食调理的同时，治予化瘀通络，益肺升清。方用血府逐瘀汤加味化裁，药仅一周，口干口渴止。

2. 右肾动脉瘤切除术后——胆汁反流性胃炎

涂某某　男　62 岁　农民

◎ 2019 年 1 月 29 日初诊　右肾动脉瘤切除术后 20 天，出现胃脘嘈杂、恶心伴腹胀腹痛。而且，每在早餐前或睡后半夜 2 点左右胃灼热难受。纳食尚可，大便增多，每日早上必须拉 2 次，不成形。舌红苔白，脉弦软。

【诊　　断】西医：右肾动脉瘤切除术后胆汁反流性胃炎。中医：嘈杂、恶心（痰湿郁滞型）。

【病情分析】右肾动脉瘤切除术后胆汁反流性胃炎，可能是由手术创面较大引起的。也有可能是术后幽门功能失调，胃动力不足等原因导致的。还有可能因为术后饮食不当，过多摄取油脂和高蛋白质食物，导致胆汁排泄功能失调。情志不舒，焦虑、抑郁、恐怖等不良精神因素，也都会影响内脏的敏感性和胃肠动力，乃至影响胆囊的排泄功能而上逆反流。中医认为，此乃痰湿郁滞，湿热中阻，皆因脾虚失运，聚湿生痰，痰湿阻滞中焦，气机逆乱，郁而化热，从而致使胸满泛恶。

【辨证论治】反酸、胃灼热以及恶心伴胸腹部胀满，无论其病因病机如何。一般都认为或寒邪客胃，寒气患胃，胃阳被抑，浊阴不降，郁而成酸；或热扰胃腑，多见于阳盛之体，热客于胃；寒邪化热，宿食痰饮，蕴而化热，即所谓气郁化火，火热扰胃，痰湿上逆，遂致吞酸吐酸。正如《素问·至真要大论》中云："诸呕吐酸，暴注下迫，皆属于热。"《诸病源候论·噫醋候》中云："噫醋者，由上焦有心疾，脾胃有宿冷，故不能消谷，谷不消则胀满而气逆，所以好噫而吞酸，气息酸臭。"至于恶心，《丹溪心法·恶心》云："恶心有痰，有热……欲吐不吐，心中兀兀。"《景岳全书·杂证谟·恶心嗳气》云："此证之因，则有寒，有食，有痰饮，有哕气，有火邪，有阴湿伤胃或伤寒疟痢诸邪之在胃口者，皆得有之。"本案乃右肾动脉瘤切除术后胆汁反流，乃寒邪化热和宿食痰饮，积滞脾胃，痰湿气郁，蕴而化热所致。

【证　　属】痰湿郁滞，气滞胃逆。

【治　　法】行气开郁，化痰和胃。

【方　　药】越鞠丸加味化裁：川芎 10 g、炒苍术 10 g、制香附 10 g、神曲

10 g、生栀子 10 g、高良姜 10 g、吴茱萸 3.5 g、海螵蛸 20 g、煅瓦楞子 25 g、灵芝 12 g。10 剂，每日 1 剂，水煎服。

【特殊护理】心静则百病自息，故患者必须保持心情舒畅，避免精神紧张，而有利于康复；慎避风寒，防止感冒，而影响胃肠功能；注意适当运动，坚持晨练，以增强体质，有利于胃肠功能的康复。

【饮食调理】改变不良生活习惯和饮食结构。必须进食易于消化的食物，而且以五谷蔬果等富含维生素等营养素的食物为主，既保证营养，又容易消化；避免高脂、高蛋白质等膏粱厚味的摄入，忌食辛辣、煎炸、燥热、刺激性食物，防止酿热生湿为患而加重病情。

【随　　访】上方共服 20 剂，诸症悉除。3 月 29 日，丰城市人民医院电子胃镜复查：未见胆汁反流。

【按　　语】右肾动脉瘤切除术后胆汁反流性胃炎，致使嘈杂、恶心。此乃术后体虚，饮食不当，过食肥甘厚味，宿食痰饮，蕴而化热所致。故按痰湿郁滞，气滞胃逆论治。在做好特殊护理和饮食调理的基础上，治予行气开郁，化痰和胃。方用越鞠丸加味化裁，服药 20 剂，诸症悉除。

3. 多囊肾术后——水肿

李某某　女　62 岁　居民

◎ 2012 年 8 月 27 日初诊　面浮及下肢浮肿 4 个月。因右侧多囊肾入住南昌大学第二附属医院行多囊肾破囊去顶术。术后出现下肢浮肿，渐而面浮，及下肢沉重麻木，并伴有腹胀，纳呆，小便短少，烦渴少饮。大便尚调。舌红尖甚苔白、舌中微黄，脉细、右细关弦。

【诊　　断】西医：多囊肾术后水肿。中医：水肿（肾虚水泛型）。

【病情分析】本案为肾原性水肿，主要原因是多囊肾破囊去顶术后，水钠潴留，形成肾病性水肿。主要是由于血浆胶体渗透压降低，液体从血管内渗入组织间隙。同时有效血容量减少带来的激素改变则进一步加重水肿。肾病性水肿多从下肢开始。

【辨证论治】水肿病名出自《黄帝内经》,《金匮要略》称之为“水气病”。本案水肿虽为术后所致，但其病机正如《素问·水热穴论》所云：“勇而劳甚则肾汗出，肾汗出逢于风，内不得入于脏腑，外不得越于皮肤，客于玄府，行于皮里，传为胕肿，本之于肾……”治疗上,《金匮要略·水气病脉证并治》云：“石水其脉自沉，外证腹满不喘。”又云：“诸有水者，腰以下肿，当利小便。”

【证　　属】肾气亏虚，水湿外泛。

【治　　法】益肾化气，健脾利湿。

【方　　药】五苓散合五皮散加味。猪苓 15 g、白术 10 g、茯苓块 15 g、泽泻 25 g、肉桂 3 g、茯苓皮 15 g、生姜皮 6 g、陈皮 10 g、大腹皮 10 g、桑白皮 15 g、生黄芪 20 g、土茯苓 30 g。7 剂，日 1 剂，水煎服。

【特殊护理】水肿患者必须按常规做好护理工作，慎避风寒，防止感冒加重病情；同时注意休息，防止过劳，尤其是房劳伤肾。

【饮食调理】饮食必须清淡，以低盐、低脂为原则。对此前贤有较深刻的认识,《千金要方·水肿》有云：“莫恣意咸物。”《世医得效方·肿满》则云：“惟忌盐，虽毫末许不得入口。”避免进食辛辣、刺激性食物，戒烟禁酒，以利康复。

◎ 2012 年 9 月 3 日二诊　药后腹胀减，下肢浮肿减轻，但出现周身关节酸痛。舌红苔白，脉细软、关微弦。守方加重生黄芪 15 g，加汉防己 10 g，仿防己黄芪汤以祛风利湿；再加椒目 6 g、葶苈子 10 g，以祛肺肠间水气。

再进7剂而愈。

【按　　语】多囊肾手术致肾气受损，气化不利，发为水肿。“肾者，胃之关也，关门不利，故聚水而从其类也。”（《素问·水热穴论》）故用五苓散启其关门，气化膀胱；辅以五皮散健脾胃，利水道，则水肿自退。正如《金匮要略·水气病脉证并治》所云：“腰以下肿，当利小便。”

4. 右肾结石微创取石术后——腰酸腹痛“肾结石并积水”

余某某　女　52岁　居民

◎ 2015年10月9日初诊　右肾结石微创术后腰疲腹痛。三年来于南昌大学第一附属医院已行微创取石术2次。刻下，又出现腰疲腹痛，走路或劳动时，腰腹有下坠感。当地医院B超检查报告：“右肾集合系统轻度分离，肾盂内可见多个绿豆大小强光团回声伴声影。”诊断：“右肾结石伴轻度积水。”纳食尚可，大便1~3日1解、不规律。舌红苔白，脉细而微弦。

【诊　　断】西医：①右肾结石微创术后腰酸腹痛；②右肾结石伴轻度积水。中医：①石淋；②腹痛、腰痛（下焦湿热型）。

【病情分析】肾结石手术后结石尚未清除干净，而且仍有轻度积水并腰酸腹痛，属于异常情况，必须再次手术治疗。由于患者已两次微创取石，故就诊于中医。

【辨证论治】《金匮要略·消渴小便利淋病脉证并治》云：“淋之为病，小便如粟状，小腹弦急，痛引脐中。”

【证　　属】下焦湿热，水道瘀阻。

【治　　法】通调三焦，利水排石。

【方　　药】通调利水排石饮加减。小叶金钱草30 g、鸡内金30 g、海金沙

15 g（包煎）、郁金 15 g、金毛狗脊 15 g、炒枳壳 15 g、川牛膝 15 g、威灵仙 15 g、滑石粉 15 g（包煎）、生甘草 3 g。10 剂，日 1 剂，水煎服。

【特殊护理】术后残石并积水，必须注意生活起居，适当活动，避免过度劳累，定期检查，防止病情恶化。

【饮食调理】饮食以清淡为宜，避免辛辣、刺激性食物；减少含钙量高的食物的摄入，比如牛奶、虾米等；适度多饮水，促进结石的排出。

◎ 2015 年 10 月 21 日二诊　药后无响应，诸症如前。舌红苔白，脉细而微弦。守方加生黄芪 35 g、巴戟天 15 g、肉苁蓉 15 g、当归尾 10 g，以益气升提、温肾化气。再投 20 剂。

◎ 2015 年 11 月 13 日三诊　彩超复查报告："右肾区下极内有两个米粒大小强回声光点，其后有声影，集分带 0.8cm"。诊断："右肾小结石伴集分带分离"。舌红苔白稍腻，脉细弦。

本案共服中药 30 剂，结石尚未全部排下，仍有少量积水，未能痊愈。重新审视脉证。当知久病必虚，肾失气化所致。

故治予五苓散加味。猪苓 15 g、白术 10 g、泽泻 15 g、茯苓 15 g、桂枝 5 g、鸡内金 30 g、巴戟天 15 g、肉苁蓉 15 g、炒苍术 10 g、炒枳壳 10 g、威灵仙 10 g、川牛膝 10 g。再服 14 剂。

◎ 2015 年 12 月 15 日四诊　腰痠腰痛缓解。彩超报告："右肾上极探及一大小约为 1.0 cm × 1.4 cm 囊性暗区，壁光滑，接合部未见分离。"舌红苔白，脉细软。守方加生黄芪 30 g、川红花 10 g，以助益气活血。再投 7 剂以善后。

【随　　访】2018 年 11 月 25 日告：结石消失，至今安康。

【按　　语】患者两次术后，仍有多个绿豆大小残石并积水，同时腰酸腹痛。按下焦湿热，水道瘀阻论治。在做好特殊护理和饮食调理的同时，方用通调利水排石饮以通调三焦，利水排石获效但未愈。据其脉细之象，乃久病肝肾亏损，膀胱气化失权之征。治疗后期运用五苓散加味，以益肾化气而获痊功。

5. 肾结石体外冲击波碎石术后——尿痛

周某某　男　46岁　职工

◎ 2002年12月6日初诊　肾结石体外冲击波碎石术后尿痛2天。因肾结石入某医院进行体外冲击波碎石术，术后出现尿刺痛伴腰痛。查尿常规示：红细胞+++；酸碱值：5.5。舌红尖甚苔白、舌中有一纵粗裂，脉细。

【诊　　断】西医：肾结石体外震石术后尿痛。中医：淋证（湿热下注型）。

【病情分析】体外碎石尿痛，究其原因，一是体外冲击波碎石，损伤脉络，导致感染而出现尿痛。检查尿常规“红细胞+++”可证。二是体外碎石后，直接导致尿路细菌感染，引起尿痛。三是碎石后有可能结石排到膀胱或者尿道里，对尿道产生刺激致使尿痛。

【证　　属】肾络损伤，湿热下注。

【治　　法】凉血止血，利尿通淋。

【方　　药】小蓟饮子加味。小蓟15 g、生地黄20 g、生蒲黄15 g、炒藕节15 g、女贞子12 g、旱莲草15 g、车前子12 g、琥珀末3 g（另包，分两次冲服）、生甘草10 g。7剂，日1剂，水煎服。

【特殊护理】在服用中药外，让患者多饮水，有利于清除下焦湿热，即西医所谓细菌从尿道排出；注意休息，防止过劳而进一步损伤气血；慎避风寒，防止感冒，避免感受风寒而加重尿路感染。

【饮食调理】饮食宜清淡，多食蔬果，少吃肉食，忌辛辣、油腻、煎炸食品，以防膏粱厚味酿成湿热，妨碍康复。

◎ 2002 年 12 月 13 日二诊　复查尿常规示：红细胞 0~1，已基本复常。舌面裂纹转浅，脉细。守方再进 7 剂以善后。

【随　　访】告愈。

【按　　语】肾结石体外冲击波碎石术后，致使肾脏与尿路损伤，脉络瘀阻，乃至尿痛，一般口服消炎药或对症治疗，但效果欠佳。本案按淋证肾络损伤，湿热下注论治。方用小蓟饮子加味以凉血止血，利尿通淋。加上特殊护理和饮食调理而获显效。

6. 肾结石体外冲击波碎石术后——腰痛

吴某某　女　44 岁　农民

◎ 2002 年 7 月 27 日初诊　右肾内结石体外冲击波碎石术后右侧腰痛，并累及腹痛。缘于右肾结石，经某医院体外冲击波碎石术后，结石已排下。B 超复查报告："双肾双输尿管未见明显异常。"但遗下右侧持续性腰痛并伴腹痛。舌红苔白，脉细。

【诊　　断】西医：右肾内结石体外冲击波碎石术后腰痛。中医：腰痛、腹痛（肾虚络阻型）。

【病情分析】肾结石体外冲击波碎石术后致使肾脏损伤，脉络瘀阻，形成内伤腰痛，也就是碎石术后小石在尿路内进行移动而损伤脉络，导致腰痛并腹痛。

【辨证论治】《金匮要略·消渴小便利淋病脉证并治》云："淋之为病，小便如粟状，小腹弦急，痛引脐中。"《华氏中藏经·论淋沥小便不利》：云："砂淋者，腹脐中隐痛，小便难，其甚不可忍。"本案腰痛、腹痛是体外冲击波碎石术后损伤导致，与一般尿路结石疼痛病机类似，故仍以石淋论治。

【证　　属】肾虚血瘀，脉络瘀阻。

【治　　法】滋养肝肾，养血活血。

【方　　药】地黄丸合四物汤加减化裁。山萸 10 g、山药 15 g、牡丹皮 10 g、泽泻 10 g、茯苓 15 g、生地黄 15 g、当归 10 g、白芍 10 g、生甘草 5 g、川芎 10 g。7 剂，日 1 剂，水煎服。

【特殊护理】在服用中药外，让患者多饮水，有利于清除碎石和下焦湿热，防止感染，即西医所谓细菌从尿道排出；注意休息，防止过劳而进一步损伤气血；慎避风寒，防止感冒，避免感受风寒而加重尿路感染。

【饮食调理】饮食宜清淡，多食蔬果，少吃肉食，忌辛辣、油腻、煎炸食品，以防膏粱厚味酿成湿热，妨碍康复。

【随　　访】药尽告愈。

【按　　语】体外冲击波碎石致使肾脏受损，脉络瘀阻，不通则痛，造成腰部和腹部疼痛。在做好特殊护理及饮食调理的基础上，治予滋养肝肾，养血活血。方用四物汤养血活血，化瘀通络，配合地黄丸滋养肝肾，通补结合，其痛自止。

7. 右肾肾结石体外冲击波碎石术后——血尿

涂某某　女　40 岁　居民

◎ 1991 年 5 月 18 日初诊　经常腰痠痛，或尿频伴尿中隐血已 12 年。曾在吉安地区医院检查诊断为“右肾结石”。结石位于右肾盏下段，有花生米大小。于去年 4 月 12 日行体外震石，排出结石约 4/5。复查后仍发现有 1 粒红豆大小结石未能排出。震石时检查身体发现“双肾及胃下垂”。排石后出现头晕、恶心，尤其厌油腻。纳呆，口淡，口干喜温饮，饭后欲吐，有轻微乍寒乍热。大便调，小便长而淡黄。舌红苔薄白，脉细弦软。

【诊　　断】西医：右肾内结石体外冲击波碎石术后血尿。中医：血淋（脾肾亏虚型）。

【病情分析】肾结石体外冲击波碎石术后出现血尿，一般属于正常现象，无须担心。由碎石时刺激了周围的毛细血管所致，通过多饮水、多排尿会逐渐缓解。但本案尿中隐血 12 载，则属非正常现象。经复查发现右肾内仍有碎石尚未排净，必须继续治疗。

【辨证论治】《杂病源流犀烛·五淋二浊源流》云："轻者为砂，重者为石。"历代医家均认为，石淋的形成，是由于湿热下注，化火灼阴，煎熬尿液，或因日久正气亏耗，虚实夹杂所致。而血淋则正如《诸病源候论·淋病诸候》所云："血淋者，是热淋之甚者，则尿血，谓之血淋。"本案则因右肾结石体外冲击波碎石术后，肾中残余之石所致。

【证　　属】脾肾亏虚，枢机不利，胃失和降。

【治　　法】和解枢机，和胃降逆，补脾益肾。

【方　　药】小柴胡汤合香砂六君子汤加减化裁。北柴胡 6 g、党参 15 g、法半夏 10 g、黄芩 10 g、炙甘草 6 g、大枣 5 枚、生姜 3 片、白术 10 g、茯苓 30 g、砂仁 3 g、炒枳壳 15 g、鸡内金 20 g、郁金 10 g、丹参 20 g、菟丝子 20 g。7 剂，日 1 剂，水煎服。

【特殊护理】注意休息，防止过劳而进一步损伤气血。在服用中药的同时，多饮水，增加尿量。适当运动，有利于残石的排出，以根除尿血之源。慎避风寒，防止感冒，避免感受风寒而加重尿路感染。

【饮食调理】饮食宜清淡，多食蔬果，少吃肉食，忌辛辣、油腻、煎炸食品，以防膏粱厚味酿成湿热；同时，多饮水，有利于残石排出和尿血的根除。由于长期尿血而损伤肾气，致使持续性腰酸不适。故以药膳方协同调治，猪腰炖杜仲：猪腰一对，炒杜仲 20~30 g。猪腰剖开洗净，与炒杜仲置入砂锅，加入适量清水，慢火炖烂后，去杜仲，加入少许食盐及佐料，食腰喝汤。方解：猪腰，味咸，性平，归肾经，可治肾虚腰疼；杜仲，性温，味甘，归肝、肾经，其效为补肝肾，强筋骨。因此。本方有补益肝肾，强筋健骨之功。可用于肾虚腰疼，腰膝无力等。每周食用1~2次，协同中药治疗。

◎ 1991年6月2日　上药共进10剂，呕恶已除，纳食增。

◎ 1993年3月28日再诊　仍头晕乏力，易于疲劳，失眠与嗜睡同时存在。怕冷、尤以背部为甚。口干喜温饮，纳少乏味而喜辛辣。二便尚调。B超复查报告："右肾下盏仍有结石。"舌淡红苔白稍厚，脉细弦、左尤细、均软而少力。

患者碎石术后，出现体虚，故时时外感，药后虽愈，但肾气受损，导致肾阳亏虚而出现阳虚之证，而且余石未尽。故拟温肾利水调治。

方用济生肾气丸加味。山萸肉10 g、山药15 g、茯苓30 g、泽泻12 g、熟地黄15 g、怀牛膝10 g、车前子10 g、牡丹皮10 g、黑附片5 g、肉桂3 g、威灵仙30 g。7剂，日1剂，水煎服。

◎ 1993年4月25日四诊　颜面已见红润，精神倍增，纳可，大便调。舌红苔微黄厚，脉细弦。针对右肾余石，治以通调水道，利尿排石。

方用通调利水排石饮加减。鸡内金20 g、金毛狗脊15 g、海金沙10 g、金钱草15 g、郁金10 g、炒枳壳30 g、川牛膝10 g、威灵仙20 g、北枸杞15 g。再连服7剂。

药后告：体检复查，双肾及尿路无明显异常。

【随　　访】2015年12月告：至今安康。

【按　　语】本案虽是体外碎石后所致血尿，但其因乃为残石引起。故按石淋并结合刻下证候，予以辨证施治。辨为脾肾亏虚，枢机不利，胃失和降。首诊拟和解枢机，和胃降逆，补益脾肾为治，方用小柴胡汤合香砂六君子汤加减以和解枢机，和胃降逆；外邪去后，次诊拟温肾利水调治，方用济生肾气丸加味化裁；末诊因残石未尽，拟利水排石以善后，方用通调利水排石饮（出自《邹嘉玉临证精要》）。同时，做好特殊护理、饮食调理及药膳协同治疗，终获痊愈。

8. 左输尿管下段结石取石术后——发热

王某某　女　43岁　农民

◎ 1995年5月13日初诊　左输尿管下段结石手术取石术后，发热反复40余天。缘于左输尿管下段结石伴发热入住南昌市中西医结合医院手术取石，术后经静脉滴注抗生素，发热不退，反而加剧，体温最高40℃，一般在38~39.5℃之间徘徊。刻诊，发热、畏寒，寒热往来已持续40余天。同时头晕、口苦，不欲食，大便干结、数日一解，小便尚通调。舌红苔薄黄，脉细弦小数。

【诊　　断】西医：左输尿管下端手术取石术后发热。中医：发热（表里失和型）。

【病情分析】输尿管结石手术后反复发热，一般是因为出现了感染，由于炎症刺激免疫系统，引起全身性的炎症反应而导致发热。诸如术后出现尿路梗阻、排尿不通畅则容易引起感染，炎症刺激人体的免疫机能而致发热。可是，本案术前发热，术后加剧并持续40余天。其发热与手术似乎无明显的因果关系，其实术前为下焦湿热所致；术后创伤导致内伤体虚，外感发热。这种发热是外感与内伤兼而有之，又由于治疗失当，致使持续发热。因此，必须辨证而论治。

【辨证论治】《伤寒论·辨太阳病脉证并治中》第97条文云："血弱、气尽，腠理开，邪气因入，与正气相搏，结于胁下。正邪纷争，往来寒热，休作有时，嘿嘿不欲饮食……小柴胡汤主之。"

【证　　属】风寒外袭，表里失和。

【治　　法】清透少阳，和解表里。

【方　　药】小柴胡汤加味化裁。北柴胡12 g、党参15 g、法半夏10 g、黄芩10 g、炙甘草10 g、徐长卿10 g、青蒿12 g、生姜3片、大枣6枚、炒莱菔子10 g。4剂，日1剂，水煎服。

【特殊护理】要求患者注意休息，避免劳累而损伤气血，加重病情；多饮水，有利于防止术后尿路反复感染；慎避风寒，防止再次感冒，以利康复。

【饮食调理】饮食宜清淡，多食蔬果，少吃肉食，忌辛辣、油腻、煎炸食品，以防膏粱厚味，酿成湿热，妨碍康复。

◎ 1995年5月22日告　4剂药后发热已退。刻下，仍神疲乏力，纳食少味。舌红边甚、苔薄淡黄，脉细软。守方加减再服4剂，以巩固疗效。

【按　　语】因石淋而发热，虽经取石并静注抗生素等药，发热不退。这种术前发热、术后创伤又导致内伤体虚发热及外感发热，致使发热加剧而不退。这种发热是外感与内伤兼而有之，根据病情脉证，遵旨予小柴胡汤加青蒿等化裁，以清透少阳，和解表里。同时做好特殊护理及饮食调理。药仅4剂热退，8剂病愈。

9. 右尿路结石手术取石术后——发热

许某某　女　40岁　农民

◎ 2002年8月7日初诊　右尿路结石术后低热40天。缘于6月下旬因右尿路结石施行手术取石术后，一直低热不退。体温在37.2~37.6℃之间，经抗感染治疗20多天未效，而就诊于中医。刻诊，发热，怕风，皮肤燥热。纳食少味，大便尚调。舌淡红苔淡黄、舌边有齿痕，脉细弦数。

【诊　　断】西医：右尿路结石手术取石术后低热。中医：发热（脾胃气虚型）。

【病情分析】手术后发热，究其原因，一是伤口合并感染；二是失血过多或者术后补液不足而引起发热；三是术后人体组织损伤，坏死组织在吸收过程中刺激到机体的免疫系统而引发。

【辨证论治】当时误辨为：邪入阴分，复感外邪，表里失和。拟滋阴清热，疏解外邪，和畅枢机为治。方用青蒿鳖甲汤合小柴胡汤加减化裁。青蒿10 g、生地黄15 g、地骨皮10 g、知母10 g、牡丹皮10 g、北柴胡10 g、党参10 g、黄芩10 g、法半夏10 g、牛蒡子10 g、大枣5枚、生姜2片、生甘草3 g、木贼草30 g。5剂，日1剂，水煎服。

【特殊护理】要求患者注意休息，避免劳累，损伤气血，而加重病情；多饮水，有利于防止术后尿路反复感染；慎避风寒，防止再次感冒，妨碍康复。

【饮食调理】饮食宜清淡，多食蔬果，忌辛辣、油腻、煎炸食品，以防膏粱厚味，酿成湿热，不利康复。

◎ 2002年9月11日二诊　药无寸效。复入南昌大学第二附属医院检查血常规报告：全血偏低，血清铁蛋白1.3 ng/mL；检查肾功能未见异常；肾X线片报告："右肾已处恢复期。"给服富马酸亚铁、阿胶口服液等药亦不见效。刻诊，低热，头晕、健忘，眠尚可。纳食一般，食后口酸，大便尚调。舌质略暗红苔淡黄、舌边有齿印，脉弦软。

据其脉证，当为术后损伤气血，其证即“劳倦内伤，气虚发热”之属。正如《素问·刺志论》所云：“气虚身热此谓反也。”故治拟：补中益气，甘温除热。

方用补中益气汤加味化裁。党参 12 g、生黄芪 30 g、白术 10 g、炙甘草 5 g、当归 10 g、陈皮 10 g、北柴胡 10 g、升麻 10 g、苍术 10 g、广木香 10 g、茯苓 30 g、谷芽 30 g、麦芽 30 g。7 剂，日 1 剂，水煎服，药尽热退症除，之后按贫血（虚损）服中西医药调治。

在服中药的同时，饮食宜合理搭配具有营养而易于消化食品，适当食用一些肉食及蛋类，以补充气血。但不宜过多食用膏粱厚味，而有碍脾胃运化。

【按　语】本案术后低热不退，因其“发热、恶风、纳少、脉象细弦数”而误为“表里失和”，忽略了术后内伤体虚之实质。参照实验室检查血常规报告，施以补中益气、甘温除热。同时做好特殊护理及饮食调理并配合肉、蛋食物的调补而收桴鼓之效。

二、膀胱

1. 膀胱癌术后——尿液浑浊并尿涩不畅

李某某　男　75 岁　退休干部

◎ 2005 年 3 月 24 日初诊　膀胱癌术后尿液浑浊伴尿涩不畅 1 年余。发现膀胱癌 1 年多来，已历经 2 次手术切除，近期为膀胱癌第二次手术切除后。早晨尿液浑浊，尿时涩而不爽，虽服药未效。检查尿常规：白细胞 5~7 个 /HP，PH6.5。肢体倦怠，纳尚可，小腹微胀痛，大便调。舌红苔薄白、舌面呈网状细裂，脉细弦数。

【诊　　断】西医：膀胱癌术后尿液浑浊并尿涩不畅。中医：气淋（气阴两虚型）。

【病情分析】膀胱癌术后尿液浑浊并尿涩不畅，主要是术后需要留置导尿而引起的尿道感染所致，或者是膀胱肿瘤未能完全切除干净，导致肿瘤复发，从而随着肿瘤的增大，可引起出血而导致上述症状。本案既是高龄，又是二次手术。故此术后感染一直不愈。

【辨证论治】《诸病源候论·淋病诸侯》云："诸淋者，由肾虚而膀胱热故也。"又云："气淋者，肾虚膀胱热，气胀所为也……膀胱热，热气流入于胞，热则生实，令胞内气胀则小腹满，肾虚不能制其小便，故成淋。"

【证　　属】气阴两虚，湿热下注。

【治　　法】益气升阳，解毒除湿。

【方　　药】黄芪六一汤合八正散加减化裁。生黄芪30 g、生甘草5 g、萹蓄15 g、瞿麦15 g、车前子12 g、滑石粉30 g、木通5 g、栀子10 g、生地黄15 g、太子参15 g、龙葵15 g、半枝莲15 g、灵芝12 g、浙贝母15 g、石苇15 g、玉米须15 g、薏苡仁30 g。日1剂，水煎服。

【特殊护理】注意休息，避免劳作而损伤正气，不利于康复；稳定心态，保持乐观，心静则百病自息。

【饮食调理】饮食宜清淡，多食蔬果，少吃肉食，忌辛辣油煎食品，以防膏粱厚味，酿成湿热，妨碍康复；除服用中药外，让患者多饮水，有利于养阴滋肾，清除下焦湿热，即西医所谓让细菌从尿道排出。

◎ 2005年12月13日再诊　首方共服34剂后，尿常规复常。故此再诊患者要求调理并巩固疗效。刻下，纳香、眠可，二便调。舌红苔薄少，脉数。

据当前脉证，仍属气阴亏虚。故随证拟养阴扶正，凉血活血为治。

方用青蒿鳖甲汤加减。青蒿 12 g、赤芍 15 g、龙葵 15 g、雪见草 15 g、焦栀子 12 g、醋鳖甲 10 g、牡丹皮 12 g、重楼 15 g、栀子根 15 g。30 剂，日 1 剂，水煎服。

◎ 2007 年 4 月 25 日三诊　经医院复查，血生化、体格检查均未发现明显异常。纳香，眠可，二便调。舌红苔淡黄，脉细弦而数。守方加减进退再进 30 剂。

◎ 2007 年 7 月 1 日四诊　家人代述：感觉良好，健康稳定。守第二方加紫河车 10 g、灵芝 10 g，以固本培元。再进 30 剂。

◎ 2008 年 1 月 14 日五诊　间断地服中药 94 剂，体质增强，形体已偏胖。初始手术创口经常疼痛，药后已止。夜尿由 3~4 次，减为 1 次。纳香，眠可。舌红苔白，脉细弦。随证加减以善后。

【随　访】2008 年 7 月 22 日电话告：起居、饮食如常。

2015 年 6 月 22 日家人喜告：术后十年，至今安康。

【按　语】患者年逾古稀，一年中接受两次手术，致使脾虚气弱，中气下陷，湿热下注，发为气淋。故治予黄芪六一汤合八正散加减以益气升阳，解毒除湿；后期治予青蒿鳖甲汤以养阴扶正，活血凉血，固本培元。同时做好特殊护理和饮食调理，药至百十余剂，终获痊功。

2. 膀胱癌术后——失眠

范某某　男　66 岁　退休公务员

◎ 2015 年 3 月 30 日初诊　膀胱癌术后不寐反复发作。缘于 3 年前膀胱癌术后就出现睡眠欠安，虽经服药，但时好时差。近期复查发现肺转移伴脑梗、血糖高、左肾衰竭、右肾积水等，失眠加重。刻诊，心烦失眠，不易入睡，睡后易惊醒，有时彻夜不寐。颜面黧黯，神疲乏力，纳呆食少，大便干结。舌红苔薄黄、舌尖呈“人”字样碎裂，脉细弦无力。

【诊　　断】西医：膀胱癌术后失眠。中医：不寐（胆寒胃热型）

【病情分析】膀胱癌术后失眠多由术后体虚，气血不足所致；尤其是情志所累，术前术后惊恐，情绪不安，皆可导致心神不宁而不寐；或是忧思过度而伤脾，脾失运化，化源不足，心失所养而不寐；或是精神紧张，忧愁思虑，心血暗耗，加上心烦抑郁，久而化火，扰动心神，致使心烦不寐。

【辨证论治】《素问·逆调论》云：“阳明者，胃脉也。胃者六腑之海，其气亦下行，阳明逆不得从其道，故不得卧也。《下经》曰：胃不和则卧不安，此之谓也。”《严氏济生方·五脏门》则云：“胆气实热不得睡，神思不安。”《古今医鉴》明确指出：“有痰在胆经，神不归舍，亦令不寐。”

【证　　属】胆寒胃热，痰火上扰，痰瘀蕴结。

【治　　法】温胆清胃，化痰宁神，破血散瘀。

【方　　药】①温胆汤合栀子豉汤加减。法半夏 15 g、陈皮 10 g、茯苓 15 g、竹茹 20 g、生栀子 12 g、淡豆豉 10 g、三叶青 10 g、天冬 10 g、麦冬 10 g、山药 30 g、太子参 20 g、炙甘草 6 g、漂白术 30 g、山慈菇 15 g、猫爪草 15 g、当归尾 15 g、川黄连 6 g、大枣 5 枚、生姜 3 片、丹参 30 g、桃仁泥 10 g、川红花 10 g、炒莱菔子 30 g、生黄芪 25 g。7 剂，日 1 剂，水煎服。

②水蛭散。炙水蛭 30 g、炮山甲 30 g、三七粉 30 g（打粉）。每日 3 次，每次 3 g，温开水送服，以破血散瘀，通络散结。

【特殊护理】心乱则百病丛生，首先做好心理疏导，使患者懂得心理作用与疾病治疗的关系，帮助其树立与疾病作斗争的信心；适当运动，既有利于放松心态，调整心情，又有利于增强体质，促进康复。

【饮食调理】要注意进食营养均衡、易于消化吸收的食物，并注意各种蔬菜和各种高蛋白类食物的合理搭配，以利脾胃之运化和滋养阴血。故必须以清淡为主，避免进食过于辛辣刺激的食物和高蛋白类食物，防止膏粱厚味，酿热生变。

◎ 2015 年 4 月 9 日二诊　药后已能安睡，纳食口味仍差，小便短而不畅，大便已不结，面色已露红润。舌红苔白，脉弦软微数。①守方去淡豆豉，加泽泻 15 g、猪苓 15 g、桂枝 5 g，以益肾化气，促进膀胱功能康复。再服 10 剂以善后。②散剂。守方再进一料。

【按　　语】本案因膀胱癌术后，又发现肺转移后，致使心神失宁而胆虚气怯，酿成痰火，扰动心神，而成不寐。而且有脑梗、高血糖、左肾衰竭、右肾积水等诸多伴随症。故首先治予心理疏导，引导患者正确对待疾病；次予温胆汤合栀子豉汤加减以温胆清胃，化痰宁神；水蛭散配合治疗以破血散瘀，通络宁神。如此，一疏一通，一温一清、一化一散，使胆和胃清，痰消瘀散，其寐自安。

3. 膀胱癌术后——尿痛

张某某　男　69 岁　退休公务员

◎ 2021 年 5 月 10 日初诊　膀胱癌术后尿痛四个月。曾因患有前列腺增生症而施行过电切术，之后又发现膀胱细胞癌并手术切除。术后出现尿痛。出院后一直在口服比卡鲁胺及皮下注射戈舍瑞林；每周膀胱灌注 1 次表柔比星。仍一直尿痛，尤其是灌注药后尿痛加剧。有“糖尿病”史。舌红苔微黄、舌面呈网状裂纹，脉细弦数。

【诊　　断】西医：膀胱癌术后尿痛。中医：淋证（膀胱湿热型）。

【病情分析】膀胱癌术后尿痛，其原因：一是伤口尚未完全愈合，排尿过程中对伤口造成刺激所致；二是泌尿系统感染，尿道受到病原体刺激，导致黏膜损伤，因而出现排尿疼痛；三，可能是膀胱癌复发所致。患者术后四个月一直在用药，可以排除上述一、三两项原因，最有可能的是尿路感染。据证中医认为是膀胱湿热所致，

【辨证论治】《金匮要略·消渴小便利淋病脉证并治》云：“淋之为病，小便如粟状，小腹弦急，痛引脐中。”《诸病源候论·淋病诸侯》云：“诸淋者，由肾虚而膀胱热故也。”《丹溪心法·淋》亦云：“淋有五，皆属乎热。”

【证　　属】膀胱湿热，水道不畅。

【治　　法】养阴扶正，清热解毒。

【方　　药】一贯煎合六一散加味化裁。生地黄 25 g、北沙参 20 g、当归尾 10 g、川楝子 10 g、枸杞 12 g、麦冬 10 g、滑石粉 30 g、生甘草 5 g、土茯苓 30 g、车前子 15 g、白花蛇舌草 30 g、山慈菇 15 g。7 剂，每日 1 剂，水煎服。

【特殊护理】注意休息，避免劳作而损伤正气，不利于康复；慎避风寒，防止感冒，妨碍康复；稳定心态，保持乐观，心静则百病自息。

【饮食调理】饮食宜清淡，多食蔬果，少吃肉食，忌辛辣油煎食品，以防膏粱厚味，酿成湿热，加重病情。除服用中药外，让患者多饮水，有利于养阴滋肾，清除下焦湿热，即西医所谓让细菌从尿道排出。

◎ 2021 年 5 月 17 日二诊　药后尿痛有所改善，空腹血糖稳定在 7.0 mmol/L，餐后 2 小时 8.1 mmol/L。舌脉如前。守方再进 7 剂。

◎ 2021 年 5 月 29 日三诊　25 日医院复查结果：1. 前列腺电切术后改变；2. 膀胱肿瘤术后改变；3. 后尿道狭窄。

随证治之，前后共服药 98 剂。复查各项指标未见明显异常。

【按　　语】患者术后体虚，抵抗力下降，容易出现术后膀胱感染，故而出现尿痛。此外，表柔比星膀胱灌注，是否会引起膀胱刺激征，还有待临床观察。中医认为，此乃内伤正气，外感湿热之邪，致使秽浊湿热之邪侵入膀胱，发而为淋。故按膀胱湿热，水道不畅论治。治予养阴扶正，清热解毒。在做好特殊护理和饮食调理的基础上，药至 98 剂而获康复。

第十三章　肠腑

一、十二指肠

十二指肠息肉切除术后——慢性腹胀

王某某　男　40 岁　农民

◎ 1992 年 10 月 29 日初诊　胃胀、纳呆反复发作 1 年半。缘于去年 5 月因十二指肠息肉而行十二指肠切除术，术后一直胃胀并加重半个月，故而十分的郁闷。刻诊，胃脘胀痛并口淡、纳呆，大便拉稀。23 日在丰城市人民医院钡餐复查报告：“胃十二指肠升部粘连。”舌红苔白润，脉濡。

【诊　　断】西医：十二指肠息肉切除术后慢性腹胀。中医：腹胀（脾虚气滞型）。

【病情分析】十二指肠切除术后，由于肠腔外浆膜层受到破坏，肠管和周围组织发生粘连性生长，出现肠粘连，部分患者甚至会出现慢性腹痛或梗阻的症状。引起的肠粘连，按照常规一般一年左右会慢慢康复。患者历经十八个月，不仅没有缓解，而且进行性加重。因此，必须通过中医的辨证进行治疗。

【辨证论治】脾胃虚寒和脾虚气滞均是导致腹胀的原因。《灵枢·师传》云："脐以下皮寒，胃中寒则腹胀。"《素问·厥论》亦云："阴气盛于上则下虚，下虚则腹胀满"。本案由于较长时间未能获得康复而心情郁闷，导致肝气怫郁，脾虚气滞；加上胃伤致虚，脾失健运，形成寒湿困脾，从而引起腹胀、口淡、纳呆、大便拉稀等一系列症状。正如《诸病源候论·腹胀候》所云："腹胀者，由阳气外虚，阴气内积故也。"

【证　　属】脾胃虚寒，肝郁气滞。

【治　　法】温中祛寒，行气止痛。

【方　　药】理中汤合金铃子散加味化裁。党参 10 g、炮干姜 6 g、焦白术 10 g、炙甘草 6 g、延胡索 10 g、川楝子 10 g、炒谷芽 30 g、枳实 10 g、煨肉豆蔻 10 g、黑附片 6 g、炒鸡内金 30 g、大腹皮 30 g、台乌药 10 g。7 剂，日 1 剂，水煎服。

【特殊护理】十二指肠切除术后引起的腹胀历经 18 个月，不仅没有缓解，而且进行性加重。西医药只能对症治疗，没有什么特殊的治疗办法。中医除辨证施治予以汤药调治外，还可以采取穴位按摩。取穴：内关、膈俞、脾俞、足三里。每日 1 次，按摩 15~30 分钟，可促进肠胃蠕动以收缓解胃脘胀痛之效。要求患者在饭后自行按摩脘腹 5~10 分钟，以助康复。慎避风寒，防止感冒而伤阳。

【饮食调理】饮食必须是温暖、易于消化的食物，而且以五谷蔬果为主，避免高脂、高蛋白质等膏粱厚味，尤其忌食生冷坚硬食物，若此则会有碍脾运和损伤脾胃阳气而加重病情，危害健康。

◎ 1992 年 11 月 7 日二诊　药后胀满疼痛减，大便仍稀软。舌红苔薄黄，脉细弦软。

◎ 1993 年 3 月 8 日再诊　胃脘胀痛已止，纳食仍少，大便有时拉稀，易感，体力未复，故要求调理。舌红苔微黄，脉细弦缓。拟健脾助运，益气固表调理并善后。

方用七味白术散合玉屏风散加味化裁。西洋参 6 g、焦白术 10 g、茯苓 30 g、藿香 6 g、煨葛根 10 g、炙甘草 10 g、黄芪 20 g、防风 10 g、炒厚朴 10 g、枳实 10 g、紫河车 10 g、青木香 10 g、高良姜 10 g、制香附 10 g、炒神曲 10 g。5 剂，上药研细粉，炼蜜为丸，每日 3 次，每次 3 g，温水送服。

【随　　访】1996 年 6 月 20 日来告：3 年前药丸未尽，诸症已除，身体康复！

【按　　语】十二指肠切除术是相对较大的手术，术后可能出现相应的并发症，诸如胆汁反流性胃炎容易诱发急性胰腺炎，还可能出现严重的腹泻。有些人会出现消化吸收功能不良等。本案则引起“胃十二指肠升部粘连”，致胃胀、纳呆、口淡、便泄。据其脉证，当为脾胃虚寒，肝郁气滞。正如《伤寒论·辨阴阳易瘥后劳复病脉证并治》第 396 条文云：“大病瘥后，喜唾，久不了了，胸上有寒，当以丸药温之，宜理中丸。”故在做好特殊护理及饮食调理的基础上，治予理中汤温中祛寒，辅以金铃子、玄胡等行气化瘀之品，以收初效；继用散剂益气固表，健脾助运而收痊功。

二、大肠

大肠息肉摘除术后——黏液便

邹某某　女　38岁　居民

◎ 2010年10月9日初诊　解白色黏液便半月余。因经常大便或结或泄不正常，入南昌大学第二附属医院就诊检查，肠镜报告“大肠增生性息肉（距肛门15 cm）”，并手术夹除。刻下，息肉虽夹除，但大便仍一直不正常，并出现白色黏液，有时4~5天不解或日4~5解，量少如幼儿便，腹胀，纳呆，眠尚可。舌红苔白、舌中呈“川”字样细纵裂，脉弦软略滑。

【诊　　断】西医：大肠增生性息肉夹除术后菌痢。中医：白滞痢（寒湿凝阻型）。

【病情分析】大肠增生性息肉夹除术后拉白色黏液便，可能肠道菌群失调所致。因为未能进行粪便检查和培养，只能是根据临床症状诊断。中医对此的认识，正如《诸病源候论·诸痢病候》云：“白滞痢者，肠虚而冷气客之，搏于肠间，津液凝滞成白，故为白滞痢。”因此，为大肠增生性息肉夹除术后，肠腑虚损感受寒邪所致。

【辨证论治】《素问·至真要大论》云：“诸病水液，澄澈清冷，皆属于寒。”结合《诸病源候论·诸痢病候》所云：“肠虚而冷气客之，搏于肠间，津液凝滞成白。”及《景岳全书·杂证谟·痢疾》中云：“下痢脓垢之属，无非血气所化，但白者其来浅，浮近之脂膏也；赤者其来深，由脂膏而切肤络也……”

【证　　属】肠腑虚弱，寒湿凝滞。

【治　　法】益气健脾，燥湿止痢。

【方　　药】参苓白术散合白头翁汤加减。党参12 g、茯苓15 g、苍术10 g、漂白术 10 g、薏苡仁 30 g、桔梗 10 g、广木香 10 g、砂仁 10 g、白头翁 10 g、秦皮 10 g、川黄连 5 g、黄柏 10 g、炙甘草 6 g、北山楂 30 g、陈皮 10 g、地锦草 30 g、法半夏 10 g。7 剂，日 1 剂，水煎服。

【特殊护理】慎避风寒，防止感冒伤寒进一步损伤人体阳气；必须保持心情舒畅，避免精神紧张；改变不良生活习惯和饮食结构；注意适当运动，坚持晨练，以增强体质，有利于肠功能的恢复。

【饮食调理】饮食必须是温暖、易于消化的食物，而且以五谷蔬果为主，避免高脂、高蛋白质等膏粱厚味，酿湿为患；尤其要忌食生冷坚硬食物，若此则会加重病情，危害健康。

◎ 2010 年 10 月 25 日二诊　按上方共服 14 剂，大便黏液已净，大便已日一解或两日一解，始畅后艰，纳香，眠可。舌红苔黄微厚、舌尖边微红甚，脉弦而软。

根据脉证，肠腑未健，故大便不甚通畅，此与术创相关，故予以参苓白术散，加大白术用量为 30 g，以益气通腑，健脾燥湿，再服一周以善后。

【随　　访】2011 年 6 月 18 日因手疾就诊告：黏液便药后已止，未再复发。

【按　　语】大肠增生性息肉，多属于良性增生。其临床表现为腹痛、腹泻、便血，本案则表现为便结或腹泻或黏液便。息肉虽经夹除，但黏液便不止。此乃肠腑虚弱，寒湿凝滞所致。但据其脉证，除肠虚有寒外，还夹有湿热之邪。故治于益气健脾，燥湿止痢。方用参苓白术散合白头翁汤 7 剂缓解，此治正如《丹溪心法·痢》中所云："痢虽有赤白二色，终无寒热之分，通作湿热治。"由于术创肠虚，白滞净后，又出现大便解而不畅。究其原因，均在一个"虚"字，故在原方的基础上重用白术，以益气通腑，再服而愈。

三、结肠

1. 结肠息肉摘除术后——大便秘结

宗某某　男　53岁　医生

◎ 2014年9月25日初诊　便秘不解。一年来，因结肠息肉，曾先后两次施行摘除术。术后无便意，3天不如厕则大便干结解不出，必须依赖开塞露以通便。同时，伴有心烦易怒。纳、眠尚好。舌红苔薄黄，脉细弦、重按少力。

【诊　　断】西医：结肠息肉摘除术后大便秘结。中医：便秘（肝郁脾虚型）。

【病情分析】结肠息肉术后大便秘结的原因，一是吻合口狭窄，即吻合口愈合不良；二是饮食不当，在吻合口没有完全恢复之前，进食油腻、难以消化的食物而导致消化不良的便秘；三是肠道菌群失调，患者膳食纤维摄入过少、饮食量过少，导致肠道营养不足，发生肠道菌群失调而致便秘。本案先后两次结肠息肉手术治疗，形成术创肠虚，加上息肉困扰，情绪欠宁，又形成肝郁脾虚，致使传导失职而便秘。

【辨证论治】《素问·灵兰秘典论》云："大肠者，传导之官，变化出焉。"患者术后肠腑损伤，致使脾胃虚弱，运化失常，气虚则无力传送，加上肝郁气滞，大肠气机壅滞，肺失宣降，致大便秘结。

【证　　属】肝郁脾虚，肺失宣降。

【治　　法】疏肝和脾，宣肺肃降。

【方　　药】四逆散合桔梗汤加减化裁。北柴胡6 g、炒枳壳10 g、白芍10 g、炙甘草6 g、桔梗10 g、当归身10 g、火麻仁10 g、升麻10 g、太子参15 g、漂白术30 g、郁金30 g、生地黄15 g、广木香6 g、炒厚朴 15 g。7 剂，日 1 剂，水煎服。

【特殊护理】心静则百病自息，故患者必须保持心情舒畅，避免精神紧张，而加重肝郁气滞；改变不良生活习惯和饮食结构；注意适当运动，坚持晨练，以增强体质，有利于肠功能的恢复。

【饮食调理】饮食必须是温暖、易于消化的食物，而且以五谷蔬果等富含膳食纤维的食物为主；避免高脂、高蛋白质等膏粱厚味，酿热为患；尤其要忌食坚硬难以消化的食物，若此则会加重便秘，危害肠道健康。

【随　　访】药尽大便通调。

【按　　语】大便秘结，本应是肺失宣肃，大肠传导失职所致。而本案则为肝郁气结，气壅大肠致结。正如《素问·举痛论》云："余知百病生于气也，怒则气上……思则气结。"故治用四逆散疏肝解郁，和畅气机；桔梗汤开提肺气，宣肺肃降，以助传导变化。郁解气顺，传导复常。同时做好特殊护理及饮食调理，诸法结合，其疾豁然。

2. 结肠息肉摘除术后——肛门坠胀

陈某某　男　62 岁　自由职业

◎ 2015 年 8 月 10 日初诊　肛门胀坠两个月。结肠息肉摘除术后两个月来肛门胀坠。近两日加重，肛门坠胀，欲便而无解。纳少乏味。舌红苔白，脉细弦软而微数。

【诊　　断】西医：结肠息肉行摘除术后肛门坠胀。中医：里急后重（瘀毒闭阻型）。

【病情分析】结肠息肉摘除术后出现肛门坠胀，其主要原因不外乎术后未完全恢复、空气残留、伤口感染、直肠炎、局部穿孔等。而本案术后两个来月，肛门坠胀难受不宁，形同痢疾之里急后重。此乃直肠炎所致，因肠息肉术后病原体感染可直接侵袭肠黏膜而造成损伤，引起里急后重，肛门坠胀，欲便而无解。

【辨证论治】本案虽无便黏液血便，只是肛门坠胀，但仍与感受外邪相关，其湿热、疫毒最为常见。因结肠息肉行摘除术后，湿热、疫毒内犯，侵及肠腑，气血阻滞，与寒湿热毒搏结所致。《时病论·卷三》云："盖夫寒湿之为痢也，腹绵痛而后坠……"而本案虽无脓血便，但遵《素问·至真要大论》之说："谨守病机，各司其属。有者求之，无者求之，盛者责之，虚者责之。必先五胜，疏其血气，令其调达，而致和平。"

【证　　属】肠络损伤，瘀毒闭阻。

【治　　法】清热解毒，化瘀通络。

【方　　药】白头翁汤加味。白头翁 15 g、川黄连 5 g、黄柏 10 g、秦皮 10 g、地锦草 30 g、荆芥 5 g、广木香 10 g、槐花 10 g、槐米 15 g。5 剂，日 1 剂，水煎服。

【特殊护理】患者术后一般均有程度不同的紧张和焦虑，心静则百病自息，故必须引导其保持心情舒畅，避免精神紧张与焦虑，从而导致肝郁气滞，加重病情；改变不良生活习惯和饮食结构；注意适当运动，坚持晨练，以增强体质，有利于肠功能的恢复。

【饮食调理】结肠息肉摘除术后，饮食至关重要。多以易于消化的流食为主，且在短期内避免粗纤维的摄入，以减少排便次数；忌高脂肪、高蛋白质食品，防止膏粱厚味，酿湿生热之变。

◎ 2015 年 8 月 15 日二诊　肛门胀坠缓解，纳食增。昨日食鱿鱼后，腹痛拉稀。舌红苔黄，脉弦软微数。守方加生麦芽 30 g、北山楂 15 g，以消食助运。再进7剂。

◎ 2015年10月20日再诊　近期晚上洽谈生意每至深夜，又出现肛门急胀。舌红尖甚苔白，脉浮而微弦。

此乃肝郁脾虚，劳伤中气所致。拟疏肝健脾，化瘀升提以善后。

方药：四逆散加减化裁。北柴胡15 g、白芍15 g、炒枳壳10 g、太子参15 g、升麻15 g、当归尾10 g、炒苍术10 g、地锦草30 g、槐花15 g、重楼15 g、蛇六谷15 g、藤梨根30 g、生甘草5 g、内红消30 g、三七粉3 g（冲服）。再进7剂。

【随　　访】2015年11月2日告：急胀下坠已除。

【按　　语】本案术后出现肛门坠胀，除与情绪相关外，饮食不当或是其主要原因，过食肥甘厚味，或是食辛辣，未能忌口，致使创伤局部出现炎症，即《素问·生气通天论》所谓“高粱之变，足生大丁”。正如《金匮要略·呕吐哕下利病脉证治》中云：“下利脉沉弦者，下重”“下利……必清脓血，以有热故也”。患者虽未便脓血，但其证“肛门坠胀，解而不下”。乃为里急后重之征。故抓住病机，遵“热利下重者，白头翁汤主之”之说，同时做好护理及调整饮食，药至病除。

3. 结肠息肉高频电流治疗术后——肛门烧灼

符某某　男　49岁　职工

◎ 2004年11月19日初诊　肛门灼热20来天。缘于结肠息肉行高频电流治疗术后，出现肛门灼热难受并头晕。刻诊，肛门灼热伴手足心热，食道有一股热气上冲，而致头晕，少寐。大便日数次。舌红苔微黄稍厚，脉弦数、左细弦数。

【诊　　断】西医：结肠息肉高频电流治疗术后肛门烧灼。中医：肛灼（阴虚脏躁型）。

【病情分析】结肠息肉高频电流治疗术后肛门烧灼，一是炎症所致，术后出现肛窦炎或肛管炎而引起肛门烧灼；二是抵抗力下降，由于紧张、劳累、睡眠不足、作息不规律及饮食不当等，均会导致身体抵抗力下降，从而引起肛门炎症，致使肛门烧灼。

【辨证论治】由于患者对结肠息肉和高频电流治疗缺乏了解与认识，术前术后均有精神紧张现象。正如《灵枢·口问》所云："悲哀忧愁则心动，心动则五脏六腑皆摇。"因情绪紧张，致使食纳无味、少寐或不寐，导致病后阴伤，郁而化火，从而出现肛门烧灼。

【证　　属】肝郁脾虚，阴亏脏躁。

【治　　法】育阴润燥，疏肝健脾。

【方　　药】甘草小麦大枣汤合逍遥散加味。炙甘草 6 g、淮小麦 30 g、大枣 6 枚、北柴胡 10 g、白术 10 g、白芍 15 g、神曲 10 g、当归 10 g、茯苓 15 g、薄荷 10 g、生姜 3 片、地锦草 30 g、铁苋 30 g、绿萼梅 10 g。7 剂，日 1 剂，水煎服。

【特殊护理】为患者做好思想辅导，解答结肠息肉及高频电流治疗的有关问题，解除其思想顾虑，使其以良好轻松的精神状态进行治疗和康复，正所谓心静则百病自息；坚持适当运动，既可分散精神压力，亦可增强体质，以利于康复。

【饮食调理】饮食必须是易于消化的食物，而且以五谷蔬果等富含维生素等营养素的食物为主，以保证大便通畅；避免高脂、高蛋白质等膏粱厚味，酿热为患并加重病情。

【随　　访】2004 年 11 月 17 日告：服药并调整饮食结构后，肛灼及诸症愈。

【按　　语】本案术后出现阴亏虚烦，上下灼热，气郁头晕，脾虚便变。故首先做好思想疏导工作，解除顾虑。并在做好特殊护理及饮食调理的基础上，治予育阴润燥，以甘草小麦大枣汤合逍遥散育阴润燥，疏肝健脾，行气开郁；加铁苋、地锦草以解毒活血，直抵肛肠术后之瘀。方证吻合，收效神速。

4. 乙状结肠癌根治术及化疗后——大便频合并肛门坠胀

王某某　女　68岁　居民

◎ 2020年7月17日初诊　乙状结肠癌根治术及化疗后大便频合并肛门坠胀7个月。缘于年初因乙状结肠癌根治术及化疗6次后，大便频而不畅合并肛门坠胀，即里急后重不适，每日解3~4次以上，大便不成形而量少。解前肛门有坠胀（里急后重）感，解后即轻松。纳食胃口尚好，但食后嗳气。睡眠时好时差，夜尿多，每晚3~4次。舌红苔淡黄，脉弦细微数。

【诊　　断】西医：乙状结肠癌根治术及化疗后大便频合并肛门坠胀。中医：大便增多、里急后重（肝郁气结型）。

【病情分析】乙状结肠癌根治术后，结肠与直肠愈合，这个过程中会对肠道产生牵拉而刺激肠道过度蠕动，出现便频。至于肛门坠胀，患者心理压力过重，会导致肝郁气结，而形成肛门坠胀。其次是平时有便秘、久蹲的不良习惯，从而加重肛周括约肌的负担，进而产生肛门坠胀。饮食不当，过食辛辣刺激的食物，会影响胃肠道蠕动，致使大便频排，甚至肛门坠胀，故应改变不良的饮食习惯。

【辨证论治】《灵枢·口问》云："悲哀忧愁则心动，心动则五脏六腑皆摇。"乙状结肠癌给患者造成巨大的心理压力，其精神极为紧张，致使肝郁气结。病机上如《素问·灵兰秘典论》所云："大肠者，传道之官，变化出焉。"乙状结肠癌根治术及化疗后，肠道损伤，加上精神压力，故而传道失职。“肺者，相傅之官，治节出焉。”（《素问·灵兰秘典论》）肺与大肠相表里，大肠受损，累及肺气，则治节失职，摄纳失常，致使大便频数无度，此乃上虚不能制下故也。再者，肝郁气滞，故而肛门坠胀。

【证　　属】肝郁气结，肺脾亏虚。

【治　　法】行气开郁，燥湿和脾。

【方　　药】越鞠丸合二陈汤加减化裁。川芎 10 g、炒苍术 10 g、炒白术 10 g、制香附 10 g、生栀子 5 g、神曲 10 g、法半夏 10 g、茯苓 12 g、陈皮 10 g、炙甘草 3.5 g、生麦芽 15 g、炒鸡内金 15 g、北山楂 10 g、沉香 6 g。7 剂，每日 1 剂，水煎服。

【特殊护理】首先做好心理疏导，解除其思想顾虑，使其以良好轻松的精神状态进行治疗和康复，正所谓心静则百病自息；坚持适当运动，既可分散精神压力，亦可增强体质，以利于康复。

【饮食调理】饮食必须是易于消化的食物，而且以五谷蔬果等富含维生素等营养素的食物为主，以保证大便通畅；避免高脂、高蛋白质等膏粱厚味，酿热生湿为患并加重病情。

◎ 2020 年 7 月 24 日二诊　药至昨日，大便渐成形，但附有白色黏液。舌红苔白，脉细弦软而微数。守方加山药 15 g、煨葛根 12 g，以助健脾升清。再服 7 剂。

◎ 2020 年 7 月 31 日三诊　黏液已除，大便渐趋正常。舌脉如前。守方再进 7 剂以善后。

【随　　访】2020 年 8 月 10 日复查：肿瘤四项无异常。大便已成形且通畅。舌红苔淡黄，脉细弦软。要求再服 7 剂，以巩固疗效。

【按　　语】患者巨大的心理压力，精神极为紧张，是其大便频数，肛门坠胀的主要原因。故在做好心理疏导，解除其思想顾虑的同时，注重饮食调理亦是十分重要的。此外，按肝郁气结，肺脾亏虚论治。治予行气开郁，燥湿和脾。方用越鞠丸合二陈汤加减化裁，药仅四周，诸症缓解并逐渐康复。

5. 结肠癌术并化疗后——恶心欲吐

胡某某　男　43 岁　职工

◎ 2018 年 7 月 15 日初诊　结肠癌术后两周、化疗第二天恶心欲吐。因患结肠癌而入住南昌大学第一附属医院手术治疗，昨天进行了第一次化疗。今日出现恶心欲突，纳食无味。同时阵发性自汗，手肘关节内侧、下肢膝关节后侧筋脉胀痛，走路则出现头晕。大便增多，日解两次。小便尚调。舌红苔黄，脉弦而少力。

【诊　　断】西医：结肠癌术并化疗后恶心欲吐。中医：恶心（胃热胆寒型）。

【病情分析】结肠癌术并化疗后，使用的药物会引起患者出现不同程度的胃肠反应，最常见的症状就是恶心欲吐，甚或呕吐，并会出现食欲缺乏等。中医认为是化疗药物致使胃热胆寒，胃气上逆，欲吐不吐，胸中泛恶不宁。

【辨证论治】《诸病源候论・恶心》云："心里淡淡然欲吐，名为恶心。"《景岳全书・杂证谟・恶心嗳气》对恶心的病位明确指出："虽曰恶心，而实胃口之病，非心病也。"至于病机，《丹溪心法・恶心》有云："恶心有痰，有热……欲吐不吐，心中兀兀。"《景岳全书・杂证谟・恶心嗳气》则云："此证之因，则有寒，有食，有痰饮，有哕气，有火邪，有阴湿伤胃或伤寒疟痢诸邪之在胃口者，皆得有之。"至于自汗，乃术后体虚，卫外不固，营卫失和所致。

【证　　属】胃热胆寒，胃气上逆，营卫失和。

【治　　法】清胃温胆，和胃降逆，和营敛汗。

【方　　药】温胆汤合桂枝加龙骨牡蛎汤加减化裁。竹茹 10 g、陈皮 10 g、法半夏 15 g、茯苓 15 g、枳实 10 g、桂枝 6 g、白芍 10 g、煅龙骨 25 g、煅牡蛎 25 g、炙甘草 5 g、大枣 5 枚、生姜 4 片、黄连 5 g、苏叶 10 g。7 剂，每日 1 剂，水煎服。

【特殊护理】心静则百病自息，故患者必须保持心情舒畅，避免精神紧张，而利于康复；改变不良生活习惯和饮食结构；注意适当运动，坚持晨练，以增强体质，有利于胃肠功能的恢复。

【饮食调理】饮食必须是易于消化的食物，而且以五谷蔬果等富含维生素等营养素的食物为主，既保证营养又容易消化；避免高脂、高蛋白质等膏粱厚味，酿热生湿为患而加重病情。

【随　　访】7 剂药后，恶心欲吐止。将息后返回广州务工。

【按　　语】患者结肠癌术并化疗后出现恶心欲吐，此乃药物副作用所致，属外邪犯胃。胃有痰，胆有寒；而且术后体虚，卫外不固而自汗。呈现虚实夹杂之象。按胃热胆寒，胃气上逆，营卫失和论治。在做好特殊护理和饮食调理的基础上，治予清胃温胆，和胃降逆，和营敛汗。方用温胆汤合桂枝加龙骨牡蛎汤加减化裁。药仅一周，诸症悉除。

6. 结肠癌手术及化疗后——口干并饮食无味

熊某某　男　55 岁　职工

◎ 2017 年 9 月 20 日初诊　结肠癌术后 2 年余、化疗 2 周。近期又发现直肠癌肿而入住南昌大学第二附属医院进行化疗。13 天后复查诊断：1. 急性肿瘤化疗；2. 直肠癌（FV 期）；3. 肝转移性癌；4. 肺转移性癌；5.2 型糖尿病；6. 肝囊肿；7. 肾囊肿（后天性）；8. 胆囊结石；9. 结肠癌术后状态。

刻诊，口干、喜饮而又喜唾，纳呆、食无味。大便不成形、内挟有不消化的食物。化疗期间失眠，无性功能。舌红苔白，舌边有浅瘀斑，脉弦软数。

【诊　　断】西医：结肠癌术、化疗后口干并饮食无味。中医：口干、纳呆（阴虚瘀阻型）。

【病情分析】结肠癌术、化疗后口干并饮食无味。化疗是一种治疗手段，但对患者自身有一定的损伤，大部分患者在化疗之后都会出现一定的不良反应，其中口干口苦就是一项常见的不良反应。这种口干即使是大量饮水，也难以得到缓解。而且由于大量饮水，必定会影响食欲和消化功能。从中医角度认识及分析，这种口干口渴应该是术后脾胃运化失常，化源不足，阴虚津伤，瘀血阻滞经络，津液不能上承所致。

【辨证论治】口渴一证，多为外邪化热伤津所致，初起多属实证热证；久渴起病缓慢，多由内伤阴虚，阳不化气，或痰湿血瘀中阻，津液不能上承所致。《诸病源候论·虚劳口干燥候》云："此由劳损血气，阴阳断隔，冷热不通，上焦生热，令口干燥也。"本案口干则是由于手术损伤经脉血气，瘀血阻络，津液不能上承，加上化疗对人体的伤害，脏腑功能失调。尤其是脾胃运化失常，化源不足，阴阳互损，变生诸多病症。

【证　　属】气阴两虚，瘀血阻络。

【治　　法】益气养阴，化瘀通络。

【方　　药】一贯煎合沙参麦冬汤加减化裁。生地黄 15 g、北沙参 15 g、南沙参 15 g、当归 10 g、川楝子 10 g、枸杞 15 g、麦冬 15 g、天冬 15 g、生黄芪 50 g、川红花 10 g、山慈菇 15 g、蛇六谷 15 g、白花蛇舌草 30 g、槐花 15 g、三叶青 10 g、鸡血藤 30 g。10 剂，每日 1 剂，水煎服。

【特殊护理】患者必须按常规做好护理工作，慎避风寒，防止感冒发热伤津，而加重病情；注意休息，防止过劳，尤其是房劳伤肾；适度活动，增强体质，以利康复。

【饮食调理】饮食必须清淡，以低盐、低脂为原则，饮食过咸过油腻，均会致使口干口渴症状加重；避免进食辛辣、刺激性食物，戒烟禁酒，以利康复。

◎ 2017 年 9 月 30 日二诊　药后口干减轻，消化功能明显增强，大便成形增粗、无不消化食物，阴茎可以勃起并有晨勃，感觉良好。舌红苔白、舌边瘀斑转浅、舌边仍有齿痕，脉弦细软微数。守方再进 14 剂，每一剂煎成三服（早、中、晚各服 1 次）。

◎ 2017 年 10 月 16 日三诊　电话续诊　症情稳定，因路途远而难以复诊，要求按方续服。

【随　　访】2017 年 12 月 8 日告：后续服 4 周，症情稳定而罢服，嘱其将息调养。

【按　　语】患者“手术 + 化疗”，损伤经脉血气，致使脏腑功能失调，变生诸多病症。据证按气阴两虚，瘀血阻络论治。在做好特殊护理和饮食调理的基础上，治予益气养阴，化瘀通络。方用一贯煎合沙参麦冬汤加减化裁，服药 52 剂，诸症改善，健康状态稳定。

四、直肠

1. 直肠癌术后——腹胀并呕吐

邹某某　男　74 岁　退休职工

◎ 2016 年 2 月 23 日初诊　腹胀伴呕吐 1 个多月。40 天前因直肠癌入住南昌大学第一附属医院普外科手术治疗。出院不出一周则腹胀伴呕吐涎沫，因呕吐剧而使创口崩裂，旋即再次入住普外科修复。经输液及营养液治疗10余天，状态下滑，不能进食，食则吐，饮水也吐。形态消瘦，大便虽日可一解，但量极少，小便尚调。舌暗红苔薄少、舌中淡黄、呈纵向厚薄不规则苔，脉弦软微数。

【诊　　断】西医：直肠癌术后腹胀并呕吐。中医：腹胀，呕吐（水湿瘀阻型）。

【病情分析】直肠癌手术需要切除肿瘤区域上下之肠管，并将上下肠管进行吻合。因此术后会使肠蠕动能力下降；若是吻合口水肿则会造成局部的不通畅而导致腹胀；若是肠功能未能恢复时，由于腹胀压力增高，则会出现呕吐。患者第二次术后出院一周未能逐渐向好，反而症状逐渐加重。因频繁呕吐致使创口崩裂，而再次入院治疗，腹胀、呕吐未能解除，身体有急转直下之虞，故就诊于中医。

【辨证论治】《素问·厥论》云："阴气盛于上则下虚，下虚则腹胀满。"《诸病源候论·腹胀候》明确指出："腹胀者，由阳气外虚，阴气内积故也。"至于呕吐，《黄帝内经》谓之呕、呕逆、呕涌，并认为六淫皆可致呕；《伤寒论》认为六经病皆有呕吐。本案因术后体虚感寒所致，《金匮要略·痰饮咳嗽病脉证并治》云："假令瘦人，脐下有悸，吐涎沫而癫眩，此水也。五苓散主之。"

【证　　属】阳虚痰郁，水湿瘀阻。

【治　　法】温阳化气，利水逐瘀。

【方　　药】五苓散加味。猪苓10 g、白术10 g、茯苓15 g、泽泻10 g、桂枝3 g、绵茵陈12 g、炒鸡内金15 g、炒厚朴10 g、生姜3片、生麦芽30 g。3剂，日1剂，水煎服。

【特殊护理】时下正值早春，应慎避风寒，注意保暖，防止感冒而加重病情；适当运动，在室内或室外阳光下走动，增强胃肠蠕动，以利康复。

【饮食调理】饮食应温暖以固护脾胃阳气，忌生冷以防损伤肠胃阳气，尤其应以清淡之五谷杂粮粥食及蔬果为主食，忌膏粱厚味，以防酿湿生痰，加重病情，危害健康。食疗粥方，粳米 50 g、大枣 3 枚、生姜 3 片，熬成粥饮，温服以助胃气。粳米，甘，平，入脾、胃经，补中益气，健脾和胃，除烦止渴等；大枣，甘，平，入脾、胃经，补脾胃，调营卫，生津液；生姜，辛，温，入肺、胃、脾经，发汗解表，温肺止咳，温中止呕，开胃增食。三味合用，有温中补虚、和胃止呕之功。

【随　　访】2016 年 2 月 25 日电话告："药仅 2 剂，昨晚拉出 2 块黑乎乎的东西，今天腹胀显减。"并问"此为何物？"告知："此乃术后淤血。"嘱："注意饮食将息，以稀粥调养。"

2016 年 6 月 4 日晚餐相告：经调理后，近期纳香，眠好，二便通调。体重增加 10 kg 之多。观其面色红润、光泽，已获康复。

【按　　语】本案直肠癌术后，正气内伤，寒邪入侵，阳气不振，水湿瘀阻，胃气不和。故而出现腹胀，食则呕吐之格拒。病机既有寒湿痰饮之患，又有如太阳经腑证蓄水，"水入则吐者，名曰水逆，五苓散主之"之证，故治予五苓散为主以温阳化气。加茵陈以除湿利尿；厚朴温中下气；生麦芽、生姜以和胃助运；鸡内金不仅善治食积胀满及反胃呕吐，而且有治"痃癖癥瘕，通经闭"之力。诸药共奏温阳化气，利水通瘀之功。

2. 直肠癌切除术后——眼皮沉重

曾某某　女　55岁　职工

◎ 2022年7月11日初诊　直肠癌切除术后眼皮沉重合并视物昏朦。缘于便血而入某医院行直肠镜检查，发现距肛门20 cm处有一原位腺癌，当即施行手术切除。术后出现双眼皮沉重，视物昏朦。同时伴有少寐，入睡难。按其下肢并无水肿。纳食尚好。舌红苔淡黄、舌中根部稍厚、舌底静脉轻度怒张，脉微弦微数、少力、两寸浮。

【诊　　断】 西医：直肠癌切除术后眼皮沉重。中医：目启无力（痰湿上扰型）。

【病情分析】 直肠癌切除术后眼皮沉重，一是亡血所致，即手术中出血过多，或素有慢性出血史，导致气血亏虚，致使视物昏朦和眼皮启闭无力；二是心理因素，由于直肠癌手术后，患者身体会出现一定的损伤和不适，故而会出现焦虑及紧张等不良情绪而引起失眠，从而致使眼皮沉重；三是手术后会导致胃肠功能紊乱，致使脾胃不健，运化功能失常，水湿积聚，形成痰浊，致使眼皮及全身困重。若是痰湿久蕴化热，上扰清阳之府，则使神魂不宁而睡眠不安，导致眼皮沉重。

【辨证论治】《原机启微》云：“手少阴心主血，血荣于目。足厥阴肝，开窍于目，肝亦多血，故血亡目病。男子衄血便血，妇人产后崩漏，亡血过多者，皆能病焉。”眼睑属脾，正如《灵枢·动输》所云：“胃气……上走空窍，循眼系入脑络。”故而脾胃虚弱，眼睑启闭无力。

【证　　属】 脾胃虚弱，痰湿上扰。

【治　　法】 清胃燥湿，健脾化痰。

【方　　药】 温胆汤加味化裁。竹茹10 g、枳实10 g、法半夏12 g、茯苓15 g、茯神 15 g、陈皮 10 g、大枣 5 枚、生姜 3 片、丹参 30 g、红景天 15 g、首乌藤 15 g、煅龙骨 30 g、煅牡蛎 30 g。7 剂，每日 1 剂，水煎服。

【特殊护理】首先做好心理疏导，减轻心理压力，心静则百病自息；应慎避风寒，注意保暖，防止感冒而加重病情；适当运动，在室内或室外阳光下走动，增强胃肠蠕动，以利康复。

【饮食调理】饮食应温暖以固护脾胃，忌生冷以防损伤肠胃阳气，尤其应以清淡之五谷杂粮粥食及蔬果为主食，忌膏粱厚味，以防酿湿生痰，加重病情，危害健康。食疗粥方，粳米 50 g、大枣 3 枚、生姜 3 片，熬成粥饮，温服以助胃气。粳米，甘，平，入脾、胃经，补中益气，健脾和胃，除烦止渴等；大枣，甘，平，入脾、胃经，补脾胃，调营卫，生津液；生姜，辛，温，入肺、胃、脾经，发汗解表，温肺止咳，温中止呕，开胃增食。三味合用，有温中补虚。健脾除湿之功。

【随　　访】2022 年 8 月 19 日因“颈椎退变”而颈肩痛就诊，告：服药 7 剂，眼睑沉重缓解，睡眠和视力改善，诸症向好。将息 1 个月后愈。

【按　　语】脾虚则湿盛，亡血则精弱。从而眼睑沉重，视物昏朦。据证辨为脾胃虚弱，痰湿上扰。治予清胃燥湿，健脾豁痰。在做好特殊护理和饮食调理的基础上，方用温胆汤加味化裁，配以粥疗，药 7 剂而收效。

3. 灌肠术后——慢性腹泻

蔡某某　女　62 岁　居民

◎ 2008 年 4 月 11 日初诊　灌肠术后大便或泄泻或稀软不爽，反复 30

余年。缘于30年前最后一胎分娩后，大便秘结不解，当地医院进行灌肠术后，大便虽通，但遗下斯症，并经常眩晕。纳食虽可，但大便还挟有白色黏液。眠尚可。刻诊血压：150/90 mmHg。舌红苔白，脉弦软。

【诊　　断】西医：灌肠术后慢性腹泻。中医：脾泄（脾胃虚弱型）。

【病情分析】大便秘结，通过药物灌肠而产生肠鸣音亢进，并随着灌肠液排出稀便，这属于正常的反应。但本案经过灌肠治疗便秘后，导致反复泄泻30余年，则属于慢性泄泻了。可能是当时灌肠时使黏膜受到损伤；或者是肠道中的益生菌排出，对肠道菌群造成二次感染，从而引起肠道菌群失调；甚或是灌肠对肠道蠕动造成影响而导致肠功能紊乱。若是，则针对性地用一些药物是可以获得康复的。之所以反复泄泻迁延30余年，可能是灌肠便泻后饮食不节、治疗失当，从而形成脾胃虚弱，致使反复不愈的慢性泄泻。

【辨证论治】《医旨绪余·泄泻辨》云：“粪出少而势缓者为泄，若漏泄之谓也；粪大出而势直下，不阻者为泻，倾泻之谓也。”泄泻之因，《景岳全书·杂证谟·泄泻》云：“泄泻之本，无不由于脾胃。盖胃为水谷之海，而脾主运化，使脾健胃和则水谷腐熟而化气化血……脾胃受伤，则水反为湿，谷反为滞，精华之气不能输化，乃致合污下降，而泻痢作矣。”

【证　　属】脾胃虚弱，运化失常。

【治　　法】益气健脾，燥湿止泻。

【方　　药】参苓白术散加减化裁。太子参15 g、茯苓30 g、炒白术10 g、桔梗10 g、砂仁4 g、生甘草6 g、薏苡仁15 g、炒扁豆10 g、广木香10 g、川黄连7 g、谷芽30 g、麦芽30 g、山药30 g、藿香6 g、防风 10 g、陈皮 10 g、白芍 10 g。日 1 剂，水煎服，上药连服 7 剂而愈。

【特殊护理】慎避风寒，尤其应注意腹部保暖，避免进一步损伤脾胃与肾中阳气；注意休息，避免过度劳作而损伤正气，有碍康复。

【饮食调理】饮食宜温暖和易于消化，不吃寒凉食物，故应以清淡之五谷杂粮及蔬果为主食，以固护脾胃阳气；为防止进一步损伤脾胃运化之功能，切忌膏粱厚味，导致酿湿生痰，加重病情。

【按　　语】本案产后失血，营血骤弱，津液亏耗，肠道失濡，燥屎难下。本应养血润燥，贸然使用灌肠通便，虽逞一时之快，但耗伤脾胃阳气，犯下虚虚之戒，导致大便或泄或稀。兼之未获及时和恰当的治疗，故延绵 30 年之久。按脾胃虚弱，运化失常论治。在做好个人护理及饮食调理的基础上，方用参苓白术散以益气健脾，燥湿止泻。药仅 7 剂，痼疾若失。

4. 吻合器直肠黏膜环切术后——大便不畅

曹某某　女　48 岁　居民

◎ 2017 年 1 月 16 日初诊　吻合器直肠黏膜环切术后大便频而不净，肛门梗阻不适 10 个月。缘于去年 3 月因便秘及痔疮，入广东省胃肠肛门医院检查，诊断："①出口梗阻型便秘；②直肠前突；③直肠黏膜脱垂。"住院并行"肛门探查术 + 吻合钉取术 - 选择性吻合器直肠黏膜环切术 + 混合痔外剥内扎术 + 肛周美兰布比注射术 - 内括约肌部分切除术"。术后 50 天症状未见减轻，肛门如物堵胀，日解多次，便后肛门难受并挟黏液，伴心烦不安。有长期失眠史，已服用启维 10 年。曾于 2016 年 12 月 30 日入南昌大学第一附属医院检查，肠镜提示："直肠炎、直肠黏膜脱垂术后，并未发现明显异常。"因无特殊治疗，而就诊于中医。舌红苔薄而淡黄，脉细弦软数、右关无力。

【诊　　断】西医：吻合器直肠黏膜环切术后大便不畅。中医：大便不畅（肝郁脾虚型）。

【病情分析】吻合器直肠黏膜环切术治疗直肠前突所致的出口梗阻型便秘及直肠黏膜脱垂所致的便秘。术后10个月便秘并未获得改善，其原因可能是患者一直处于精神紧张、焦虑状态而引起胃肠功能紊乱。

【辨证论治】《素问·灵兰秘典论》云："大肠者，传导之官，变化出焉。"《素问·举痛论》有"百病生于气也"之说。诸气怫郁，大肠气机壅滞，失于宣降，致糟粕内停，大便秘结或不畅。

【证　　属】肝郁脾虚，肠腑失调。

【治　　法】燮理阴阳，疏肝益脾。

【方　　药】①燮理汤合四逆散加减化裁。川黄连6 g、肉桂3 g、法半夏15 g、山药30 g、炙甘草6 g、地锦草30 g、北柴胡10 g、白芍10 g、炒枳壳20 g、鸦旦子16粒（去外壳并装入胶囊吞服）、子黄芩12 g、茯神15 g。7剂，日1剂，水煎服；

②汗疗＋刮痧。汗疗，即每天到汗蒸房汗蒸1次，时间45分钟左右，温度40~42℃，以汗出为度。同时每3天进行1次刮痧疗法，以助宣通肺气。部位：腿内侧、前面及脊背腰处（足太阴脾经、手阳明大肠经、足太阳膀胱经循行部位）。

【特殊护理】心静则百病自息，应做好患者的心理疏导工作，让其保持情绪稳定，并提示患者注意以自我暗示的方式进行心理调节，或适当地运动以促进肠胃蠕动；在保持轻松的心情的前提下，培养良好的生活习惯和合理的饮食习惯，以促进大肠传道功能复常。

【饮食调理】饮食宜清淡，少食肉食等膏粱厚味，牢记"膏粱之变，足生大丁"(《素问·生气通天论》) 和"饮食自倍，肠胃乃伤"(《素问·痹论》）之训；多食蔬菜、水果等纤维素高的食物，保持大便通畅。

◎ 2017年1月20日二诊　汤药及汗蒸7天，配合刮痧2次，症状减轻。舌红苔薄白，脉细弦软而微数、右关少力。中药守方再进14剂，并嘱停药后坚持每天1次腹式呼吸、提肛运动。

【随　　访】治疗后好转，症状明显减轻。嘱其坚持腹式呼吸及提肛运动。

【按　　语】出口梗阻型便秘是由直肠、肛门功能异常引起的。排便次数减少、排便困难、粪便干结。本病虽对生命没有重大影响，但影响健康与生活，而且难以治愈。本案为肝郁脾虚，肠腑功能及阴阳失调所致。通过中药燮理汤合四逆散舒肝益脾，燮理阴阳；“汗疗＋刮痧”以宣通肺气，增进传导；“腹式呼吸＋提肛运动”以改善直肠与肛门的排便功能。之前虽经吻合器直肠黏膜环切等手术治疗，但并未获得改善。通过做好个人护理及饮食调理，经予杂合以治法（汤药＋汗疗＋刮痧＋提肛运动），已获明显好转。

五、阑尾

1. 阑尾炎术后——腹痛伴失眠

张某某　男　50岁　自由职业

◎ 2007年7月3日初诊　阑尾炎手术后腹痛并失眠40天。刻诊，纳呆、满闷，每在空腹时，脐上右侧腹部疼痛，伴心烦不寐。舌红苔淡黄而腻，脉滑。

【诊　　断】西医：阑尾炎术后腹痛并失眠。中医：脘腹满痛，不寐（寒热中阻型）。

【病情分析】阑尾炎术后腹痛，手术早期 2~3 天内为手术刺激引发腹痛，或是术后胃肠功能尚未恢复，产生积气、腹胀而引发腹痛。此现象数天后可逐渐缓解；此外，为阑尾炎合并腹部疾患，诸如慢性胆囊炎、慢性结肠炎等，阑尾术后其他疾病仍可引起腹痛；最后是手术诱发腹部病变，由阑尾炎症导致周边组织器官病理改变，引起腹膜粘连、炎症渗出、腹水。炎症还会波及盆腔，导致盆腔炎。而且阑尾炎症会引起周边淋巴结炎，可继续引起腹痛。还有手术不当诱发术后并发症，诸如肠粘连、肠瘘、腹腔感染等致使腹痛，由于腹痛而招致睡眠不安。本案术后 40 天，每在空腹时脐上右侧腹痛，而且原因不明。据其舌脉症情，多因术后感寒，又过食肥甘厚味，酿痰生热，造成寒热中阻，由于痰热上扰而致心烦不寐。

【辨证论治】《金匮要略·呕吐哕下利病脉证治》云；“哕而腹满，视其前后，知何部不利，利之即愈……呕而肠鸣，心下痞者，半夏泻心汤主之。”《素问·逆调论》云：“阳明者，胃脉也。胃者六腑之海，其气亦下行，阳明逆不得从其道，故不得卧也。”《古今医鉴》中亦云：“有痰在胆经，神不归舍，亦令不寐。”

【证　　属】寒热中阻，痰热胆寒。

【治　　法】燥湿健脾，温胆豁痰。

【方　　药】半夏泻心汤合温胆汤加减化裁。川黄连 10 g、黄芩 10 g、炙甘草 6 g、人参 10 g、干姜 5 g、大枣 5 枚、生姜 3 片、苍术 10 g、生麦芽 30 g、大腹皮 15 g、法半夏 10 g、竹茹 10 g、枳实 10 g、茯苓 30 g。7 剂，日 1 剂，水煎服。

【特殊护理】注重腹部保暖，避免受凉，加重疼痛。慎避风寒，防止感冒而加重病情；坚持适当运动，可增强体质，以利康复，但必须防止过度用力而影响伤口愈合。

【饮食调理】 阑尾炎术后，要保持饮食清淡，以五谷杂粮、蔬果等易于消化的食物为主，减少食物对胃肠的刺激。尤其是术后恢复期，不食或少食高脂、高蛋白质食品，防止膏粱厚味酿湿生痰，妨碍康复。

【随　　访】 2007 年 7 月 30 日告：药后痛止。

【按　　语】 本案是术后感寒，又过早进食肥甘厚味，酿痰生热，造成寒热中阻，即所谓阑尾炎症周边组织炎症渗出而形成腹痛；其舌红苔淡黄而腻，脉滑是中焦痰湿化热之象，由于痰热上扰而致心烦不寐。故在做好特殊护理及饮食调理的基础上，治予燥湿健脾，温胆豁痰。方用半夏泻心汤合温胆汤加减化裁，药仅服 7 剂，既愈。

2. 阑尾炎术后——右腹包块

邹某某　男　20 岁　木工

◎ 2009 年 7 月 17 日初诊　阑尾炎术后右腹包块 10 天。缘于 10 天前阑尾炎进行手术治疗，术后右下腹内创口下形成一硬肿块，伴身重恶寒，腹痛腹胀，食则加重。大便尚调。颜面萎黄。舌红苔黄厚，脉细弦软数。

【诊　　断】 西医：阑尾炎术后右腹包块。中医：积聚（寒湿蕴积型）。

【病情分析】 阑尾炎术后腹部包块伴身重恶寒、腹痛腹胀，应为术后并发症。阑尾切除术后，若引流不当，或引流管受阻，会导致腹腔感染，而引发腹腔脓肿并出现肚子鼓胀、腹痛腹胀及形成包块。

【辨证论治】《金匮要略·五脏风寒积聚病脉证并治》云：“积者脏病也，终不移；聚者腑病也，发作有时，辗转痛移，为可治。”《素问玄机原病式·寒类》中云：“腹中坚硬，按之应手，谓之癥也。”又云：“瘕，腹中虽硬，而忽聚忽散，无有常准。”癥瘕是积聚的别名，但其含义广于癥瘕。本案之积聚，是因阑尾术后，气滞血结，经络壅瘀，气血不通而形成积聚（包块）。

【证　　属】寒湿蕴结，瘀毒闭阻。

【治　　法】解毒散寒，化瘀散结。

【方　　药】藿朴夏苓汤加味。藿香 10 g、茯苓 15 g、法半夏 10 g、炙甘草 6 g、炒厚朴 15 g、苍术 10 g、白术 15 g、炒枳壳 10 g、川芎 15 g、神曲 20 g、白花蛇舌草 15 g、败酱草 15 g、制香附 10 g、黄柏 10 g、生麦芽 30 g、北山楂 30 g、台乌药 10 g、广木香 10 g、薏苡仁 30 g、内红消 30 g。7 剂，日 1 剂，水煎服。

【特殊护理】注重腹部保暖，避免受凉，加重疼痛；慎避风寒，防止感冒而加重病情；坚持适当运动，以利肠腑蠕动，防止肠粘连，但必须防止过度用力而影响伤口愈合。

【饮食调理】阑尾炎术后，要保持饮食清淡，以五谷杂粮、蔬果等易于消化的食物为主，减少食物对胃肠的刺激。尤其是术后不食或少食高脂、高蛋白质食品，防止膏粱厚味酿湿生瘀，妨碍康复。

◎ 2009 年 7 月 29 日二诊　肿块缩小，腹痛腹胀已缓解，纳食亦大增。昨日上午食冰西瓜，晚上创口下硬结连及右肋下疼痛。又纳食无味，伴微恶风。刻下，体温 37.5℃。舌红苔白、舌边有齿印，脉浮。

患者湿毒未散，饮冰食复，并有化热之势。故拟凉血活血，佐以西药抗菌消炎。①守方加四妙勇安汤（金银花 50 g、玄参 10 g、当归尾 10 g、生甘草 10 g）；②西药静脉滴注 0.4g 左氧氟沙星针 +5% 葡萄糖溶液 500 mL+ 林格液 500 mL。

◎ 2009 年 8 月 6 日　中药续服 4 剂；静脉滴注左氧氟沙星针 4 天，诸症悉除，腹中肿块消失。

【按　　语】本案阑尾炎术后形成肿块，并伴有身重，恶寒，腹痛、腹胀。此乃寒湿蕴结，瘀毒闭阻所致，也说明炎症尚未消除。遵《素问·至真要大论》所云“坚者削之，客者除之”之谓，首诊予藿朴夏苓汤以解毒散寒，化湿除胀。次诊患者饮食不当而导致复发之虞，故在中药解毒散寒，化瘀散结的基础上加入凉血活血之品，以增化瘀散结之功；同时使用西药左氧氟沙星针以抗菌消炎，而迅速获效。

3. 阑尾炎术后——出汗

陶某某　男　36 岁　自由职业

◎ 2011 年 4 月 9 日初诊　阑尾炎术后出汗 2 周。缘于 2 周前阑尾炎术后，夜寐一直出汗，半夜醒后衣衫湿渍而废寐，故此渐觉体虚乏力。纳尚可，二便调。舌红苔白而稍厚，脉虚微数。

【诊　　断】西医：阑尾炎术后出汗。中医：盗汗（阴阳两虚型）。

【病情分析】盗汗，从西医角度看，认为是肺结核、甲状腺功能亢进、风湿热等疾病导致的。而中医则认为是素体虚弱、情志失调等致使肝肾不足、阴虚火旺、虚热内扰及热迫津液外泄所致。本案盗汗是因阑尾炎切除术创伤后，脏腑虚弱所致的虚热内扰引起的。

【辨证论治】《金匮要略·血痹虚劳病脉证并治》云：“脉虚弱细微者，喜盗汗也。”《黄帝内经》对盗汗，又称之为“寝汗”。

【证　　属】阴阳两虚，卫外不固。

【治　　法】平补阴阳，固表敛汗。

【方　　药】桂枝加龙骨牡蛎汤加味。桂枝 6 g、白芍 15 g、炙甘草 6 g、大枣 5 枚、生姜 3 片、煅龙骨 35 g、煅牡蛎 35 g、浮小麦 30 g、麻黄根 10 g、凤凰衣 6 g。4 剂，日 1 剂，水煎服。

【特殊护理】汗后注意保暖，避免受凉感冒，加重病情；避免过劳而防止进一步体虚；坚持适度锻炼，以增强体质。

【饮食调理】饮食宜清淡，应以五谷蔬果为食，避免吃辛辣、煎炸、烧烤等食物，以及膏粱厚味，防止酿热而加重病情。同时要避免进食生冷油腻，伤害脾胃阳气，不利康复。

【随　　访】药尽汗止。

【按　　语】肠痈初成，乃饮食劳伤，胃肠失运，寒温失调，湿热丛生，忧思暴怒，气血失和，败血壅遏。“营气不从，逆于肉理，乃生痈肿。”(《素问·生气通天论》) 故痈肿之后，必致气血损伤，加上手术损伤脏腑经络，导致心气内微，心液失敛而盗汗。在做好特殊护理及饮食调理的基础上，治用桂枝加龙骨牡蛎汤平补阴阳，加浮小麦、麻黄根、凤凰衣以助本方益气固表，收敛止汗之不足。药仅 4 剂，立收药至汗止之效。

六、回盲肠

回盲部肿瘤术后——腹胀

李某某　女　26 岁　农民

◎ 1993 年 12 月 12 日初诊　回盲部肿瘤切除术后腹胀一周。缘于一周前回盲部肿瘤切除术后出现腹胀。刻诊，腹胀，纳呆，食则不适，口干喜温饮。胀气时，大便后可缓解。手术局部灼热并疼痛。舌红苔薄白，脉细缓。

【诊　　断】西医：回盲部肿瘤切除术后腹胀。中医：腹胀（胃肠虚寒型）。

【病情分析】回盲部手术需要切除肿瘤区域上下之肠管，并将上下肠管进行吻合，因此术后会使肠蠕动能力下降。若是吻合口水肿，则会造成局部的不通畅而导致腹胀。

【辨证论治】《素问·厥论》云："阴气盛于上则下虚，下虚则腹胀满。"《灵枢·师传》也说："脐以下皮寒，胃中寒则腹胀。"故术后腹胀是因为阴气盛于上而下虚致使的。

【证　　属】胃肠虚弱，寒邪瘀滞。

【治　　法】理气散寒，化瘀通络。

【方　　药】四磨汤加减化裁。枳实 10 g、槟榔 10 g、台乌药 10 g、青木香 10 g、赤芍 20 g、地榆 15 g、炒厚朴 20 g、茯苓 20 g、生薏苡仁 20 g、七叶一枝花 10 g、北山楂 30 g、川芎 10 g。7 剂，日 1 剂，水煎服。

【特殊护理】注重腹部保暖，避免受凉，加重腹胀。慎避风寒，防止感冒而加重病情。坚持适当运动，可增强肠道蠕动，以利康复，但必须防止过度用力而影响伤口愈合。

【饮食调理】回盲部术后，要保持饮食清淡，以五谷杂粮、蔬果等易于消化的食物为主，减少食物对肠道的刺激。尤其是术后恢复期，不食或少食高脂、高蛋白质食品，防止膏粱厚味，酿湿生痰，加重病情，妨碍康复。

◎ 1993 年 12 月 21 日二诊　药后腹胀痛减，但大便夹有黏液并伴有少量血样物。舌淡暗、苔薄白润，脉细。药后排出黏液及血样物便，乃湿瘀之象，也预示病邪将去。药已中的，守上方再进 7 剂。

◎ 1993 年 12 月 31 日三诊　症状虽减，但大便有黏液，并挟有少量血丝，进食后脘腹仍胀满。舌淡暗苔薄白润，脉细。守方加大腹皮 10 g，以利水通阳。再进7剂。

◎ 1994年1月8日四诊　大便先硬后软，日一解。右下腹有时闷闷作痛，或腹部有气攻窜，可自行缓解。舌暗红苔白，脉细弦软。①守方加重薏米10 g，以助淡渗利湿。再进14剂。②食药疗。鲜紫河车1具，洗净，炖熟后服用。

【随　　访】守方加减共服50余剂，和服食鲜紫河车3具调理后，身体康复。近期再访：身体健康。

【按　　语】本案回盲部肿瘤术后，正气内伤，寒邪入侵，阳气不振，水湿瘀阻，胃气不和，故而出现腹胀。在做好特殊护理及饮食调理的前提下，经予四磨汤加减以理气散寒，化瘀通络获得缓解。由于患者体虚，加上术后损伤造成正气虚羸。故配合药食疗，用鲜紫河车调理。

七、小肠

1. 小肠疝气术后——阴茎静脉曲张、腹痛

张某某　男　10岁　学生

◎ 2010年1月28日初诊　母述：双侧疝气手术6年半。孩子经常诉说：两少腹（腹股沟上）经常痉挛性疼痛。医生多次检查只发现阴茎右侧根部静脉曲张。平时怕热、汗多。纳尚可，大便稀软。舌红苔白，脉细弦软。

【诊　　断】西医：疝气术后阴茎静脉曲张、腹痛。中医：少腹痛（寒凝气滞型）。

【病情分析】疝气术后出现精索静脉曲张，一般是输精管本身的原因，不是疝气手术所致。而本案疝气术后导致阴茎静脉曲张伴腹痛，是

极少见的病例。有可能是术前存在，或术后加重，留待以后临床进一步观察总结。

【辨证论治】《素问·长刺节论》云："病在少腹，腹痛不得大小便，病名曰疝。"本案疝气术后两少腹痉挛性疼痛，多方检查并未发现腹部器官有明显异常。故按《黄帝内经》认为其与足厥阴肝经和任脉有关。正如《金匮要略·腹满寒疝宿食病脉证并治》所云："腹痛，脉弦而紧，弦则卫气不行，即恶寒；紧则不欲食，邪正相搏，即为寒疝。"

【证　　属】肝郁气滞，寒湿凝结。

【治　　法】疏肝和脾，祛寒通络。

【方　　药】导气汤合四逆散加味。川楝子 10 g、小茴香 7 g、广木香 7 g、吴茱萸 4 g、党参 10 g、肉桂 4 g、生姜 3 片、青皮 7 g、炒橘核 7 g、路路通 10 g、王不留行 7 g、北柴胡 8 g、白芍 10 g、枳实 7 g、生甘草 4 g、煅龙骨 15 g、煅牡蛎 15 g。7 剂，日 1 剂，水煎服。

【特殊护理】慎避风寒，尤其应注意腹部保暖；不食寒凉食物，避免进一步损伤脾胃阳气；保证充足的睡眠，并注意适当运动，以增强体质。

【饮食调理】饮食宜温暖以固护脾胃阳气，不食寒凉食物，以防进一步损伤脾胃阳气，尤其应以清淡之五谷杂粮及蔬果为主食，忌膏粱厚味，以防酿湿生痰，加重病情，危害健康。食疗粥方，粳米 30 g、大枣 3 枚、生姜 2 片，熬成粥饮温服以助胃气。粳米，甘，平，入脾、胃经，补中益气，健脾和胃，除烦止渴等；大枣，甘，平，入脾、胃经，补脾胃，调营卫，生津液；生姜，辛，温，入肺、胃、脾经，发汗解表，温肺止咳，温中开胃增食。三味合用，有温中补虚之功。

◎ 2010 年 2 月 4 日二诊　母述：服药 3 剂后，孩子告知：腹痛止，自我感觉良好。大便已成形。舌红苔微黄、舌中苔厚，脉细、左脉微弦。守方加苍术7 g，以燥湿醒脾。再投7剂。

◎ 2010年3月7日再诊　母述：停药4周后出现过1次轻微腹痛，故要求再服。舌红苔白，脉细弦软。守方再服7剂而愈。

【按　　语】疝气术后近期小腹痛属正常现象，而患孩术后一直小腹痛6年半，则为病态。虽经多次检查为阴茎根部静脉曲张，但一直不愈。《素问·举痛论》云：“寒气客于厥阴之脉，厥阴之脉者，绕阴器，系于肝……厥气客于阴股，寒气上及少腹，血涩在下相引，故腹痛引阴股。”据其脉证乃辨为寒气客于厥阴，按肝郁气滞，寒湿凝结论治。方用导气汤合四逆散加味以疏肝和脾，祛寒通络。同时注意饮食调理和特殊护理，辅以粥疗。前后服药三周，多年痼疾获愈。

2. 小肠疝气术后——头痛

李某某　男　85岁　退休人员

◎ 2020年6月20日初诊　小肠疝气术后头痛35天。缘于今年5月份，因双侧小肠疝气施行手术后，出现整个头部疼痛已一个月零五天。同时伴纳食无味，食时恶心。足软乏力，二便尚调。舌红苔白，脉浮滑。曾有过“脑梗死”史和“颈椎病及头痛”史。

【诊　　断】西医：小肠疝气术后头痛。中医：头痛（痰浊上扰型）。

【病情分析】小肠疝气术后头痛，其原因可能是麻醉药物刺激，休息几天后可以自行缓解。本案患者乃耄耋高龄，手术对其造成精神压力致使头痛，加上素有头痛史；再者，由于年老体弱，手术时易于感寒损伤脾胃，脾失健运，湿浊积聚，上扰清阳而诱发头痛。

【辨证论治】《古今医统·头痛大法内外之因》明确指出："头痛自内而致者，气血、痰饮、五脏气郁之病，东垣论气虚、血虚、痰厥头痛之类是也；自外而致者，风寒暑湿之病，仲景伤寒、东垣六经之类是也。"本案则是高龄体虚，脾失健运，痰湿内生所致，因为头为清阳之府，需气血之荣养。若脏腑气血内伤，化源不足；尤其是手术感寒，致脾阳不振，脾运不健，痰饮内生，可导致气血清阳既不能上荣于脑，又痰浊上扰清窍而发为头痛。

【证　　属】脾胃不健，痰浊上扰。

【治　　法】健脾和胃，化痰通络。

【方　　药】温胆汤合半夏白术天麻汤加减化裁。法半夏 15 g、白术 10 g、天麻 10 g、陈皮 10 g、茯苓 15 g、炙甘草 5 g、竹茹 10 g、枳实 10 g、大枣 6 枚、生姜 3 片、吴茱萸 1.5 g、生麦芽 30 g、台乌药 10 g、木香 5 g、炒鸡内金 15 g。7 剂，每日 1 剂，水煎服。

【特殊护理】慎避风寒，尤其应注意腹部保暖；不食寒凉食物，避免进一步损伤脾胃阳气；要密切注意老人的心理状态，心静则百病自息，通过陪护以减轻心理压力，以利康复。

【饮食调理】饮食宜温暖以固护脾胃阳气，不食寒凉食物，以防进一步损伤脾胃阳气。尤其应以清淡之五谷杂粮及蔬果为主食，忌膏粱厚味，以防酿湿生痰，加重病情，危害健康。

◎ 2020 年 6 月 29 日二诊　电话述：药后后脑痛止，头前部痛减轻。纳食增，恶心除，足力增。要求再服。故守方再进 7 剂以善后。

【随　　访】2020 年 7 月 8 日因咳嗽就诊告：头痛愈，连慢性腰痛也得到了缓解。

【按　　语】小肠疝气术后头痛，其原因可能是麻醉药物刺激。由于患者高龄，加上手术中感寒，致使头痛迁延不愈。据证辨为脾胃不健，痰浊上扰。治予健脾和胃，化痰通络。同时做好特殊护理和饮食调理，药用温胆汤合半夏白术天麻汤加减化裁，服药两周获愈。

八、肛肠

1. 肛瘘术后——肛门肿痛

刘某某　男　23岁　学生

◎ 2014年6月18日初诊　肛瘘术后17天，创口未愈合并肿痛。大便先硬后软，日两解，解而不净。纳食、睡眠尚可。舌红苔白，脉细弦数。

【诊　　断】西医：肛瘘术后肛门肿痛。中医：肛门肿痛（热毒蕴结型）。

【病情分析】肛瘘术后肛门肿痛，可能与手术创伤相关。术后麻醉药消退后，患者会感觉肛门胀痛，这属于正常的暂时现象。可患者术后17天仍然肿胀不消而疼痛。这可能由患者的不良的饮食和生活习惯致使，诸如久坐、熬夜、过劳和嗜食辛辣等。

【辨证论治】《素问·至真要大论》云："诸痛痒疮，皆属于心。"《素问·六元正纪大论》则云："风胜则动，热胜则肿。"《素问·阴阳应象大论》则详云："寒伤形，热伤气；气伤痛，形伤肿。"

【证　　属】肺热下移，瘀毒蕴结。

【治　　法】清肺泻火，化瘀生肌。

【方　　药】乙字汤合桃红四物汤加减化裁。北柴胡10 g、益母草15 g、生甘草6 g、黄芩10 g、生大黄10 g、当归尾15 g、桃仁泥10 g、川红花10 g、生地黄15 g、川芎10 g、赤芍30 g。5剂，日1剂，水煎服。

【特殊护理】术后必须注意肛门卫生，按时换药，避免久蹲、久坐、过劳和熬夜；慎避风寒，防止感冒发热而加重病情。

【饮食调理】饮食宜清淡，少食肉食等膏粱厚味，牢记“膏粱之变，足生大丁”（《素问·生气通天论》）之训；多食蔬菜、水果等纤维素高的食物，保持大便通畅。

【随　　访】2014 年 6 月 27 日告：大便通调，创口疼痛已除、并已愈合。

【按　　语】西医学认为肛管直肠周围脓肿，自行破溃或切开引流后脓腔逐渐缩小变成直的，或迂曲的管腔道形成瘘管。中医则认为肛周脓痈肿恶疮，溃后余毒未尽，穿孔之后疮口不合，时有脓血，经久不瘥而成。本案术后肿痛不消，实乃肺热下移，瘀毒蕴结所致。故治予清肺泻火，化瘀生肌。在做好个人卫生护理和饮食调理的基础上，方用乙字汤合桃红四物汤加减。服药 5 剂，肿胀消，疼痛愈。

2. 肛瘘术后——右臀及腿部外侧麻木疼痛

吴某某　男　70 岁　居民

◎ 2020 年 11 月 16 日初诊　肛瘘术后右臀及腿部外侧麻木疼痛五天。缘于上周三于南昌大学第四附属医院施行肛瘘手术，术后出现右臀及大腿、小腿外侧麻木疼痛。而且又怕冷、又惧热。医院经 RD、CT、MRI 检查，均诊断为 L3/L4、L4/L5、L5/S1 椎间盘膨出，并建议手术治疗。患者拒绝手术而就诊于中医。刻诊，行走不便，坐卧不安。内伤尚好。舌红苔黄，脉弦软。

【诊　　断】西医：肛瘘术后右臀及腿部外侧麻木疼痛。中医：痹证（风寒侵袭型）。

【病情分析】肛瘘术后出现屁股疼痛，或者殃及臀部，可能是手术中一种姿势时间过长，肌肉过度紧张疲劳导致的。这种情况可以做一下适当的穴位按摩或者热敷，是可以获得缓解的。但本案患者不仅臀部疼痛，而且连及右侧大小腿外侧疼痛并麻木不仁。此乃患者素有“腰骶椎间盘膨出病”史，此次手术由于心理紧张、肌肉紧张，加上术中感寒，从而诱发臀部及腿部疼痛麻木。

【辨证论治】《素问·痹论》云：“风寒湿三气杂至，合而为痹也。其风气胜者为行痹，寒气胜者为痛痹，湿气胜者为着痹也。”《灵枢·九针论》亦云：“五邪……邪入于阴，则为血痹。”《素问·调经论》云：“五脏之道，皆出于经隧，以行血气，血气不和，百病乃变化而生。”患者手术必将损伤血气，诱发旧病是必然结果。

【证　　属】营血亏虚，风寒侵袭。

【治　　法】祛风散寒，和营通络。

【方　　药】①独活寄生汤加减化裁。独活 10 g、羌活 10 g、桑寄生 15 g、秦艽 10 g、防风 10 g、细辛 5 g、当归 10 g、川芎 10 g、白芍 15 g、熟地黄 15 g、桂枝 6 g、茯苓 15 g、炒杜仲 15 g、川牛膝 15 g、党参 15 g、炙甘草 5 g、生石膏 25 g。4 剂，每日 1 剂，水煎服。②针刺 + 脉冲电疗。取穴：环跳、承扶、风市、阳陵泉（均用双穴）。留针 15 分钟，每日 1 次。

【特殊护理】术后必须注意肛门卫生，按时换药，避免久蹲、久坐、过劳和熬夜。疼痛处可以采取局部热敷，以减轻疼痛。正如《素问·举痛论》所云：“得炅则痛立止。”慎避风寒，防止感冒而加重病情。

【饮食调理】饮食宜清淡，少食肉食等膏粱厚味，牢记“膏粱之变，足生大丁”（《素问·生气通天论》）之训；多食蔬菜、水果等纤维素高的食物，保持大便通畅。

◎ 2020 年 11 月 20 日二诊　疼痛缓解，行走已轻松。舌脉如前。守方内服，针刺+脉冲电疗，每周复诊时1次。共服药25剂，针刺电疗7次，诸症悉除而康复。

【按　　语】本案肛瘘术后右臀及腿部外侧麻木疼痛，主要是手术气血损伤引起臀部疼痛、感寒而诱发腰椎病，从而导致上述症状。据证辨为营血亏虚，风寒侵袭。治予祛风散寒，和营通络。在做好特殊护理和饮食调理的同时，方用独活寄生汤加减化裁，配以"针刺+脉冲电疗"，热敷局部。新老之疾获得康复。

3. 肛周脓肿术后——困倦并出汗

张某某　男　24岁　球员

◎ 2014年1月6日初诊　肛门脓肿术后出现困倦并出汗。缘于肛门脓肿手术后出现困倦并出汗，尤其是熬夜后心慌冒汗。背部出红疹，洗浴时瘙痒。胃胀、嗳气，大便稀软不成形，每在凌晨时排解。舌红尖甚苔黄，脉细弦软、关尤少力。

【诊　　断】西医：肛周脓肿术后困倦并出汗。中医：身重、自汗（寒热中阻型）。

【病情分析】肛周脓肿术后困倦并自汗，是由于手术会使患者身体变得比较虚弱，新陈代谢也会变得较快，所以会引起自汗，过多出汗又会引起困倦，一般认为是正常现象，可逐渐自行缓解。患者除困倦自汗外，还出现了诸多伴随症状，心慌冒汗、背部出疹瘙痒、胃胀、嗳气、凌晨拉稀，舌红尖甚苔黄、脉细关弱，应该属于寒热中阻，肾虚阳弱。原因可能是一直处于精神紧张、焦虑状态，导致自主神经功能紊乱，促使汗腺分泌异常，致使术后出汗。汗为心液，过多出汗则会导致身体出现困重、困倦、心慌等一系列症状。

【辨证论治】《诸病源候论·风湿候》云："腠退人腠理开，便受风湿。其状令人懒惰。"《诸病源候论·虚劳汗候》则云："诸阳主表，在于肤腠之间。若阳气偏虚，则津液发泄，故为汗。"

【证　　属】寒热中阻，肾阳虚弱。

【治　　法】益肾健脾，燥湿和胃。

【方　　药】半夏泻心汤合四神丸加味。川黄连 10 g、黄芩 10 g、干姜 5 g、炙甘草 6 g、太子参 20 g、淮小麦 30 g、大枣 5 枚、煨肉蔻 5 g、五味子 10 g、补骨脂 10 g、吴茱萸 3 g、蝉衣 10 g、山药 15 g、法半夏 10 g。7 剂，日 1 剂，水煎服。

【特殊护理】心静则百病自息，让患者保持情绪稳定，避免心情紧张，与家人、朋友沟通和参加一些愉悦活动，以利放松心情；术后必须注意肛门卫生，按时换药，避免久蹲、久坐、过劳和熬夜；慎避风寒，防止感冒发热而加重病情。

【饮食调理】饮食宜清淡，少食肉食等膏粱厚味，牢记"膏粱之变，足生大丁"(《素问·生气通天论》)之训；多食蔬菜、水果等纤维素高的食物，保持大便通畅。

【随　　访】2014 年 1 月 12 日告：药后纳食增，困倦、背痒、心慌、自汗除。

【按　　语】本案肛周脓肿术后困倦并自汗，还出现了诸多伴随症状：心慌冒汗、背部瘙痒、胃胀、嗳气、凌晨拉稀，舌红尖甚苔黄、脉细关弱等。据其脉证故辨为寒热中阻，肾虚阳弱。在做好心理调适及个人卫生护理和饮食调理的基础上，治予燥湿和胃，益肾健脾。方用半夏泻心汤合四神丸加味，仅用药一周而康复。

4. 混合痔疮术后——发热

胡某某 男 41岁 职工

◎ 2014年2月23日初诊 内外痔手术后2周，仍肛痛、发热，体温：38.5℃。经静脉滴注“甲硝唑＋头孢”3天后，发热不愈。刻诊，体温37.8℃。大便干燥难解，并伴肠鸣腹响，小便利。舌红苔黄白相兼而厚，脉弦软而数。

【诊　　断】西医：混合痔术后发热。中医：发热（热毒瘀闭型）。

【病情分析】内外痔手术后的发热有三方面的原因，一是手术后的吸收热，即是术后局部组织会有轻微的坏死现象，加上创面渗出的血细胞坏死，这些坏死的组织细胞吸收后，会成为病源引起发热。一般注意多喝水、多休息，必要时进行物理降温可获恢复。二是手术创面感染引起的发热。三是术后呼吸道及其他部位的感染所引起的发热，应按感染处理。而本案术后两周仍然发热，经抗感染等治疗未能退热。据其脉证应是腑气不通所致。

【辨证论治】《伤寒论·辨阳明病脉证并治》云：“阳明病……胃中有燥屎者，可攻……宜大承气汤。”又云：“阳明病，自汗出。若发汗，小便自利者，此为津液内竭，虽鞕不可攻之。”

【证　　属】肺热下移，瘀毒闭阻。

【治　　法】清热解毒，化瘀通腑。

【方　　药】乙字汤加味。生大黄10 g、北柴胡10 g、升麻10 g、枯黄芩10 g、生甘草6 g、当归尾10 g、薏苡仁30 g、败酱草30 g、益母草30 g、炒莱菔子10 g、冬瓜仁30 g（打碎）、赤芍30 g。3剂，日1剂，水煎服。

【特殊护理】慎避风寒，防止感冒；注意创面卫生，按时换药，防止感染；

保持情绪稳定，心情轻松，以利康复。

【饮食调理】饮食宜清淡，少食肉食等膏粱厚味，牢记“膏粱之变，足生大丁”(《素问·生气通天论》)之训诫；多食蔬菜水果等纤维素高的食物，保持大便通畅。

2014年2月24日病情记录：药一剂后大便下而通畅、量多，腹内顿感轻松爽快。

◎ 2014年2月26日二诊　大便已通畅，肠鸣腹响止，体温复常，精神增。舌苔白稍厚，脉细弦软。守方再服4剂以善后。

【按　　语】肛肠术后发热并大便结而不畅，小便利。此乃术中感寒，加上吸收性发热，致使发热2周不退并肛肿疼痛，大便燥结。据其脉证按肺热下移，瘀毒闭阻论治。在做好个人卫生护理及饮食调理的前提下，方用乙字汤加味以清热解毒，化瘀通腑。服药3剂，腑通热退，肿消痛止。

5. 痔疮术后——大便秘结

袁某某　男　25岁　职工

◎ 2012年1月6日初诊　痔疮术后大便秘结反复发作6年。缘于6年前因痔疮入南昌大学第一附属医院手术治疗。之后出现便秘，每周解1~2次，量少而结，不易排出，排便时苦不堪言。故一直在服用果导片及便秘颗粒。2011年7月25日肠镜复查：“结肠黏膜未见异常和痔疮。”纳食尚可，小便尚利。舌红苔薄黄、舌中有一短纵裂纹，脉细弦软。

【诊　　断】西医：痔疮术后大便秘结。中医：便秘（脾虚燥结型）。

【病情分析】痔疮术后便秘，是由于手术带来的肛肠器官损伤而造成的排便困难，这是术后的正常现象。只要在运动和饮食上加以调理，是可以逐渐正常的。但本案历经6年，一直便秘，就属于不正常了。可能是手术给肛门造成了伤害，或是术后饮食不当、过于温燥，损伤了津液，导致肠中干涩，影响传导，致使排便不畅，形成便秘。

【辨证论治】《素问·灵兰秘典论》云："大肠者，传导之官，变化出焉。"患者术后肠腑损伤，致使脾胃虚弱，运化失常。血虚则肠中干涩，影响传导；气虚则无力传送，致大便秘结。

【证　　属】脾虚燥结，肠道瘀阻。

【治　　法】滋阴润肠，化瘀通腑。

【方　　药】润燥汤加减。升麻10 g、炒枳壳15 g、生地黄15 g、生大黄10 g、当归身15 g、火麻仁20 g、桃仁泥10 g、川红花10 g、炒莱菔子15 g、炙甘草6 g、漂白术35 g、核桃仁35 g、郁李仁10 g。7剂，日1剂，水煎服。

【特殊护理】改变不良生活习惯和饮食结构；注意适当运动，以增强肠胃蠕动，有利于肠功能的恢复和排便。

【饮食调理】饮食必须是温暖、易于消化的食物，而且以五谷蔬果等富含膳食纤维的食物为主；避免辛辣煎炸，酿热为患；尤其要忌食坚硬难以消化的食物，若此则会加重便秘，危害肠道健康。

【随　　访】三个月后告：服药7剂后，大便已调。

【按　　语】本案为痔疮术后便秘，究其原因，一则脾虚失运，肠道失养；二则术后瘀血，脉络阻滞，传导失职，导致大便停滞秘结。故在做好个人护理及饮食调理的前提下，治予润燥汤加减以益气健脾，滋阴润肠，加入漂白术（重用）、核桃仁、郁李仁，以助益气、润肠、化瘀之力。故获脾健肠润，瘀散络通，大便立通之效。

6. 痔疮术后——失眠

胡某某　女　45岁　居民

◎ 2008年9月29日初诊　痔疮术后失眠一个月余。现症：失眠，不易入睡或者时睡时醒，若睡后又特别梦多。白昼则头晕、神疲乏力，心烦不安，惧怕噪声。纳尚可，大便通调。心电图提示：心肌轻度缺血。舌红苔白，脉细弦软而微数。

【诊　　断】西医：痔疮术后失眠。中医：不寐（气阴两虚型）

【病情分析】痔疮术后失眠的主要原因有三个：一是刚刚手术之后，肛门胀痛明显而难以入睡；二是术后因局部直肠的刺激而产生刺激性排便的感觉影响睡眠；三是情志所累，术前术后惊恐，情绪不安，导致心神不宁而不寐。或许是精神紧张，忧愁思虑，心血暗耗，加上心烦抑郁，久而化火，伤及阴液，虚火扰动心神，致使心烦不寐，这就是心乱则百病丛生。

【辨证论治】《甲乙经》云："脏有所伤，及情有所依，则卧不安。"《诸病源候论·虚劳候》则云："若心烦不得眠者，心热也。"伤寒论认为阴虚火旺，脏腑失调，可致不寐。《伤寒论·辨少阴病脉证并治》中云："少阴病，得之二三日以上，心中烦，不得卧，黄连阿胶汤主之。"《金匮要略·血痹虚劳病脉证并治》则云："虚劳虚烦，不得眠，酸枣仁汤主之。"

【证　　属】气阴两虚，血不养心。

【治　　法】补益心脾，养血安神。

【方　　药】归脾汤合酸枣仁汤加减化裁。（老边条）红参10 g、白术10 g、生黄芪30 g、当归身10 g、炙甘草6 g、茯神15 g、炙远志10 g、炒酸枣仁10 g、广木香10 g、煅龙骨30 g，煅牡蛎30 g、川芎

10 g、知母 10 g、大枣 5 枚，生姜 3 片，枸杞 15g。上药连服 7 剂，日 1 剂，水煎服。

【特殊护理】心静则百病自息，故必须让患者保持情绪乐观，思想轻松，以利于脏腑、气血功能复常；注意休息，避免过劳，防止进一步损伤脏腑气血；坚持适度运动，以增强体质和抗病能力。

【饮食调理】饮食要注意营养均衡，进食易于消化吸收的食物，并注意各种蔬菜和各种高蛋白类食物的合理搭配，以利脾胃之运化和滋养阴血。故必须是以清淡为主，避免进食过于辛辣刺激的食物和高蛋白类食物，防止膏粱厚味，酿热生变。

◎ 2013 年 11 月 21 日就诊　首先告知：5 年前痔疮术后失眠，药尽则愈。刻诊又失眠 1 周，加重 3 天。心烦，纳尚可。舌红苔薄白，脉细弦微浮。此乃外感发热后，懊恼不寐。随证治予栀子豉汤治之。

【随　　访】药 3 剂而愈。

【按　　语】本案素体气血不足，痔疮手术进一步损伤气血，故而血不养心，神魂不安，或不寐，或忽寐忽醒。故按气阴两虚，血不养心论治。治予育阴潜阳，养血安神。在做好个人护理及饮食调理的前提下，方用归脾汤合酸枣仁汤化裁，以补益心脾，养血安神。药仅 7 剂，气血充盈，魂定神安，不寐自愈。

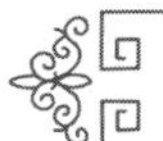

第十四章　腹部

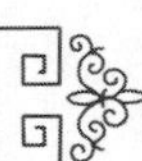

1. 右腹部隆突性纤维肉瘤术后——头晕并失眠

余某某　女　40 岁　职工

◎ 2007 年 9 月 5 日初诊　右腹部隆突性纤维肉瘤手术后 5 天，出现头晕并失眠。病理报告："皮肤纤维肉瘤。"B超提示：左肾囊肿，右肾错构瘤。术后头晕乏力，心烦不寐，食欲缺乏，大便今日已排，质稍硬。舌红苔白稍厚，脉细软（右脉反关）。

【诊　　断】西医：右腹部隆突性纤维肉瘤术后头晕、失眠。中医：头晕、不寐（气滞血弱型）。

【病情分析】右腹部隆突性纤维肉瘤术后头晕、失眠，究其原因是麻药的副作用，麻药可能会对脑神经造成一定的刺激，从而导致出现头晕；其次是手术过程中失血过多，导致脑供血不足，故而出现头晕并伴乏力等症状，乃气血亏虚之象。失眠则是由于手术前后精神紧张，思虑过度，从而导致气郁脾虚，脾失健运，化源不足；加上术后气血亏虚，致使血不养心而不寐。

【辨证论治】本案之头晕乃为虚眩之属，此等术后血虚头晕，《杂病源流犀烛》称之为失血眩晕。是由于脾不统血，肝不藏血所致。

【证　　属】脉络损伤，气滞血弱。

【治　　法】行气开郁，活血补血。

【方　　药】越鞠丸合当归补血汤加味化裁。川芎 10 g、苍术 10 g、制香附 10 g、生栀子 10 g、生甘草 6 g、神曲 10 g、当归 10 g、生黄芪 20 g、谷芽 30 g、麦芽 30 g、北山楂 20 g、猫爪草 10 g、炒枳壳 10 g、漂白术 15 g、炒鸡内金 20 g、赤芍 15 g、薏苡仁 30 g。10 剂，日 1 剂，水煎服。

【特殊护理】心静则百病自息，故患者必须保持心情舒畅，避免精神紧张，神思过度，损伤脾胃，气结生痰；改变不良生活习惯和饮食结构；注意适当运动，以增强体质，并有利于睡眠。

【饮食调理】右腹部隆突性纤维肉瘤术后，要保持饮食清淡，以五谷杂粮、蔬果等易于消化食物为主。尤其是术后恢复期，不食辛辣、少食高脂、高蛋白质食品，防止膏粱厚味，酿湿化热生变，加重病情，妨碍康复。

◎ 2007 年 10 月 5 日二诊　睡眠改善，仍头晕乏力，周身疼痛，前晚胃脘疼痛。舌红苔白，脉沉细。守方加重黄芪 10 g，并加淡豆豉 10 g、九香虫 10 g，以助行气化瘀。再进 15 剂。

【随　　访】2008 年 4 月 29 日告：加减进退共服中药 81 剂，逐渐好转并已康复。

【按　　语】术后出现头晕乏力，心烦不寐，乃手术中失血所致，从而导致脑供血不足，故而出现头晕并伴乏力等。失眠则是手术前后精神紧张，思虑过度，从而导致气郁脾虚，化源不足；加上术后气血亏虚，致使血不养心而不寐。在做好特殊护理及饮食调理的基础上，治予越鞠丸合当归补血汤加味化裁，一则行气开郁，健脾助运；二来养血补虚，活血化瘀，而收康复之效。

2. 腹膜后异位嗜铬细胞瘤术后——创口硬肿

邹某某　男　41 岁　自由职业

◎ 2009 年 6 月 20 日初诊　腹膜后异位嗜铬细胞瘤术后创口硬肿。缘于腹膜后异位嗜铬细胞瘤，在上海某医院行剖腹手术 10 余天。刻诊，创口红肿并形成硬块。纳可，眠安，大便结，小便调。血压：140/90 mmHg。舌红苔白，脉细弦数。

【诊　　断】西医：腹膜后异位嗜铬细胞瘤术后创口硬肿。中医：痰瘀结肿（脉络瘀结型）。

【病情分析】手术创伤本身发生在皮肤、筋膜、肌肉、血管组织，在自我修复过程中，有特异性体质，或者是恶性肿瘤的患者，会愈合不良而致创口局部形成硬肿，但应排外术后感染和术后形成的线结。中医认为某些患者为痰湿和瘀血体质，加上手术筋膜肌肉创伤后，血脉损伤，瘀血内停，从而形成痰瘀胶结，乃至肿结成块。

【辨证论治】手术人工创伤发生在皮肤、筋膜、肌肉、血管组织，即卫气与血脉受伤。营卫气血失调，若瘀血不散而结聚，则局部肌肉肿胀或疼痛。正如《灵枢·本藏》云："经脉者，所以行血气而荣阴阳，濡筋骨利关节者也。卫气者，所以温分肉，充皮肤，肥腠理，司开阖者也……卫气和则分肉解利，皮肤调柔。"

【证　　属】气血损伤，脉络瘀阻，痰湿互结。

【治　　法】温胆和胃，理气化痰，散瘀消肿。

【方　　药】温胆汤加味化裁。法半夏 15 g、茯苓 30 g、陈皮 10 g、枳实 12 g、竹茹 10 g、大枣 5 枚、生姜 3 片、生甘草 6 g、蛇六谷 10 g、七叶一枝花 15 g、山慈菇 15 g、胆南星 10 g、夏枯草 30 g、浙贝母 20 g、苍术 15 g、白术 15 g、天麻 12 g、白花蛇舌草 20 g、内红消 30 g、菝葜 30 g、藤梨根 30 g、猫爪草 15 g、皂角刺 15 g、蜈蚣 2 条。7 剂，日 1 剂，水煎服。

【特殊护理】创口处注意清洁护理，必须用消毒敷料覆盖，防止再次损伤，以利康复；慎避风寒，防止感冒，避免感冒伤及卫分阳气；适当运动，以调和气血，促进康复。

【饮食调养】饮食宜清淡，多食蔬果，少吃肉食，忌辛辣、煎炸食品，以防膏粱厚味之变。

◎ 2009 年 7 月 17 日二诊　创口硬块变软并缩小，表皮红肿渐退。血压：120/90 mmHg。舌红苔白，脉细而微数、微弦。守方再进 7 剂。

【随　访】2009 年 7 月 17 日喜告：创口软化，大便已通调。

【按　语】本案因手术损伤肌腠，卫气失和，瘀血不散，痰湿互结而形成局部肌肉肿胀结聚。故在做好特殊护理和饮食调理的同时，治予清胃温胆，化痰散结，使用大剂量的夏枯草、白花蛇舌草、内红消、菝葜、藤梨根、猫爪草等化瘀散结中草药，获得较好的疗效。

第十五章　妇产

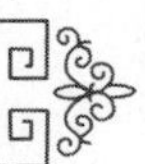

一、剖宫产

1. 剖宫产术后——手指抽搐

吴某某　女　27 岁　农民

◎ 2000 年 10 月 18 日初诊　剖宫产后 6 个月，手指麻木伴手拇指及小指拘挛 5 个月。缘于今年 4 月剖宫产 1 男孩，1 个月后，手指伴手拇指及小指经常拘挛疼痛，而且足趾也麻木不仁，发无定时。虽经治疗，并无效果。舌暗红苔白、舌边有齿印，脉细弦软。

【诊　断】西医：剖宫产后手指抽搐。中医：痉病（气血亏虚型）。

【病情分析】剖宫产后手指抽搐其原因有三：一是缺钙。怀孕期间钙的摄取不足，在没有及时补钙的情况下，可能会引起产后骨质疏松，从而产生肢体痉挛性收缩致使产妇剖宫产后肢体抽搐。二是高血压。剖宫产后因疼痛刺激，或者情绪不稳定、长时间睡眠不好等原因，有可能出现高血压，血压增高严重时，则会引起颅内压升高而发生抽搐，即中医所说的肝风内动。三是产后子痫。

妊娠期间高血压控制不理想，产后血压持续性升高有可能引起产后子痫发作而发生抽搐。另外，癫痫、脑出血等原因也可以引起产妇剖宫产后发生抽搐。本病病机复杂，按上述认识治疗并未取效。

【辨证论治】针对本病《黄帝内经》有“痉”和“痓”两种病名。诸如《素问·至真要大论》：“诸痉项强，皆属于湿。”《素问·厥论》：“手阳明、少阳厥逆，发喉痹、嗌肿、痓。”《金匮要略·痓湿暍病脉证治》解释“痓”，“一作痉”。《杂病源流犀烛·痉痓》云：“痉者，筋脉强直而不柔和；痓者，口噤而角弓反张。”近代一般均称作“痉”。根据不同的病因，又分为风痉、虚痉、疫痉、热盛发痉、瘀血发痉等。本案因剖宫产后失血，致使气血亏虚而抽搐，应该是属于虚痉，正如《三因极一病证方论》提出的“由内因气血虚……致病之因。”

【证　　属】气血亏虚，筋脉失养。

【治　　法】温补气血，养血疏风。

【方　　药】十全大补汤加减。生黄芪 30 g、当归 10 g、川芎 10 g、熟地黄 15 g、杭白芍 10 g、炙甘草 5 g、嫩桂枝 5 g、党参 10 g、白术 10 g、茯苓 15 g、生姜 3 片、大枣 3 枚。7 剂，日 1 剂，水煎服。

【特殊护理】心静则百病自息，故必须保持心情舒畅，避免精神紧张，神思过度，损伤脾胃，影响运化；注意休息，保证睡眠，以利气血之康复。

【饮食调理】剖宫产后要注意进食营养均衡、易于消化吸收的食物，并注意各种蔬菜和各种高蛋白类食物的搭配，以利补养气血。但必须是以清淡为主，避免进食过于辛辣刺激的食物，防膏粱厚味酿热而危害健康；同时又要避免因寒凉食物损伤阳气，而犯“产前不宜温，产后不宜凉”之忌。

◎ 2000 年 10 月 25 日二诊　小指拘挛除，指趾麻木减。舌暗红苔白、舌边有齿痕，脉细弦。守方再进 7 剂以善后。

【随　　访】药尽病愈。

【按　　语】剖宫产后失血，致使气血亏虚而抽搐 6 个多月，而且并无发热等征象。一般来说，内伤发痉，病势缓慢，很少发热，多属虚证，当辨气、血、阴、阳；而外感发痉，多属实证，必有发热。临证需分六淫疫疠，邪侵表里浅深以辨之。若是内伤瘀血、痰浊内阻，应属于实证。本案病势缓慢而无发热和痰瘀，脉证均表现为虚证。故按气血亏虚，筋脉失养论治。方用十全大补汤加减以温补气血，养血疏风，同时注意护理、调整饮食，服药两周而愈。

2. 剖宫产术后——出汗

廖某某　女　32 岁　居民

◎ 2003 年 9 月 13 日初诊　剖宫产后出汗一周，剖宫产后既自汗又盗汗并头眩，伴神疲乏力。纳食尚好，眠亦可。舌红苔白，脉虚软。

【诊　　断】西医：剖宫产后出汗。中医：盗汗，自汗（气血亏虚型）。

【病情分析】盗汗，从西医角度看，认为是肺结核、甲状腺功能亢进、风湿热等疾病导致；自汗则与个人体质、饮食不规律、生活习惯不良及情绪障碍有关。而中医则认为是素体虚弱、情志失调等致使肝肾不足、阴虚火旺、虚热内扰及热迫津液外泄，从而致使盗汗。自汗多为外感时邪与内伤杂病两大类。外感多为实证，内伤杂病多为虚证。内伤自汗，常见于五脏和气血及阳气之虚。

本案之盗汗并自汗是因剖宫产后失血、脏腑虚弱所致的虚热内扰引起的；自汗则是剖宫产后阳气虚弱、卫外不固所致。

【辨证论治】《金匮要略·血痹虚劳病脉证并治》云："脉虚弱细微者，喜盗汗也。"对盗汗，《黄帝内经》又称之为"寝汗"。《金匮要略·妇人产后病脉证治》云："新产血虚，多汗出……所以产妇喜汗出者，亡阴血虚。"这也是我们常说的"阴损及阳"。亡血可导致头眩。

【证　　属】气血亏虚，卫外不固。

【治　　法】益阴补虚，扶阳敛汗。

【方　　药】牡蛎散加味。煅牡蛎 20 g、浮小麦 50 g、麻黄根 5 g、炙黄芪 15 g、炙甘草 5 g、煅龙骨 20 g、党参 15 g、当归 10 g。2 剂，日 1 剂，水煎服。

【特殊护理】汗后注意保暖，避免受凉感冒，加重病情；避免过劳而进一步体虚；坚持适度运动，以增强体质。

【饮食调理】剖宫产后要注意进食营养均衡、易于消化吸收的食物，并注意各种蔬菜和各种高蛋白类食物的搭配，以利补养气血。但必须是以清淡为主，避免进食过于辛辣刺激的食物，防止膏粱厚味，酿热为患，助阳伤阴，不利敛汗；同时又要避免因寒凉食物损伤阳气，而犯"产前不宜温，产后不宜凉"之忌。

【随　　访】药尽汗止、头眩愈。

【按　　语】本案剖宫产后自汗并盗汗，属于产后汗证。产后失血必致气血亏虚，加上剖宫产，进一步损伤经络气血，致使失血阴虚，阴阳互损，故而出现既盗汗又自汗。按虚热内扰，卫外不固，阳虚自汗论治。方用牡蛎散，重用浮小麦并加入党参、当归养阴、益气、生血之品，以益阴补虚，扶阳敛汗。药仅 2 剂汗止。

3. 剖宫产术后——出汗并阴道出血

张某　女　29 岁　职工

◎ 2013 年 1 月 30 日初诊　剖宫产一男婴，产后 7 天出汗。动则出汗，有时睡后盗汗，恶露不爽，小腹痛，纳、眠尚可。舌红苔黄而稍厚，脉细弦。

【诊　　断】西医：剖宫产后自汗并恶露不畅。中医：自汗，恶露不畅（阳虚血瘀型）。

【病情分析】自汗从生理角度上讲，与个人体质、饮食不规律、生活习惯不良及情绪障碍有关。可分为外感时邪与内伤杂病两大类。外感多为实证，内伤杂病多为虚证。内伤自汗，常见于五脏和气血及阳气虚弱之时，患者由于剖宫产后阳气虚弱、卫外不固致自汗；至于恶露不爽，小腹痛，则是剖宫产中感受风寒，导致气血运行不畅，血行受阻，则恶露下行不畅，气血内结，致使腹痛。

【辨证论治】《金匮要略·妇人产后病脉证治》云："新产血虚，多汗出……所以产妇喜汗出者，亡阴血虚，阳气独盛，故当汗出，阴阳乃复。"至于恶露不爽，小腹痛，则是剖宫产中感受风寒，导致寒凝小腹，气血运行不畅，血行受阻，则恶露下行不畅，气血内结，致使小腹冷痛。

【证　　属】阳虚自汗，血瘀寒凝。

【治　　法】益气滋阴，温阳散瘀。

【方　　药】牡蛎散合生化汤加减化裁。浮小麦 30 g、煅牡蛎 30 g、煅龙骨、炙黄芪 25 g、炮干姜 6 g、当归 15 g、川芎 10 g、桃仁泥 10 g、炙甘草 6 g、大枣 5 枚、桂枝 6 g、赤芍 15 g。5 剂，日 1 剂，水煎服。

【特殊护理】汗后注意保暖，避免受凉感冒，防止进一步损伤阳气，以加重病情；避免过劳而损伤气血，有碍康复。

【饮食调理】剖宫产后要注意进食营养均衡、易于消化吸收的食物，并注意各种蔬菜和各种高蛋白类食物的搭配，以利补养气血。但必须是以清淡为主，避免进食过于辛辣刺激的食物，防止膏粱厚味酿热，助阳伤阴，不利敛汗；同时又要避免因寒凉食物损伤阳气，而犯“产前不宜温，产后不宜凉”之忌。

【随　　访】2013 年 7 月 9 日家人告：药后汗止，诸症悉除。

【按　　语】本案乃内伤自汗，患者由于剖宫产后脏腑之气血损伤及阳气虚弱、卫外不固致自汗；至于恶露不爽，小腹痛，则是剖宫产中感受风寒，导致气血运行不畅，血行受阻，则恶露下行不畅，气血内结，致使腹痛。故治予益气滋阴，温阳散瘀。方用牡蛎散合生化汤加减。在精心调护的基础上，药仅 5 剂，诸症悉除。

4. 剖宫产术后——头眩

梁某　女　36 岁　居民

◎ 2013 年 12 月 9 日初诊　头眩伴闷闷胀痛 2 个月。缘于剖宫产一男婴，产后 2 个月一直头眩伴闷闷胀痛，有时恶心。若头眩，躺下休息片刻可缓解。睡眠欠安，纳可，大便 2 天一解。血压：110/83 mmHg。舌红苔薄白，脉细、关弦。

【诊　　断】西医：剖宫产术后头眩。中医：眩晕（血虚风痰型）。

【病情分析】剖宫产术后头眩，有两种因素：一是非疾病因素，即直立性低血压、麻醉并发症、精神心理因素；二是疾病因素，诸如缺铁性贫血、颈椎病等。本案剖宫产后已经两个来月，一直头眩伴闷闷胀痛，有时还恶心，这应该是疾病因素造成的。就是剖宫产后血虚，汗出感寒，乃至阴阳乖违，阳气偏胜于上，厥而郁冒。

【辨证论治】《金匮要略·妇人产后病脉证并治》云："亡血复汗，寒多，故令郁冒。"《景岳全书·杂证谟》云："眩晕一证，虚者居其八九，而兼火、兼痰者不过十中一二耳。"

【证　　属】气血亏虚，痰饮内停。

【治　　法】清胃温胆，疏风豁痰。

【方　　药】首用温胆汤加味。法半夏15g、茯苓15 g、炙甘草6 g、竹茹15 g、枳实10 g、陈皮10 g、大枣5枚、生姜3片、天麻10 g、白术10 g。7剂，日1剂，水煎服。

【特殊护理】注意保暖，避免感受风寒，加重病情；避免过劳，而进一步损伤气血；坚持适度运动，以增强体质。

【饮食调理】剖宫产后要注意进食营养均衡、易于消化吸收的食物，并注意各种蔬菜和各种高蛋白类食物的搭配，以利补养气血。但必须是以清淡为主，避免进食过于辛辣刺激的食物，防止膏粱厚味，酿湿生痰，加重眩晕，而且要遵循"产后不宜凉"的饮食原则。

◎ 2014年1月15日二诊　头眩止，但嗜睡、易疲劳，体力差，月经滞后1个月，经期延长至10天。纳食已香，大便2天一解，不结。舌红苔白、舌尖中部有一短纵裂纹，脉细弦软而微数。观其脉证，痰饮已去，气血亏虚突显，故拟补中益气汤加味调治并善后。

方用补中益气汤加味化裁。党参15 g、炙甘草6 g、炒白术10 g、炒苍术10 g、当归身15 g、炙黄芪30 g、陈皮10 g、升麻10 g、北柴胡10 g、葛根15 g、天麻10 g、法半夏10 g、茯苓15 g、大枣3枚、生姜3片。上药连服7剂，诸症愈。

【按　　语】本案产后头眩，此乃气血亏虚，汗后感寒，脏腑阴阳失调，运化失健，痰饮内停，郁而化热，形成胃热胆寒。由于虚中挟实，故前期治予温胆汤加入白术、天麻健脾疏风之品，以清胃温胆，疏风豁痰；后期待痰饮去则治予补中益气汤，以健脾益气，以增化源。同时做好特殊护理和饮食调理，共建殊功。

5. 剖宫产术后——腰痛并头晕

陈某某　女　28岁　居民

◎ 2020年9月19日初诊　剖宫产后一直腰痛合并头晕已70天。缘于7月份剖宫产手术出血超过500 mL，术后一直腰痛合并头晕眼花伴少寐。月子里也曾以鸡及鸡蛋等食物滋补身体，腰痛及头晕眼花得不到缓解。故就诊中医药。之前曾生育两胎，均为剖宫产并大出血。刻下，纳食尚好，二便通调。血压：110/86 mmHg。舌淡红苔白，脉虚关弦。

【诊　　断】西医：剖宫产术后腰痛并头晕。中医：腰痛、头晕（气虚血瘀型）。

【病情分析】剖腹（宫）产术后腰痛并头晕，腰痛主要是硬膜外麻醉的后遗症；有的则是由于剖宫产后没有休息好，或者腰部受到了寒凉之气的刺激。中医则认为是剖宫产术中大出血，导致体虚所致。尤其是三次剖宫产，三次大出血，既有气血双亏，又有气滞血瘀，络脉瘀阻而形成腰痛。至于头晕，则正如《金匮要略·妇人产后病脉证并治》中所云：“亡血复汗……则头眩而目瞀。”这里主要是剖宫产大出血引起气血两虚，气虚则清阳不升，血虚则脑失所养，皆可致头晕眼花。

【辨证论治】《金匮要略·血痹虚劳病脉证并治》中有“虚劳腰痛”之说。

《素问·脉要精微论》则云："腰者，肾之府，转摇不能，肾将惫矣。"《灵枢·五癃津液别论》云："虚，故腰背痛而胫酸。"明确指出，腰痛多为"虚"所致。《诸病源候论·腰痛不得俯仰候》云："肾主腰脚，而三阴三阳十二经八脉，有贯肾络于腰脊者。劳损于肾，动伤经络，又为风冷所侵，血气击搏，故腰痛也。"《丹溪心法·腰痛》更为明确："肾气一虚，凡中寒、受湿、伤冷、蓄热、血涩、气滞、水积、坠伤与失态、作劳，种种腰疼，叠见而层出矣。"本案患者三次剖宫产大出血致虚，气血两虚，致使清阳失养而头晕。

【证　　属】气血虚羸，瘀血阻络。

【治　　法】大补气血，养血活血。

【方　　药】十全大补汤合阿胶鸡子黄汤加减化裁。炙黄芪 30 g、肉桂 6 g、党参 15 g、白术 10 g、茯苓 15 g、炙甘草 5 g、当归 10 g、川芎 10 g、白芍 10 g、熟地黄 15 g、阿胶 5 g、黄连 1.5 g、鲜鸡子黄一枚（搅碎冲入）、枸杞 10 g、鸡血藤 15 g。7 剂，每日 1 剂，水煎服。

【特殊护理】注意保暖，避免感受风寒，加重病情；避免过劳，而防止进一步损伤气血；坚持适度运动，以增强体质。

【饮食调理】剖宫产后要注意进食营养均衡、易于消化吸收的食物，并注意各种蔬菜和各种高蛋白类食物的合理搭配，以利补养气血。但必须是以清淡为主，避免进食过于辛辣刺激的食物，防止膏粱厚味，酿湿生痰，加重头晕，而且要遵循"产后不宜凉"的饮食原则，防止损伤阳气。

◎ 2020 年 9 月 26 日二诊　服药至第三剂时，阴道排出咖啡色样血液。第四剂药后血止，腰痛愈。睡眠也改善。舌红苔薄黄，脉弦软。

药后瘀血排出，腰痛立止。守方减肉桂 2 g，加炒酸枣仁、生远志各 10g，以助滋阴宁神。再进 7 剂。

【随　　访】2020 年 10 月 31 日告：上方自行加服 7 剂，诸症悉除。

【按　　语】患者三次剖宫产，三次大出血。既有气血双亏，又有气滞血瘀，络脉瘀阻而形成腰痛。大出血后气血双亏，气虚则清阳不升，血虚则脑失所养，故而头晕。故按气血虚羸，瘀血阻络论治。在做好特殊护理和饮食调理的基础上，治予大补气血，养血活血。方用十全大补汤合阿胶鸡子黄汤加减化裁，气血得充，瘀血得排（药后阴道排出瘀血可证），腰痛豁然，头晕亦止。

二、卵巢

1. 卵巢浆液性腺癌术后——大便频繁

张某某　女　48 岁　职工

◎ 2012 年 2 月 8 日初诊　卵巢浆液性腺癌术后大便频繁，日解无数。因卵巢浆液性腺癌在中山大学附属肿瘤医院行手术治疗及切除肠管 12 cm，同时化疗 6 个疗程。出院后于 1 月 31 日至丰城矿务局总医院复查，化验报告：癌胚抗原 4.56 ng/mL（参考值 0~3.4）。刻下，纳可，大便每日无数次、量少、色黑、状如挤牙膏，夜间也如厕 4~5 次，影响睡眠。手指关节及双膝疼痛不适，指甲紫暗，右足拇指麻木。头发脱落稀疏。舌淡暗、舌体胖而有齿印，脉细。

【诊　　断】西医：卵巢浆液性腺癌术后大便频繁。中医：便泄（气陷血瘀型）。

【病情分析】行卵巢浆液性腺癌手术并切除附近肠管 12 cm，致使肠管损伤，传导失职，从而导致大便频繁，频解无度。

【辨证论治】《素问·灵兰秘典论》云："大肠者，传道之官，变化出焉。"本案其临床症状犹如泄泻，正如《医旨绪余·泄泻》所谓："粪出少而势缓者为泄，若漏泄之谓也；粪大出而势直下不阻者为泻，倾泻之谓也。"患者术后大便频繁无度，实乃便泄。

【证　　属】中气下陷，气滞血瘀。

【治　　法】补脾益肺，活血祛瘀。

【方　　药】补中益气汤合桃红饮加减化裁。太子参 20 g、漂白术 30 g、北柴胡 10 g、升麻 15 g、生黄芪 30 g、陈皮 10 g、当归尾 15 g、炙甘草 6 g、川红花 10 g、桃仁泥 10 g、三棱 10 g、莪术 10 g、七叶一枝花 10 g、北山楂 15 g、焦山楂 15 g、葛根 15 g、青皮 10 g、炒谷芽 10 g、炒麦芽 30 g、川芎 10 g、白花蛇舌草 15 g、赤芍 15 g、汉防己 10 g、徐长卿 15 g。15 剂，日 1 剂，水煎服。

【特殊护理】注意保暖，尤其是腹部的保暖，避免感受风寒，加重病情；注意休息，避免过劳，而进一步体虚；坚持适度运动，以增强体质和肠道传道功能。

【饮食调理】要注意进食营养均衡、易于消化吸收的食物，并注意各种蔬菜和各种高蛋白类食物的搭配，以利补养气血。但必须是以清淡为主，避免进食过于辛辣刺激的食物和高蛋白类食物，防止膏粱厚味，酿湿生变。

◎ 2012 年 2 月 24 日二诊　药后体力增加，大便不爽，仍如挤牙膏，尤其是晚上。但大便颜色已由黑色转为黄色，指甲转为淡紫。药已中的，守上方加藤梨根 30 g、内红消 30 g，以祛风、化瘀、通络。再投 15 剂。

◎ 2012 年 3 月 12 日三诊　大便白天减为 5~6 次、不稀、大便量增，夜间无须如厕。手指麻木，关节疼痛缓解，指甲已渐红润。舌红苔白、舌边仍有齿印，脉微弦、重按少力。守方去白术，加砂仁 3 g、茯苓 15 g、苍术 10 g、山药 15 g，以燥湿、醒脾、助运。再投 15 剂。

◎ 2012 年 3 月 27 日四诊　大便复常。舌红苔薄白、舌边有齿痕，脉细弦、左少力。守上方再投 15 剂。

◎ 2012 年 4 月 19 日五诊　头发已长满，精神好，夜尿已只 1~2 次。舌红略暗苔白、舌边仍有齿痕，脉细弦软。守方再服 15 剂以善后。

【随　　访】2012 年 8 月 5 日告：近日复查癌胚抗原 4 项无异常。

【按　　语】本案大便异常，乃术后肠腑损伤，累及肺气亏虚。肺与大肠相表里，肺气虚则大肠传导失职。故大便量少难排，艰涩无度。故按中气下陷，气滞血瘀论治。治以补脾益肺（补土生金），活血祛瘀。方用补中益气汤合桃红饮，同时做好特殊护理和饮食调理，服药两个半月而获康复。

2. 卵巢巧克力囊肿术后——凌晨泻

熊某某　女　34 岁　医生

◎ 1997 年 6 月 11 日初诊　卵巢巧克力囊肿术后凌晨腹痛泄泻。缘于一个半月前施行卵巢巧克力囊肿术，术后大便次数增多，并挟不消化物，日便 3~4 次，伴肠鸣腹响。曾服中药 5 剂，大便次数虽减，但每日天刚亮则出现肠鸣腹响，腹痛欲解，解后轻松。同时睡眠梦多，白天头眩。舌红苔薄淡黄，脉右细弦软、左细软、尺虚。

【诊　　断】西医：卵巢巧克力囊肿术后腹痛并腹泻。中医：五更泻（肾虚肝郁型）。

【病情分析】卵巢巧克力囊肿术后腹痛、腹泻，一般来说与手术无直接关系，而与手术后的护理和饮食不当关系颇大。可能是手术创伤，加上术中感寒导致肾经受寒，真阳不足，不能温煦脾土，致运化失司所致。术后为加强营养而过食肥甘厚味，酿湿生痰，损伤脾肾阳气，造成腹痛泄泻；或是食用生冷油腻，损伤脾肾之阳气。凡此种种，均需审证求因，辨证施治。

【辨证论治】《景岳全书·杂证谟·泄泻》云："泄泻之本，无不由于脾胃。盖胃为水谷之海，而脾主运化，使脾健胃和则水谷腐熟而化气化血……脾胃受伤则水反为湿，谷反为滞，精华之气不能输化，及致合污下降，而泻痢作矣。"又云："肾为胃关，开窍于二阴，所以二便之开闭，皆肾脏所主。"

【证　　属】肾脾虚寒，肝旺脾弱。

【治　　法】温肾暖脾，泻肝扶脾。

【方　　药】四神丸合痛泻要方加减化裁。补骨脂 15 g、吴茱萸 3 g、生姜 3 片、五味子 6 g、煨肉蔻 10 g、炒白芍 10 g、防风 10 g、白术 10 g、陈皮 10 g、神曲 20 g。5 剂，日 1 剂，水煎服。

【特殊护理】注意保暖，避免感受风寒，加重病情；保持情绪乐观，思想轻松，以利康复；注意休息，避免过劳，防止进一步损伤脾肾之气，以避虚虚之戒；坚持适度运动，以增强体质和肠道传导功能。

【饮食调理】饮食要注意进食营养均衡、易于消化吸收的食物，并注意各种蔬菜和各种高蛋白类食物的搭配，以利脾胃之运化。但必须是以清淡为主，避免进食过于辛辣刺激的食物和高蛋白类食物，防止膏粱厚味，酿湿生变。尤其不应食生冷油腻，防止进一步损伤脾肾之阳气。

◎ 1997 年 6 月 18 日二诊　肠鸣腹痛止，大便内已无不消化物，日一解。月经亦至，稍有腹痛，经色黯。舌红苔薄黄，脉细。守上方加台乌药 10 g、三七粉 5 g，以助行气活血。再服 7 剂。

【随　　访】大便复常，月经亦调。

【按　　语】卵巢囊肿手术治疗后，损伤肝经，累及肾气。致使肾阳亏虚，脾土失于温煦，脾运失司，发为五更泻。按肾脾虚寒，肝旺脾弱论治。方用四神丸合痛泻要方以温肾暖脾，泻肝扶脾。同时做好特殊护理和饮食调理。服药 12 剂，泄泻腹痛获愈。

3. 卵巢巧克力囊肿术后——怕冷，甲减

陈某　女　43 岁　职工

◎ 2012 年 12 月 7 日初诊　卵巢巧克力囊肿术后 1 周。怕冷，尤其四肢怕冷。纳食少，经量少，夜尿多。观其口唇暗淡、面部少华。舌红苔白、舌边略呈暗红，脉细。

【诊　　断】西医：卵巢巧克力囊肿术后怕冷、甲减。中医：虚劳（中阳不振型）。

【病情分析】卵巢巧克力囊肿术后怕冷，可能是手术后引起发热所致。但本案术后一周，并未发现有感染现象。据其脉证，类似于甲状腺功能减退早期症状：畏寒、乏力、心率减慢、食欲减退等。卵巢囊肿术后是否会因肌肉血脉损伤，而引起甲状腺功能减退，有待临床进一步观察。根据临床症状类似于中医之虚劳（虚损）范畴，予以辨证施治。

【辨证论治】“阳虚则生外寒。”(《素问·调经论》)。《医宗金鉴·虚劳总括》云：“虚者，阴阳、气血、荣卫、精神、骨髓、津液不足是也。损者，外而皮、脉、肉、筋、骨，内而肺、心、脾、肝、肾消损是也。”

【证　　属】气血亏损，中阳不振。

【治　　法】益气温阳，养血和营。

【方　　药】黄芪桂枝五物汤加味。炙黄芪 30 g、桂枝 10 g、白芍 15 g、大枣 5 枚、生姜 3 片、谷芽 30 g、麦芽 30 g、川红花 10 g、桃仁泥 10 g、龙眼肉 10 g、白果 10 g（连壳打碎）、枸杞 20 g、当归 15 g、川芎 15 g、北山楂 30 g、三七粉 3 g（研末冲服）、炙甘草 6 g、益智仁 10 g。日 1 剂，水煎服，连服 7 剂。

【特殊护理】注意保暖，避免感受风寒，加重病情；保持情绪乐观，思想轻松，以利康复；注意休息，避免过劳，防止进一步损伤阳气，而犯虚虚之戒；坚持适度运动，以增强体质和抗病能力。

【饮食调理】注意营养均衡，进食温暖易于消化吸收的食物，并注意各种蔬菜和各种高蛋白类食物的搭配，以利脾胃之运化。但必须是以清淡为主，避免进食过于油腻食物和高蛋白类食物，防止膏粱厚味，酿湿生痰。尤其不应食生冷食品，防止进一步损伤脾肾之阳气。

【随　　访】2013 年春节期告：药尽诸症豁然并已康复。

【按　　语】本案之虚乃手术创伤所致，其病机为肝经受伤，累及肾水。肾虚则脾弱，化源不足。导致阳气虚衰，气血闭阻。故治予黄芪桂枝五物汤补气温阳；随证加归、芎、桃、红以化瘀通阳，加白果、智仁以益元固真。同时做好特殊护理和饮食调理。药一周诸恙豁然。

4. 卵巢囊肿术后——失眠

邹某某　女　44 岁　自由职业

◎ 2014 年 7 月 5 日初诊　卵巢囊肿术后心烦不寐一个多月。5 月 14 日因卵巢囊肿进行手术治疗后，出现心烦不寐，头脑昏沉。而且，颈脖以上烦热汗出，足心发热伴口苦咽燥。纳尚可，二便调。舌红尖微甚、苔薄黄，脉细软微数。

【诊　　断】西医：卵巢囊肿术后失眠。中医：不寐（虚火上扰型）。

【病情分析】卵巢囊肿术失眠多由情志所累，术前术后惊恐，情绪不安，皆可导致心神不宁而不寐；或是精神紧张，忧愁思虑，心血暗耗，加上心烦抑郁，久而化火，扰动心神，致使心烦不寐。

【辨证论治】《灵枢·口问》云："卫气昼日行于阳……阳气尽，阴气盛，则目瞑，阴气尽而阳气盛，则寤矣。"《伤寒论》认为阴虚火旺，脏腑失调，可致不寐。《伤寒论·辨少阴病脉证并治》中云："少阴病，得之二三日以上，心中烦，不得卧，黄连阿胶汤主之。"《金匮要略·血痹虚劳病脉证并治》则云："虚劳虚烦，不得眠，酸枣仁汤主之。"

【证　　属】虚劳烦热，心火偏亢。

【治　　法】滋阴清热，泻火除烦。

【方　　药】酸枣汤合安神丸加味化裁。炒酸枣仁 15 g、酸枣仁 15 g、知母 20 g、川芎 10 g、茯苓 15 g、茯神 15 g、生地黄 20 g、黄连 10 g、牡丹皮 15 g、当归 10 g、生甘草 6 g、白芍 15 g、地骨皮 30 g、白薇 10 g、煅龙骨 30 g、煅牡蛎 30 g。5 剂，日 1 剂，水煎服。

【特殊护理】保持情绪乐观，思想轻松，以利康复，正所谓心静则百病自息；注意休息，避免过劳，防止进一步损伤脏腑气血；坚持适度运动，以增强体质和抗病能力，也有利于身心松弛。

【饮食调理】饮食要注意进食营养均衡、易于消化吸收的食物，并注意各种蔬菜和各种高蛋白类食物的搭配，以利脾胃之运化和滋养阴血。故必须是以清淡为主，避免进食过于辛辣刺激的食物和高蛋白类食物，防止膏粱厚味，酿热生变。

【随　　访】5剂药后眠安。

【按　　语】术前精神紧张，术中出血及创伤，加上术后失调，致使自主神经功能紊乱，此即《金匮要略·血痹虚劳病脉证并治》所云："虚劳虚烦，不得眠。"本案以虚为主，并挟有心火偏亢。故治予酸枣汤，滋阴养血；辅以安神丸以泻火宁神。而且酸枣仁生、制合用，取其生者养血安神，清热除烦；制者益气固表，敛阴止汗。同时做好特殊护理和饮食调理。药仅5剂，诸症悉除。

5. 卵巢癌术后——小腹掣痛

赵某某　女　48岁　农民

◎ 2018年7月9日初诊　卵巢癌术后小腹部掣痛。因卵巢癌而施行手术治疗已经两周，小腹部仍然掣痛不安。出院前曾经检查，并未发现明显异常。刻诊，小腹掣痛伴创口疼痛，纳香，眠可，二便通调。舌红尖甚、舌苔白，脉细弦软而微数、左细软微数。

【诊　　断】西医：卵巢癌术后小腹掣痛。中医：小腹痛（痰瘀结聚型）。

【病情分析】卵巢癌术后小腹部掣痛的可能原因是：病灶复发或蔓延，癌细胞转移到腹腔脏器；术后饮食不当，导致胃肠不适、消化不良，致使腹痛；术后焦虑及情绪紧张而引发神经异常，致使疼痛发生。但是患者出院前检查并无器质性病变，也未发现情绪焦虑。这就是中医所认识的手术前后寒气外袭，气血壅滞，血气相搏，瘀阻小腹而作痛。

【辨证论治】《素问·举痛论》云："寒气客于肠胃之间，膜原之下，血不得散，小络急引故痛。"《证治准绳·杂病》则明确认为，脏腑气血虚衰也是导致腹痛的因素，故云："邪正相搏，是以作痛。

《黄帝内经》曰：‘血气者，人之神，不可不谨养。’养之则邪弗能伤矣。失之则荣气散解，而诸邪皆得从其脏腑所虚之舍而入客焉，入客则气停液聚，为积为痰，血凝不行，或瘀或蓄，脉络皆满，邪正相搏，真气迫促，故作痛也。”

【证　　属】正气内伤，痰瘀结聚。

【治　　法】益气养血，化痰散瘀。

【方　　药】当归补血汤合桃仁四物汤加减化裁。当归尾 10 g、生黄芪 30 g、川芎 10 g、赤芍 15 g、生地黄 15 g、桃仁泥 10 g、川红花 10 g、浙贝母 10 g、小茴香 6 g、制香附 10 g、台乌药 10 g、土茯苓 30 g、重楼 10 g、白花蛇舌草 30 g、炙甘草 6 g。7 剂，每日 1 剂，水煎服。

【特殊护理】注意个人卫生，适当运动，以增强体质，促进康复；慎避风寒，防止感寒，而加重病情；注意休息，避免过劳而降低抗病能力。

【饮食调理】饮食要注意进食营养、温暖易于消化吸收的食物，并注意各种蔬菜和各种高蛋白类食物的搭配，以利脾胃之运化。但必须是以清淡为主，避免进食过于辛辣厚味和寒凉食物及饮冷，严格遵守术后不宜进食过于寒凉的食物的饮食原则。

◎ 2018 年 7 月 18 日二诊　创口痛止，小腹掣痛缓解。感觉全身已经轻松。舌红苔淡黄，脉细弦软而微数、左细软微数。药已中的，守方再进 7 剂。

◎ 2018 年 7 月 27 日三诊　小腹掣痛未作。舌红苔白，脉细弦软。守方再进 7 剂以善后。后因出现腹胀等症就诊，随证治之。

【按　　语】卵巢癌术后小腹部掣痛，其因乃手术前后寒气外袭，气血壅滞，血气相搏，瘀阻小腹。故按正气内伤，痰瘀结聚论治。治予益气养血，化痰散瘀。在做好特殊护理和饮食调理的基础上，方用当归补血汤合桃仁四物汤加减化裁，药三周而康复。

6. 卵巢癌术后——脚趾奇冷

陈某某　女　60岁　居民

◎ 2022年7月11日初诊　卵巢癌术后脚趾奇冷。缘于卵巢癌而入住复旦大学附属肿瘤医院，于6月15日在全麻下施行“子宫次广泛切除术＋双附件切除术＋盆底腹膜切除术＋大网膜切除术＋阑尾切除术＋瘤体减灭术＋复杂肠粘连松解术”。术前及术后各化疗1次。

刻诊：术后已26天，脚趾奇冷并麻木不仁，同时伴大便难解，每天必须使用开塞露方能排出一点点，小便无力。少寐，纳食少味。曾于20年前施行过左乳腺癌切除术。舌红苔白、舌中出现不规则厚苔直至舌根，脉细弦数。

【诊　　断】西医：卵巢癌术后脚趾奇冷。中医：下肢厥冷（精气亏虚型）。

【病情分析】卵巢癌术后脚趾奇冷，其原因有可能是麻醉药物尚未完全从体内代谢出去，待药物完全代谢后，可以获得缓解；长时间腿部固定未动，致使双脚受到压迫，引起双脚缺血、缺氧；再者可能是手术过程中操作不慎，损伤支配双脚部位的神经，导致双脚感觉异常。中医则认为此为厥冷，乃术后精气耗夺，气血不和所致。

【辨证论治】《素问·通评虚实论》云：“邪气盛则实，精气夺则虚。”《灵枢·口问》云：“下气不足，则乃为痿厥心悗。”《伤寒论·辨厥阴病脉证并治》则认为“凡厥者，阴阳气不相顺接”所致。至于麻木不仁，《素问·逆调论》则云：“荣气虚则不仁，卫气虚则不用，荣卫俱虚，则不仁且不用。”

【证　　属】精气亏虚，阴阳失调。

【治　　法】化气通阳，调和营卫。

【方　　药】五苓散合桂枝汤加减化裁。桂枝5 g、猪苓10 g、白术10 g、茯苓 15 g、泽泻 25 g、白芍 20 g、炙甘草 6 g、大枣 5 枚、生姜 3 片、杏仁 10 g、生大黄 10 g、桃仁泥 10 g、火麻仁 12 g、炒莱菔子 10 g。4 剂，每日 1 剂，水煎服。

【特殊护理】注意适当运动，以增强体质，促进康复；慎避风寒，防止感寒，而加重病情；注意休息，避免过劳而降低抗病能力。

【饮食调理】饮食要注意进食营养、温暖易于消化吸收的食物，并注意各种蔬菜和各种高蛋白类食物的合理搭配，以利脾胃之运化。但必须是以清淡为主，避免进食过于辛辣厚味和寒凉食物及饮冷，严格遵守术后不宜进食过于寒凉的食物的饮食原则。

◎ 2022 年 7 月 20 日二诊　“药效特好”，脚已暖，二便通畅而爽快，睡眠也改善。已停药 5 天，大便有点干结，四肢还有些麻木不仁，并出现口干口苦。舌红苔白而稍腻、舌底青筋轻微暴露、色稍紫暗，脉细弦微数。药后阳气渐复，阴阳已调和。守方加川红花 10 g，以助活血化瘀。再进 5 剂以善后。

【按　　语】卵巢癌术后脚趾奇冷，此为厥冷，乃术后精气耗夺，气血不和所致。故按精气亏虚，阴阳失调论治。治予化气通阳，调和营卫。在做好特殊护理和饮食调理的基础上，方用五苓散合桂枝汤加减化裁，服药四剂，竟效如桴鼓之应。

三、子宫

1. 子宫癌术后——水肿

陈某某　女　60 岁　居民

◎ 2013 年 2 月 22 日初诊　双下肢肿胀，并逐渐加重已半年余。2011 年因子宫癌切除术后并进行化疗，当时出现右膝痛，虽已愈，之后又出现双下肢肿胀并渐渐加重。以左足为甚，而且左足跟部冰冷不适，背部也时时冰冷。手术后持续服用斑蝥胶囊已两年。舌红苔白，脉细弦软。

【诊　　断】西医：子宫癌术后水肿。中医：水肿（脾肾阳虚型）。

【病情分析】水肿多由于疾病因素、创伤、药物因素、生理原因、过敏反应等引起体液平衡失调导致。而本案则显然是疾病因素和创伤原因所引起的。从西医角度，认为术中渗出相对较多，人体消耗较为严重，整体处于应急创伤的过程。此时会消耗大量蛋白质，导致低蛋白，从而引起组织水肿甚至是全身水肿。中医则认为水肿的形成，是由于体内水液潴留，泛溢于肌肤，引起头面、目窠、四肢、胸腹甚至全身浮肿。

【辨证论治】水肿病名出自《黄帝内经》，《金匮要略》称之为“水气病”。《素问·阴阳别论》云：“三阴结谓之水。”三阴指的是手足太阴肺、脾两经。《素问·水热穴论》云：“肾者，胃之关也，关门不利，故聚水而从其类也。”说明水肿与肺脾肾相关。其背寒则为“夫心下有留饮，其人背寒”(《金匮要略·痰饮咳嗽脉证并治》)。

【证　　属】脾肾阳虚，痰饮内停。

【治　　法】健脾利水，温肾化气。

【方　　药】茯苓桂枝白术甘草汤合五苓散加味化裁。茯苓块 10 g、桂枝 10 g、猪苓 10 g、白术 10 g、泽泻 25 g、大腹皮 15 g、陈皮 10 g、桑白皮 10 g、茯苓皮 10 g、生姜皮 10 g、黑附片 10 g、生黄芪 30 g、炙甘草 5 g、巴戟天 10 g、肉苁蓉 10 g。5 剂，日 1 剂，水煎服。并嘱停服斑蝥胶囊。

【特殊护理】注意保暖，避免感受风寒，加重病情；保持情绪乐观，思想轻松，以利康复；注意休息，避免过劳，防止进一步影响水液代谢；坚持适度活动，以增强体质和抗病能力。

【饮食调理】饮食必须清淡，以低盐、低脂为原则。对此前贤有较深刻的认识，《千金要方·水肿》有云："莫恣意咸物。"《世医得效方·肿满》则云："惟忌盐，虽毫末许不得入口。"避免进食辛辣刺激的食物并禁酒，以利康复。

◎ 2013 年 2 月 25 日二诊　肿减半，斑蝥胶囊已按嘱停服。舌红苔白，脉细弦、重按少力。守方再服 4 剂。

【随　　访】药尽后，足肿胀及背冷均除。

【按　　语】术后创伤致下肢水肿伴背冷，其既有水饮留脾，又心下有留饮，故而"夫心下有留饮，其人背寒""水在脾，少气身重"(《金匮要略·痰饮咳嗽脉证并治》)。故治疗上温其饮，用苓桂术甘汤；行其水，遵"诸有水者，腰以下肿，当利小便"(《金匮要略·水肿病脉证并治》)。在做好特殊护理和饮食调理的基础上，治用五苓散加味以健脾利水，温肾化气。水去饮除，则身自安。

2. 子宫内膜癌术后——小腹痛

张某某　女　58 岁　农民

◎ 2018 年 5 月 4 日初诊　子宫内膜癌术后小腹痛。因子宫内膜癌于 3 月 12 日入住江西省妇幼保健院施行"子宫全切除术 + 双附件切除 + 盆腔淋巴结清扫 + 腹主动脉旁淋巴结切除"。刻诊，术后少腹持续性胀痛，站立过久则加重。同时伴有间断性失眠，有时晚上 12 点以后也难以入睡。纳尚可，二便调。舌红、舌边微红甚、苔白，脉细弦软。

【诊　　断】西医：子宫内膜癌术后小腹痛。中医：少腹痛（寒客肝经型）。

【病情分析】子宫内膜癌术后小腹痛，其原因：一是情绪过于紧张，容易引起腹部肌肉紧张、痉挛而出现疼痛；二是创口尚未完全恢复；

三是护理不当，伤口感染引起疼痛；四是手术后卧床时间过长，可能会使相邻的肠管发生粘连而出现小腹痛；此外，就是癌肿复发所致。患者术后52天，可排外癌肿复发，上述四点可能是致痛原因。但中医认为手术前后寒气外袭，气血壅滞，血气相搏，瘀阻小腹是其主要原因。

【辨证论治】《素问·举痛论》云："寒气客于肠胃之间，膜原之下，血不得散，小络急引故痛。"《证治准绳·杂病》则明确认为，脏腑气血虚衰也是导致腹痛的因素，故云："邪正相搏，是以作痛。《黄帝内经》曰：'血气者，人之神，不可不谨养。'养之则邪弗能伤矣。失之则荣气散解，而诸邪皆得从其脏腑所虚之舍而入客焉，入客则气停液聚，为积为痰，血凝不行，或瘀或蓄，脉络皆满，邪正相搏，真气迫促，故作痛也。"

【证　　属】寒客肝经，气血瘀滞。

【治　　法】温肝祛寒，行气通络。

【方　　药】导气汤加味化裁。吴茱萸4 g、（老边条）红参10 g、肉桂3.5 g、干姜5 g、川楝子10 g、小茴香10 g、广木香10 g、北柴胡10 g、白芍10 g、红景天15 g、炙甘草5 g、大枣6枚。7剂，每日1剂，水煎服。

【特殊护理】慎避风寒，防止感寒，而加重病情；注意个人卫生护理，适当运动，以增强体质，促进康复；注意休息，避免过劳而降低抗病能力。

【饮食调理】饮食要注意进食营养、温暖易于消化吸收的食物，并注意各种蔬菜和各种高蛋白类食物的搭配，以利脾胃之运化。但必须是以清淡为主，避免进食过于辛辣厚味和寒凉食物及饮冷，严格遵守术后不宜进食过于寒凉的食物的饮食原则。

◎ 2018 年 5 月 11 日二诊　药后疼痛减轻，睡眠已改善。但下腹部胀痛时，会出现有气走窜并向外攻窜。舌红苔黄、舌边仍微红甚，脉细弦软。守方加醋延胡索 15 g、制香附 10 g、醋粟壳 5 g，以助行气化瘀，通络止痛。再进 2 周并善后。

【随　　访】2018 年 5 月 28 日告：诸症悉除，睡眠已好。

【按　　语】本案子宫内膜癌术后小腹痛，原因乃寒气外袭，肝经受寒，气血壅滞，血气相搏，瘀阻小腹。故按寒客肝经，气血瘀滞论治。治予温肝祛寒，行气通络。在做好特殊护理和饮食调理的基础上，方用导气汤加味化裁，服药三周而愈。

3. 子宫颈癌放化疗术后——失眠

袁某某　女　37 岁　农民

◎ 2011 年 11 月 27 日初诊　子宫颈癌放化疗术后失眠，难于入睡并尿频已数周。缘于宫颈癌在江西省肿瘤医院同步放、化疗三个月后。11 月 22 日赴上海复旦大学肿瘤医院检查："鳞癌相关抗原：0.7 ng/mL（参考值 0~1.5）；糖类抗原 CA125：12.36 u/mL（参考值 0~35）"。磁共振诊断："宫颈癌治疗后改变；目前未见明显复发征象，盆腔肿胀，左侧附件囊肿可能，并建议随访。"刻诊，神疲乏力，失眠，难于入睡，而且尿频，睡着后则不尿。同时小腹坠胀不适。纳尚可，大便经常拉稀。舌红苔白、舌中根淡黄厚，脉沉细。

【诊　　断】西医：子宫颈癌放化疗术后不寐。中医：不寐（心脾两虚型）。

【病情分析】子宫颈癌化疗失眠，具体原因有三：一是化疗后的胃肠不良反应；二是激素类药物的不良反应；三是恐惧心理，致使情绪焦虑而失眠。放疗后失眠同样有三种因素：一是放疗的副作用，导致头痛、头晕等症状而失眠；二是环境因素，过于嘈杂或灯光太亮也会引起失眠；三是心理因素，恐惧心理和过度紧张情绪会影响睡眠。因此，导致失眠的因素是较为复杂的。中医则认为：精神紧张，忧愁思虑，心血暗耗，加上心烦抑郁，久而化火，扰动心神致使心烦不寐；外邪（放化疗）客于五脏六腑，格拒卫气于阳而致使不寐。

【辨证论治】《素问·逆调论》云："不得卧而息有音者，是阳明之逆也……阳明者，胃脉也。胃者六腑之海，其气亦下行，阳明逆不得从其道，故不得卧也。《下经》曰：胃不和则卧不安。此之谓也。"至于治疗，《金匮要略·血痹虚劳病脉证并治》中云："虚劳虚烦，不得眠，酸枣仁汤主之。"本案为放化疗而损伤正气，外邪内瘀所致。

【证　　属】心脾两虚，瘀毒阻络，水火不济。

【治　　法】益脾养心，交通心肾，解毒散瘀。

【方　　药】①归脾汤合交泰丸加减。太子参 15 g、白术 10 g、生黄芪 25 g、当归 10 g、广木香 10 g、生远志 10 g、炒酸枣仁 10 g、茯神 15 g、炙甘草 6 g、重楼 10 g、菝葜 30 g、蛇六谷 15 g、白花蛇舌草 30 g、小茴香 6 g、土茯苓 30 g、川黄连 10 g、肉桂 5 g、生姜 3 片、大枣 5 枚、鲜藤梨根 50 g。10 剂，日 1 剂，水煎服；

②散剂。西洋参 60 g（打粉），每日 3 g，分 2 次温开水冲服，以助补益元气。

【特殊护理】首要是做好思想上的沟通交流，解除患者的恐惧、焦虑情绪。只有思想放松，才能心神安宁，有利于睡眠，正所谓心静则百病自息。坚持适度运动，以增强体质和抗病能力，同时也能放松身心，促进康复。

【饮食调理】术后因胃肠反应，饮食要注意进食营养均衡、易于消化吸收的食物，并注意各种蔬菜和各种高蛋白类食物的搭配，并以清淡为主，以利肠胃运化之复常。避免进食过于辛辣刺激的食物和高蛋白类食物，防止膏粱厚味，酿湿碍脾。

◎ 2011 年 12 月 12 日二诊　电话述：第五剂药后大便复常。睡眠改善，但尿仍多，小腹坠胀见减。守方加焦山楂 15 g、炒谷芽 30 g、炒麦芽 30 g、益智仁 10g，以健脾助运、益肾固真。再投 10 剂。

【随　　访】一年后告：失眠及小腹坠胀均愈。

【按　　语】放、化疗引起骨髓抑制，影响骨髓的造血功能，使血细胞下降，从而导致的头晕、乏力、四肢酸软、纳呆、易感冒、心悸失眠等，属中医的"虚损""血虚"范畴。其主要病机是毒、热、燥邪影响肝的疏泄（肝功能异常）、脾的生化（贫血与白细胞减少）等。本案则因毒副作用，损害肝脾，致使血不养心，心脾两虚。故在做好特殊护理和饮食调理的同时，治予归脾汤合交泰丸补益心脾，交通心肾；人参散助其补益元气，扶正祛邪而获殊效。

4. 子宫癌切除术后——小便难

耿某某　女　60 岁　居民

◎ 2022 年 7 月 5 日初诊　子宫癌切除术后小便难。缘于子宫癌入住上海肿瘤医院，手术治疗并化疗一次后出院回赣。出院一周来小便仍十分艰难，每次排尿必须按揉和挤压下腹部片刻后才能排出；大便干结，需要使用开塞露。故此，排便十分费劲难受，同时每日里大汗淋漓。刻诊全身出汗，抚其背部汗出湿手、切其尺肤汗出冰凉。面部潮红，纳食尚可。舌红苔白，舌底青筋轻中度暴露，其色紫暗。脉滑而无力。

【诊　　断】西医：子宫癌切除术后小便难。中医：小便不利（决渎失司型）。

【病情分析】子宫癌切除术后小便难，其原因一般是麻醉药物没有代谢完，导致膀胱收缩无力。但患者出院已经一周，而且仍然排尿十分艰难，则属于病态。西医学认为，这有可能是由于手术对尿道的损伤，从而引起尿道狭窄，出现排尿困难。中医学则认为，这是脏腑内伤，外邪侵袭，决渎与气化失司所致。

【辨证论治】《卫生宝鉴》卷十七云："小便不利者有三，不可一概而论也。若津液偏渗肠胃，大便泄泻而小便少，一也……若热搏下焦津液，则热湿不行，二也……若脾胃气涩，不能通行水道，下输膀胱而化者，三也。"小便乃脏腑三焦气化所生，正如《素问·灵兰秘典论》所云："三焦者，决渎之官，水道出焉。膀胱者，州都之官，津液藏焉，气化则能出焉。"故人身水液的渗泄因外邪侵袭，或脏腑内伤而气化不利，均可导致小便难。

【证　　属】脏腑损伤，决渎失司。

【治　　法】益肾化气，宣肺通腑。

【方　　药】五苓散合桂枝加龙骨牡蛎汤加减化裁。桂枝 3.5 g、猪苓 12 g、白术 10 g、茯苓 12 g、泽泻 25 g、白芍 10 g、炙甘草 6 g、煅龙骨 25 g、煅牡蛎 25 g、浮小麦 30 g、光杏仁 10 g、桃仁泥 10 g、炒莱菔子 10 g、火麻仁 10 g、大枣 5 枚、生姜 5 片。7 剂，每日 1 剂，水煎服。

【特殊护理】注意个人护理，在医生指导下做提肛训练，以缓解排尿的不适；不宜过多地用力按揉和挤压下腹部，以防造成上尿路（输尿管、肾脏）损伤；通常不提倡过度喝水以胀尿，这样会使膀胱超过正常的储存量而造成膀胱肌源性损伤，导致膀胱恢复更加困难；适当运动，增强体质，促进康复。

【饮食调理】饮食要注意进食营养均衡、易于消化吸收的食物，并注意各种蔬菜和各种高纤维、高蛋白类食物的合理搭配，并以清淡为主，以利肠胃之运化。避免进食过于辛辣刺激的食物和高蛋白类食物，防止膏粱厚味，酿湿阻碍三焦、脏腑气化。

【随　　访】2022 年 7 月 6 日电话激动地喜告：一剂药尽，当天半夜大便畅排一次；第二天又排出成型大便，小便也随之通畅而一身轻松。嘱其继续将药服完，并按特殊护理和饮食调理原则，将息调治，以利康复。

【按　　语】患者子宫癌切除术后小便难，若是按术后尿道狭窄治疗，将是一个比较漫长的恢复和适应过程，绝对不可能一蹴而就。因此，以中医的整体观，针对三焦、脏腑内伤，气化失权予以辨证施治，仅服药一剂，获犹如雪污拔刺之效。

5. 子宫内膜癌切除术后——失眠

舒某　女　56 岁　职工

◎ 2019 年 4 月 3 日初诊　子宫内膜癌切除术后失眠 1 周余。因罹患宫腔中分化子宫内膜样癌，施行手术切除。术后第五天，江西省人民医院彩超报告："子宫内膜癌切除术后，宫腔未见明显包块及积液。"术后一直失眠，每晚只能睡上 1~2 个小时，多则 3~4 个小时。在医院也曾服过中药未效。刻诊，神疲乏力，面色萎黄，形体偏瘦。纳食尚可，大便无规律，日 1~2 解，稀软不爽。舌淡红苔黄，脉细而少力。

【诊　　断】西医：子宫内膜癌切除术后失眠。中医：不寐（心脾两虚型）。

【病情分析】子宫内膜癌切除术失眠多由术后体虚，乃术后伤正，以致气血亏虚，心神失养，或阴阳不交，神不安舍，致使不寐；或情志所累，术前术后惊恐，情绪不安，皆可导致心神不宁而不寐；或许是精神紧张，忧愁思虑，心血暗耗，加上心烦抑郁，久而化火，扰动心神，而致心烦不寐。

【辨证论治】《素问·逆调论》云：“不得卧而息有音者，是阳明之逆也……阳明者，胃脉也。胃者六腑之海，其气亦下行，阳明逆不得从其道，故不得卧也。《下经》曰：胃不和则卧不安。此之谓也。”《甲乙经》则强调精神情志因素，指出：“脏有所伤，及情有所依，则卧不安。”《金匮要略·血痹虚劳病脉证并治》中则云：“虚劳虚烦，不得眠，酸枣仁汤主之。”本案由手术损伤正气，以及情志所累导致。

【证　　属】心脾两虚，心神失养。

【治　　法】补益心脾，安神定志。

【方　　药】归脾汤合安神定志丸加味化裁。白术 10 g、党参 15 g、炙黄芪 30 g、当归 12 g、炙甘草 6 g、茯神 15 g、生远志 12 g、炒酸枣仁 10 g、广木香 10 g、龙眼肉 15 g、石菖蒲 10 g、川芎 10 g、北山楂 10 g、煅龙骨 15 g、煅牡蛎 15 g、大枣 6 枚、生姜 3 片。7 剂，每日 1 剂，水煎服。

【特殊护理】首要是做好思想上的沟通交流，解除患者的恐惧、焦虑情绪。只有思想放松，才能心神安宁，有利于睡眠，正所谓心静则百病自息。坚持适度运动，以增强体质和抗病能力，同时也能放松身心，促进康复。

【饮食调理】术后因胃肠反应，饮食要注意进食营养均衡、易于消化吸收的食物，并注意各种蔬菜和各种高蛋白类食物的搭配，以清淡为主，以利肠胃运化之复常。避免进食过于辛辣刺激的食物和高蛋白类食物，防止膏粱厚味，酿湿碍脾。

◎ 2019年4月10日二诊　药后睡眠改善，但近两晚又少寐，而且盗汗，醒后头发滴汗。舌红苔黄，脉细少力。

此乃脾虚卫弱，表虚不固之象。守方加浮小麦30 g、灵芝12 g，以助益脾固表。再进7剂。

◎ 2019年4月15日患者来告：盗汗已止，感觉良好。故提前要求复诊。观其面色已红润。舌红苔微黄，脉细弦、重按少力。守方再进2周。

◎ 2019年5月1日三诊　近期主要是心烦不寐。故入医院复查，彩超报告发现“胆囊结石，泥沙样沉积”“子宫术后，肝、肾、胰、脾、膀胱，均未见明显异常”。纳食可，大便结如羊屎。舌红苔淡黄薄少，脉细弦微数、重按少力。

据其脉证，患者有脏躁之象，故治拟养血宁神，育阴润燥善后。方用：①酸枣仁汤合甘麦大枣汤加减：炒酸枣仁10 g、川芎10 g、知母10 g、茯神15 g、炙甘草5 g、淮小麦50 g、大枣8枚、灵芝12 g、磁石30 g；②炒酸枣仁每日3 g，打粉，分2次温水冲服。

【随　　访】 2019年5月29日告：共续服至4周后，感觉“哪里都好”，意思是已经康复。

【按　　语】 术后伤正，致使体虚，乃致气血亏虚，心神失养；加上术前术后惊恐，情绪不安，导致心神不宁而不寐。故按心脾两虚，心神失养论治。在做好特殊护理和饮食调理的基础上，治予补益心脾，安神定志。初始方用归脾汤合安神定志丸加味化裁；后期随证予酸枣仁汤合甘麦大枣汤加减，以养血宁神，育阴润燥善后，收效颇佳。

6. 子宫及右侧阔韧带平滑肌瘤术后——胃胀

李某某　女　52岁　居民

◎ 2013年11月26日初诊　子宫及右侧阔韧带平滑肌瘤术后胃胀，餐后加重已46天。缘于46天前因子宫及右侧阔韧带平滑肌瘤，施行手术治疗，术后出现胃胀并逐渐加重。素有胃痛史，服泮多拉唑、替普瑞酮可缓解，停药则发。2011年、2013年前后胃镜检查均诊为："非萎缩性胃炎。"今年病理报告："胃窦，胃体中度慢性浅表性胃炎"。刻诊，胃胀，心烦易躁，喜叹息，深呼吸。纳食口味尚可，但食则胀，尤其晚餐后，一贯嗜饮糯米酒酿作为补品而形成饮食习惯。舌红苔薄黄，脉细弦软数。

【诊　　断】西医：子宫及右侧阔韧带平滑肌瘤术后慢性胃炎急性发作。中医：胃胀（肝郁气滞型）。

【病情分析】子宫及右侧阔韧带平滑肌瘤术后胃胀，其原因：术后胃肠功能减弱而未能在一段时间内恢复，会导致胃胀或腹胀。此外是术前术后饮食不当，普遍认为手术前后，尤其是手术后，必须增加营养。故此，术后诸多营养食物源源不断地摄入，特别是糯米酒酿，一时难以消化而生湿碍脾；加上手术导致的胃肠功能减弱，从而加重了胃肠负担，形成胃脘胀满。再者，手术前后的情绪变化，也是导致胃胀的主要原因。因为情志抑郁或焦虑不安，会导致肝胃不和，从而引起气郁胃胀或胃痛。

【辨证论治】《类证治裁·胃脘痛》中云："胃脘痛必见胃经本病，如胀满……"《医学正传·胃脘痛》明确论述："致病之由，多因纵恣口腹，喜好辛酸，恣饮热酒煎熬，复餐寒凉生冷，朝伤暮损，日积月深……故胃脘痛。"《丹溪心法·六郁》云："气血充和，万病不生，一有怫郁，诸病生焉。故人身诸病，多生于郁。"本案术后胃胀，据其脉证，既有饮食不节，又有肝气郁结。

【证　　属】肝郁气滞，脾胃不和。

【治　　法】疏肝理气，分消和胃。

【方　　药】越鞠丸合枳实丸加味化裁。川芎 10 g、炒苍术 10 g、炒白术 10 g、神曲 10 g、制香附 10 g、栀子 10 g、北柴胡 10 g、青皮 10 g、陈皮 10 g、蒲公英 30 g、制川乌 6 g、草果 6 g、枳实 10 g、北山楂 10 g、生甘草 5 g、生麦芽 15 g。7 剂，日 1 剂，水煎服。

【特殊护理】由于气郁焦虑明显，故必须做好心理疏导，解除患者心理负担，使其保持情绪稳定，以利康复，正所谓心静则百病自息；注意休息，按时作息，晨起锻炼，增强体质。

【饮食调理】饮食要注意进食营养均衡、易于消化吸收的食物，并注意各种蔬菜和各种高蛋白类食物的搭配，以利脾胃之运化。故必须是以清淡为主，避免进食过于辛辣刺激的食物和高蛋白类食物，忌饮糯米酒酿，防止膏粱厚味，酿湿碍脾。

◎ 2013 年 12 月 5 日二诊　诸症显减，昨日食红薯后吐酸水。舌红苔白，脉细、左细而微弦。守方加海螵蛸 20 g 以和胃。再进 7 剂。

【随　　访】2013 年 12 月 12 日专程面告：诸症悉除。

【按　　语】本案为子宫及右侧阔韧带平滑肌瘤手术后遗症，由于长期心烦气躁、喜叹息、深呼吸等诸多情志不舒、气机失调；加上饮食失当并恣饮糯米酒酿，致使脾为湿困，运化失常，从而肝郁气滞，脾胃失运而致胃脘胀满。在首先做好心理疏导和饮食调理的基础上，治以疏肝理气，分消和胃。方用越鞠丸合枳实丸加味化裁，药仅两周，诸症悉除。

7. 子宫肌瘤术后——下肢冰冷

李某某　女　45岁　职工

◎ 2002年6月19日初诊　子宫肌瘤术后下肢冰冷并膝痛1年。因为术后下肢冰冷并膝痛1年之久，而赴医院就诊，X线诊断为股骨滑膜炎。现除膝痛外，下肢冰冷难受。刻诊，上身短袖，下身戴护膝及穿羊毛裤，尤其站立时双腿酸胀疼痛，故而焦虑不安。眠可，纳香，大小便尚调。舌红苔白，舌中有川字样短细裂，脉细微弦而软。

【诊　　断】 西医：子宫肌瘤术后股骨滑膜炎。中医：厥证（阳气郁遏型）。

【病情分析】 本病是指滑膜组织炎症，该病可由多种因素引起，诸如关节过于劳累、创伤、感染和自身免疫性疾病等。其临床症状会引起关节内疼痛、肿胀、僵硬及运动不灵活等。但只是导致整个下肢冰冷并膝痛，倒是少见，这就要求医者遵循辨证施治原则予以应对。

【辨证论治】《素问·厥论》云："阳气衰于下，则为寒厥；阴气衰于下，则为热厥。"又云："阳气衰，不能渗营其经络。"《素问·方盛衰论》云："逆皆为厥。"对于其病机，《伤寒论·辨厥阴病脉证并治》明确指出，"凡厥者，阴阳气不相顺接"所致。本证的产生为"阳气衰，不能渗营其经络"也。

【证　　属】 肝郁气滞，阳气郁遏。

【治　　法】 疏肝理气，燮理阴阳。

【方　　药】 ①四逆散加减化裁。北柴胡10 g、白芍10 g、炒枳壳10 g、生甘草6 g、菟丝子30 g、何首乌10 g。上药连服7剂，日1剂，水煎服。

②熏洗剂。桂枝15 g、羌活15 g、独活15 g、大活血30 g、细辛5 g、川芎15 g、生姜30 g、当归15 g、防风15 g、制川乌10 g、

制草乌 10 g、艾叶 15 g。上药 7 剂，日 1 剂，煎汤熏洗下肢。

【特殊护理】本案为子宫肌瘤手术后遗症，由于患者正进入围绝经期年龄段，手术前后均有情绪波动。故而出现担心焦虑，情志不舒，气机失调。故此，必须做好心理疏导工作，解除心理负担，保持情绪稳定，有利于康复，正所谓心静则百病自息；同时注意休息，按时作息，晨起锻炼，增强体质，以促进康复。

【饮食调理】饮食要注意进食营养均衡、温暖易于消化吸收的食物，并注意各种蔬菜和各种高蛋白类食物的搭配，以利脾胃之运化。但必须是以清淡为主，避免进食过于寒凉及油腻食物，防止膏粱厚味，酿湿助寒，进一步损伤脾肾之阳气。

◎ 2002 年 6 月 26 日二诊　内服、外洗后下肢冰冷明显改善，羊毛裤易为棉毛裤，纳香，眠亦可。近几日大便前腹痛，解后轻松，便质稀软。舌红苔薄白，舌边有齿印，舌面仍有短细裂，脉细数关略弦。

此乃肝郁脾虚之象，应随证调理肝脾，燮理阴阳为治。

方宗首方，去菟丝子 15 g，加陈皮 10 g、防风 10 g、生龙骨 15 g、生牡蛎 15 g、白术 10 g。再进 7 剂。

◎ 2002 年 7 月 3 日三诊　腰冷已除。但下肢膝关节以下仍怕冷，仍须穿棉毛裤，站立过久后腰及关节仍疼痛。舌红少苔，舌面碎短裂，脉细微数。

患者长时间焦虑紧张，致使肝郁脾虚，脾土虚馁，化源不足，致使肝肾亏虚。故后期必须补益肝肾，引火归原。

方用金匮肾气丸加减化裁。黑附片 10 g、肉桂 3 g、山茱萸 10 g、熟地黄 20 g、山药 20 g、茯苓 10 g、牡丹皮 10 g、泽泻 10 g。上药连服 7 剂，日 1 剂，水煎服。

【随　　访】药尽诸症悉除。

【按　　语】患者为子宫肌瘤手术后遗症，又正进入围绝经期年龄段，加上手术前后的情绪波动，故而出现担心焦虑，情志不舒，气机失调，从而导致气机逆乱，阴阳之气不相顺接，致使寒厥。治予疏肝理气，燮理阴阳。方药首用四逆散加味，同时配合中药熏洗以收温经散寒效；次诊出现痛泻，肝郁脾虚显现，随证仿痛泻方意，加白芍、白术、陈皮、防风等药而收效；三诊予金匮肾气丸加减化裁以补益肝肾，引火归原善后，获收痊功。

8. 子宫肌瘤摘除术后——经期延长

陶某某　女　24 岁　职工

◎ 2014 年 12 月 29 日初诊　子宫肌瘤摘除术后经期延长。缘于 10 月剖宫产并行子宫肌瘤（宫腔口）摘除术 3 个月。上月 19 日经行，至今淋漓不净，中途暂停过 2 天，继之复行，经少色黑。入江西省妇保医院就诊，口服孕酮后，排出大量血块，刻诊，经水仍淋漓不断。彩超报告：“子宫内膜增厚，回声杂乱不均匀。”询知，月子里正值暑后期，故喜冷饮、冷食。纳尚可，二便调。舌红苔白，脉细数、左细弦数。

【诊　　断】西医：子宫肌瘤摘除术后经期延长。中医：经漏（阴虚内热型）。

【病情分析】子宫肌瘤摘除术后经期延长，其原因：手术会对子宫造成一定的损伤，伤口修复不良，导致子宫内膜脱落的时间延长，从而出现月经持续时间延长的状况；术后患者未注意个人卫生，或过早进行性生活，可能导致手术部位感染，从而导致子宫内膜修复不良，引起月经时间延长。而本案与患者术后饮食不当也有直接关系，从其脉证及药后排出大量血块看，既有手术创伤，又有瘀血凝滞，宜遵循辨证施治原则，据其脉证辨治。

【辨证论治】《校注妇人良方》云：“妇人月水不断，淋漓腹痛，或因劳损气血而伤冲任……或因经行而合阴阳，以致外邪客于胞内，滞于血海故也。”《妇科玉尺》云：“经来十数日不止者血热也。”

【证　　属】阴虚内热，瘀血郁阻。

【治　　法】滋阴清热，凉血化瘀。

【方　　药】清经散加味化裁。赤芍 15 g、地骨皮 15 g、生地黄 15 g、牡丹皮 10 g、黄柏 10 g、青蒿 10 g、茯苓 12 g、当归 10 g、川芎 10 g、芡实 30 g、椿根皮 15 g、淮山药 15 g、炒栀子 10 g、茜草炭 10 g、侧柏炭 10 g、桃仁泥 6 g、川红花 6 g。7 剂，日 1 剂，水煎服。

【特殊护理】注意个人卫生，控制性生活，防止进一步感染，加重病情；注意休息，避免过劳而降低抗病能力。

【饮食调理】饮食要注意进食营养、温暖易于消化吸收的食物，并注意各种蔬菜和各种高蛋白类食物的搭配，以利脾胃之运化。但必须是以清淡为主，避免进食过于寒凉食物及饮冷，严格遵守产后不宜凉的饮食原则。

◎ 2015 年 1 月 6 日二诊　药后经色转红，两天后经血干净。纳香，眠好。舌红苔白，脉细。

热除阴回，其脉细乃气弱血虚之象。拟益气养血，冀正复经调。方用八珍汤加味。当归身 10 g、川芎 10 g、白芍 10 g、生地黄 15 g、太子参 30 g、漂白术 30 g、茯苓 10 g、桃仁泥 10 g、川红花 10 g、炙甘草 6 g、山药 15 g、炙黄芪 25 g、枸杞 10 g、益母草 15 g。日 1 剂，水煎服。

【随　　访】2015 年 2 月告：药 7 剂后，月经如期至。

【按　　语】子宫肌瘤术后月经期延长，是由手术之后子宫收缩不好和饮食不当导致的。本案辨证按阴虚内热，瘀血郁阻论治。方用清经散加味以滋阴清热，凉血化瘀；复诊拟用八珍汤加味以益气养血善后，同时做好特殊护理及饮食调理，而收痊功。

9. 子宫肌瘤畸胎瘤摘除术后——阴道干燥

王某某　女　29岁　职工

◎ 2011年11月23日初诊　子宫肌瘤并畸胎瘤行摘除术后阴道干燥。五年来月经来前，出现乳房胀痛，痛时不能触摸。经量少而色黑并有瘀块，伴左腹部疼痛。因此，赴南昌大学第一附属医院检查，彩超报告："子宫肌瘤，右附件区稍高回声团块（3.3×1.8 cm），考虑，畸胎瘤。"糖类抗原测定：糖类抗原125:4.66（参考值0~35）u/mL。之后施行手术治疗。曾于2006年1月发现"左侧卵巢黏液性囊腺瘤"。刻诊，子宫肌瘤并畸胎瘤行摘除术后，经行乳房胀痛未能解除，经水仍然色黑黏稠有块，并出现阴道干燥，房事不适或疼痛。纳香，眠尚可，小便调，大便秘结2天一解。舌红苔薄白、舌面有浅红色小点，脉细软微涩。

【诊　　断】西医：子宫肌瘤并畸胎瘤摘除术后阴道干燥。中医：阴道干燥（气滞血瘀型）。

【病情分析】子宫肌瘤并畸胎瘤摘除术后阴道干燥，是指女性阴道内分泌减少，或阴道组织失去弹性，导致阴道内部分泌较少的润滑液，使阴道感到干燥不适或疼痛。这可能是手术后激素水平发生改变，造成阴道分泌减少。中医认为，肾开窍于阴，若是劳伤于肾，肾虚不能荣于阴器，则干燥不适。本案是手术损伤胞宫与肾经，阴气衰损所致，故应随证辨治。

【辨证论治】阴户为足厥阴肝经之分野，肾司前后二阴，故凡内伤七情，脏腑虚损，或创伤肝肾脏腑、经络，皆可导致阴户症状，干燥或疼痛等。

【证　　属】气滞血瘀，脉络瘀阻。

【治　　法】行气化瘀，活血润燥。

【方　　药】桃红四物汤加味。桃仁泥10 g、川红花10 g、生地黄15 g、当归尾20 g、川芎15 g、赤芍30 g、三棱10 g、莪术10 g、桂枝10 g、茯苓30 g、牡丹皮15 g、炙甘草6 g、炒枳壳15 g、制香附10 g、浙贝母15 g、蛇六谷20 g、菝葜30 g、生黄芪35 g、大血藤30 g、茜草15 g、七叶一枝花10 g、内红消30 g、南五味子根30 g、生栀子10 g。10剂，日1剂，水煎服。

【特殊护理】注意个人卫生，控制性生活，防止肝肾进一步亏虚，加重病情；注意休息，避免过劳而降低抗病能力，不利康复。

【饮食调理】饮食要注意各种蔬菜（包括山药、百合等）和各种高蛋白类食物（泥鳅、乌龟、甲鱼等）的搭配食用，以利滋阴润燥。但必须避免进食辛辣温燥、煎炸食品，而进一步损伤阴液。

◎ 2011年12月13日二诊　阴道较前湿润，乳房胀痛也大减，左腹痛显著减轻，月经瘀块转小并减少，经色也转红。舌红苔薄白，脉细软。守方加醋柴胡10 g、白术10 g，以助疏肝健脾。再服15剂后，多次电话告：经行安好。

【按　　语】经前乳房胀痛，检查发现子宫肌瘤、畸胎瘤、左侧卵巢黏液性囊腺瘤等。虽经手术等治疗后，乳房仍痛，而且出现阴道干燥不适。其脉证经行色黑、黏稠成块，脉细微涩，均为瘀血虚损之象。故治予桃红四物汤加入生黄芪、蛇六谷、七叶一枝花、内红消、南五味子根等益气活血、化瘀散结之品。同时做好特殊护理和饮食调理。服药25剂，诸症悉除。

10. 子宫肌瘤子宫全切除术后——创口不愈合

沈某某　女　50岁　职工

◎ 2006年6月28日初诊　子宫肌瘤子宫全切除术后手术创口不愈合3

周余。因子宫肌瘤，于5月下旬入住南昌铁路职工医院行子宫全切除术。至今腹部手术切口未能愈合，而不能出院，故邀余会诊。观切口渗液，纳呆，同时腹胀肠鸣，大便拉稀。舌苔黄厚，脉濡数。

【诊　　断】西医：子宫肌瘤子宫全切除术后创口不愈合。中医：伤口不愈（湿瘀互结型）。

【病情分析】手术创口不愈合，是外科手术的一种并发症，虽然发生概率不高，但一旦发生使较为棘手。其原因可能是伤口感染、糖尿病、伤口异物、腹部张力过大或缝合欠佳而影响伤口愈合，上述原因均由医院一一排外。据其症状及脉证，只有按中医理论随证辨治。

【辨证论治】《素问·五藏生成篇》云："脾之合肉也。"《灵枢·九针论》："脾恶湿。"《素问·至真要大论》又云："诸湿肿满，皆属于脾。"因此，脾虚湿阻则肌肉无所荣合。

【证　　属】寒热中阻，湿瘀互结

【治　　法】辛开苦降，解毒排脓。

【方　　药】半夏泻心汤合薏苡附子败酱散加减化裁。川黄连10 g、法半夏10 g、西洋参10 g、黄芩10 g、炮干姜5 g、炙甘草5 g、大枣4枚、败酱草15 g、白花蛇舌草15 g、制附子5 g、薏苡仁30 g、生麦芽30 g、蒲公英15 g、大活血15 g、焦山楂15 g。4剂，日1剂，水煎服。

【特殊护理】心静则百病自息，故首先要解除患者心理负担，使其保持情绪稳定，防止思则伤脾，不利康复；同时注意休息，适当运动，增强体质；慎避风寒，防止感冒，避免因寒而加重病情。

【饮食调理】饮食要注意进食营养、温暖易于消化吸收的食物，并注意各种蔬菜和各种高蛋白类食物的搭配，以利脾胃之运化。但必须是以清淡为主，避免进食过于寒凉油腻食物以碍脾运。食疗方：莲子薏苡仁粥。莲子 15 g、薏苡仁 30g 、粳米 50~100 g，加入清水适量，熬成粥食。莲子，甘、涩，平，归心、脾、肾经，养心补脾，益肾涩精；薏苡仁，甘、淡，微寒，归脾、肺、胃、大肠经，健脾利湿，清热排脓，除痹缓急；粳米，甘、平，归脾、胃经，补中益气，健脾和胃，除烦止渴。诸物合用，有健脾益气，清热排脓，除湿荣肌之效。

◎ 2006 年 7 月 2 日二诊　创口渗液止，肠鸣除，精神增。舌红苔淡黄，脉细弦软。守方再进 7 剂以善后。

【随　　访】2007 年 1 月 16 日告：药尽创口愈合。

【按　　语】下腹部手术切口一般 7 天可愈合，本案 3 周余不能痊愈出院。据其脉证，创口渗液，肠鸣腹胀，大便拉稀，一派脾虚湿阻之象。“脾之合肉也。”(《素问・五藏生成篇》) 故脾虚湿阻则肌肉无所荣合，肌肤的创伤难以按时愈合。故以半夏泻心汤调和脾胃，辅以薏苡附子败酱散利湿排脓，配以食疗，并做好特殊护理，共收健脾生肌之效。

11. 子宫肌瘤介入术后——经行过少并不畅

张某某　女　42 岁　职工

◎ 2010 年 7 月 10 日初诊　经行不畅，量少色黯。缘于上月子宫肌瘤行介入术后。刻下，月经来潮 2 天，色黑，点滴而下，腹部胀闷疼痛不舒，伴汗多，少寐。舌红苔白，脉细。

【诊　　断】西医：子宫肌瘤介入术经行过少并不畅。中医：月经不调（气滞血瘀型）。

【病情分析】介入治疗是通过医学影像设备的引导，利用导管、穿刺针和其他介入器材，治疗疾病。患者接受治疗后，出现经行过少并不畅，其原因可能是精神压力过大，导致内分泌失调；或是对某些药物过敏，导致在栓塞过程中药物刺激子宫内膜，导致脱落而出现上述症状；再者是子宫介入栓塞术后宫腔粘连而出现月经不调。据其脉证经黑腹痛分析，主要原因是术后创伤，胞脉损伤，气滞血瘀。

【辨证论治】《诸病源候论·月水来腹痛候》云："妇人月水来腹痛者，由劳伤血气，以致体虚，受风冷之气，客于胞络，损冲任之脉……风冷与血气相击，故令痛也。"其在《诸病源候论·月水不通候》又云："妇人月水不通者……伤冲任之脉……致胞络内绝，血气不通故也。"

【证　　属】胞脉损伤，气滞血瘀。

【治　　法】养血调经，活血化瘀。

【方　　药】桃红四物汤加味化裁。桃仁泥 10 g、川红花 10 g、当归 15 g、川芎 15 g、生地黄 15 g、赤芍 30 g、益母草 30 g、台乌药 10 g、阿胶 10 g、砂仁 3 g。5 剂，日 1 剂，水煎服。

【特殊护理】心静则百病自息，故首先应要解除心理负担，保持情绪稳定，可以通过适当运动或听音乐等以舒缓紧张情绪以利康复；同时通过适当运动，以调理气机，增强体质；慎避风寒，防止感冒，损伤阳气，致使寒阻脉络。

【饮食调理】介入术后的饮食要注意进食营养均衡、易于消化吸收的食物，并注意各种蔬菜和各种高蛋白类食物的合理搭配，既要温养气血，又要养血活血；既要饮食清淡，又要遵循"产后不宜凉"的原则（行宫腔手术者应参照这一原则），避免饮食寒凉，而加重血脉凝滞。

【随　　访】2010年7月29日告：药至经畅。

【按　　语】经行不畅，其血点滴而行者，必为血分瘀滞。患者因子宫肌瘤接受介入术治疗，损伤致瘀。故在做好特殊护理和饮食调理的前提下，治予桃红四物汤以养血调经，活血化瘀，瘀去则经畅。

12. 子宫内膜增厚凝固刀术后——月经先后无定期

胡某某　女　44岁　居民

◎2007年4月6日初诊　子宫内膜增厚凝固刀术后月经先后无定期伴月经量少，而且经行时点滴不断。因月经异常经江西省武警总医院诊断为子宫内膜增厚症。经凝固刀手术后，经血虽止，但每个月月经先后无定期伴月经量少，而且经水将至则出现周身胀痛及小腹胀闷不适。舌红苔薄白、舌边有齿痕、舌边隐约有暗斑，脉细微弦少力。

【诊　　断】西医：子宫内膜增厚凝固刀术后月经先后无定期。中医：经乱（肝郁气滞型）。

【病情分析】子宫内膜增厚凝固刀术后月经先后无定期，原因大致有三，一是内分泌紊乱，可通过检查性激素六项予以判断；或是患有子宫肌瘤疾病，可通过B超予以诊断。二是心情紧张，情绪抑郁。三是绝经期前月经紊乱。本案患者据其临床表现——经前全身及小腹胀闷和脉象，应为心情紧张，情绪抑郁导致。

【辨证论治】《傅青主女科》云："妇人有经来断续，或前或后无定期，人以为气血之虚也，谁知是肝气之郁结乎？"

【证　　属】肝郁气滞，冲任失和。

【治　　法】疏肝理气，养血和冲。

【方　　药】逍遥散加减化裁。北柴胡 10 g、白芍 12 g、当归 10 g、炒枳壳 10 g、茯苓 15 g、白术 10 g、生甘草 6 g、郁金 15 g、薄荷 10 g、凌霄花 15 g、泽泻 20 g、大腹皮 15 g、薏苡仁 30 g。7 剂，日 1 剂，水煎服。

【特殊护理】首先要解除患者思想顾虑，说明凝固刀就是射频消融术，是去除子宫内膜的微创手术，其损伤小，恢复快，无须紧张；注意休息，避免顾虑而损伤气血；适当运动，既有利于放松心情，又有利于增强体质。

【饮食调理】饮食宜清淡，注意各种蔬菜和各种高蛋白类食物的合理搭配，既要温养气血，养血调冲；又要遵循“产后不宜凉”的原则（行宫腔手术者应参照这一原则），避免饮食寒凉，加重血脉凝滞，致经行不畅。

【随　　访】2012 年春季就诊告：药后月经如期。

【按　　语】患者因子宫内膜增厚而月经异常，经凝固刀手术治疗后，又出现月经先后无定期、经行时又点滴不断，同时伴有周身胀痛及小腹胀闷。此乃术前术后精神焦虑和紧张，致使肝郁气滞，冲任失和。故治予疏肝理气，养血和冲。采取心理疏导与药物治疗相结合，同时注重饮食清淡温暖的原则。药仅 7 剂，月经复常。

13. 异位妊娠术后——腰痛

张某　女　26 岁　职工

◎ 2011 年 6 月 23 日初诊　异位妊娠术后腰痛。缘于异位妊娠经江西省妇幼保健院手术治疗后 35 天。术后出现腰酸腰痛，久坐加剧；夜间睡眠憋尿并腰部酸痛，月经期腰酸腰痛加剧。纳可，大便尚调。彩超报告：“子宫小肌瘤。”其余未发现明显异常。舌红苔白，脉细弦软。

【诊　　断】西医：异位妊娠术后腰痛。中医：腰痛（肾气不足型）。

【病情分析】异位妊娠术后腰痛，原因可能是术后创伤、麻醉，或者长时间卧床等非病理性因素，也可能是术后盆腔、腹腔积血，或者是术后感染（宫腔炎、盆腔炎等）病理因素所致。中医则责之于肾气亏虚，术后瘀血阻络。

【辨证论治】《灵枢·五癃津液别论》云："虚，故腰背痛而胫酸。"《素问·标本病传论》则云："肾病少腹、腰脊痛。"《医学心悟·腰痛》云："有瘀血、有气滞、有痰饮，皆标也，肾虚其本也。"又云："又须分辨寒热两证，如脉虚软无力，溺清便溏，腰间冷痛，此为阳虚，须补命门之火……"

【证　　属】肾气不足，营亏瘀阻。

【治　　法】温肾壮腰，和营通络。

【方　　药】温肾通络饮（出自《邹嘉玉临证精要》）加味化裁。杜仲 15 g、怀牛膝 10 g、川续断 10 g、桂枝 6 g、肉苁蓉 10 g、巴戟天 10 g、胡芦巴 10 g、制乳香 5 g、制没药 5 g、桑寄生 15 g、白芍 10 g、炙甘草 5 g、黑附片 6 g。7 剂，日 1 剂，水煎服。

【特殊护理】首先要保持情绪稳定，解除思想顾虑，避免因心情紧张而焦虑，有碍康复和产生变证，正所谓心乱则百病丛生；注意休息，避免过劳而损伤气血、经络；适当运动，既有利于放松心情，又有利于增强体质；慎避风寒，防止感寒伤阳。

【饮食调理】饮食宜清淡，注意各种蔬菜和各种高蛋白类食物的合理搭配，既要有利于温养气血，养血通络，又要遵循"产后不宜凉"的原则（异位妊娠手术后应参照这一原则），避免饮食寒凉，以加重血脉凝滞，经络瘀阻，导致不通则痛。

◎ 2011 年 10 月 7 日再诊　异位妊娠术后腰痛，服中药后缓解，因故未能及时复诊。3个多月来，劳作后仍会腰痛，月经尚调。舌红苔白、舌边有齿痕，脉细而微弦。守原方加徐长卿15 g、三白草根15 g，以助化瘀通络止痛。再进7剂而愈。

【按　　语】异位妊娠病因多与输卵管病变相关。此外，年龄增大、不良生活习惯、性生活不节、内分泌失调、精神紧张等因素也会引起异位妊娠。从而导致脏腑失调，肝肾亏损。正如《灵枢·五癃津液别论》所云："虚，故腰背痛而胫酸。"循此按肾气不足，营亏瘀阻治疗。在做好心理疏导的基础上，方用温肾通络饮加味，以温肾壮腰，和营通络。

14. 宫腔整刮术后——腹痛腹泻

刘某某　女　42岁　个体

◎ 2009年9月28日初诊　宫腔整刮术后腹痛腹泻数天。缘于刮宫术后出现腹泻，日2~3解，便稀溏并腹痛，解后则缓解。同时失眠，头痛。血压：100/65 mmHg。舌红苔白稍厚，脉细弦软数。

【诊　　断】西医：宫腔整刮术后腹痛泄泻。中医：肝泄（肝旺脾虚型）

【病情分析】宫腔整刮术，是在宫腔镜检查及指引下，刮取子宫内膜组织检查，从而进行病理诊断的一种方法，属于微创手术。与宫腔镜检查、宫腔镜下诊刮术、宫腔镜下电切术等并用。临床上常用于异常子宫出血、可怀疑宫腔粘连、影像学提示宫腔内有占位性病变等。本案施行宫腔整刮术后出现腹痛泄泻，虽是少见，但还是出现了术后腹痛泄泻现象。极有可能是术中疼痛、术后出血过多，导致情绪紧张，抵抗力下降而感寒发病。

【辨证论治】腹痛泄泻，又称为肝泄或气泄。《医碥·泄泻》有云："有肝气滞，两肋痛而泄者，名肝泄。"《证治要诀》称之为“气泻”。因此，《景岳全书·杂证谟·泄泻》云：“气泄证，凡遇怒气便作泄泻者，必先以怒时挟食致伤脾胃，故但有所犯，即随触而发，此肝脾二脏之病也，盖以肝木克土，脾气受伤而然。”

【证　　属】肝旺脾虚，传道失司。

【治　　法】补脾泻肝，和胃健运。

【方　　药】痛泻要方加味。炒白芍 15 g、防风 15 g、陈皮 12 g、炒白术 10 g、炒麦芽 30 g、炒谷芽 30 g、卷柏 30 g、刺蒺藜 30 g、焦山楂 15 g、茯苓 15 g、茯神 15 g、太子参 15 g、生甘草 6 g。5 剂，日 1 剂，水煎服。

【特殊护理】严格做好个人外阴卫生，防止感染；注意保暖，避免感受风寒，加重病情；心静则百病自息，让患者保持情绪稳定，避免心情紧张而形成焦虑，影响治疗效果；注意休息，避免过劳而影响康复。

【饮食调理】饮食要清淡，吃一些易于消化的食物；既不宜进食寒凉食品，又要忌辛辣油腻，避免加重泄泻。

【随　　访】2009 年 11 月 2 日喜告：一剂药后泄止病除。

【按　　语】患者宫腔整刮术后出现腹痛泄泻，可能是术前情绪不稳定，术后疼痛及出血的刺激，导致抑郁懊恼，肝气横逆，乘脾犯胃，运化失常。故按肝旺脾虚，传导失司论治。在做好个人护理和饮食调理的基础上，治予补脾泻肝，和胃健运。方用痛泻要方加味，服药 1 剂，犹如雪污拔刺。

15. 宫颈超高频电波刀术后——腰痛

谌某某　女　28岁　居民

◎ 2010年6月18日初诊　宫颈超高频电波刀术后腰痛3个月。缘于宫颈糜烂，做物理治疗，即超高频电波刀术后出现腰痛。经服中药（不详）21天，未见明显疗效。刻诊，腰酸痛，站立加重，卧下减轻。纳、眠尚可，二便调。舌红苔白，脉细尺弱。

【诊　　断】西医：宫颈超高频电波刀术后腰痛。中医：腰痛（肾阳亏虚型）。

【病情分析】宫颈糜烂超高频电波刀术后腰痛，一般属于正常现象。因为手术会对宫颈产生一定的刺激，因此会有阴道出血、腰痛的现象出现。这种症状持续2周左右可自行缓解。本案腰痛持续3个月则属于病态。

【辨证论治】《素问·脉要精微论》云："腰者，肾之府，转摇不能，肾将惫矣。"《灵枢·五癃津液别论》则云："虚，故腰背痛而胫酸。"明确指出，腰痛多为虚所致。《诸病源候论·腰痛不得俯仰候》云："肾主腰脚，而三阴三阳十二经八脉，有贯肾络于腰脊者。劳损于肾，动伤经络，又为风冷所侵，血气击搏，故腰痛也。"《丹溪心法·腰痛》更为明确："肾气一虚，凡中寒、受湿、伤冷、蓄热、血涩、气滞、水积、坠伤与失态、作劳，种种腰疼，叠见而层出矣。"

【证　　属】肾阳亏虚，经络闭阻。

【治　　法】温补肾气，壮腰通络。

【方　　药】①针刺治疗。舒筋活络，调理肝肾。取穴：肾俞、委中、环跳、承扶（均取双穴）。留针30分钟，以补法捻转行针，每日1次。

②温肾通络饮加味。炒杜仲15 g、川续断10 g、胡芦巴10 g、怀

牛膝 10 g、黑附片 6 g、肉苁蓉 10 g、巴戟天 10 g、山茱萸 10 g、熟地黄 12 g。5 剂，日 1 剂，水煎服。

【特殊护理】注意保暖，避免感寒，而损伤肾中阳气；心静则百病自息，让患者保持情绪稳定，避免心情紧张而形成肝郁，有碍脾运；注意个人卫生防护，康复期避免性生活；注意休息，避免过劳而进一步损伤气血；适当运动，既有利于放松心情，又有利于增强体质，以利康复。

【饮食调理】饮食宜清淡，注意各种蔬菜和各种高蛋白类食物的合理搭配，要有利于温养气血，补益肾阳；凡是妇产科术后都必须遵循“产后不宜凉”的原则，避免饮食寒凉，而进一步损伤肾中阳气。

【随　　访】2010 年 11 月 19 日告：针刺 1 次后腰痛缓解，药完 3 剂后愈。

【按　　语】一般常规认识是，宫颈糜烂所引起的腰痛，2 周内可自行缓解。但临证引起持续性腰酸胀痛者并不少见，正应了“因嗜欲无节，劳伤肾经……遂致腰痛”（《寿世保元·腰痛》）之说。本案又在因宫颈糜烂而行超高频电波刀术后出现，虽是微创，但肾经损伤在所难免。在做好个人卫生护理和饮食调理的基础上，按肾阳亏虚，经络闭阻论治。首先治予针刺治疗以舒筋活络，调理肝肾；次予汤药温肾通络饮（出自《邹嘉玉临证精要》）以温补肝肾。针药 3 天后获愈。

四、其他

畸胎瘤术后——膝冷

李某某　女　34 岁　自由职业

◎ 2006 年 1 月 18 日初诊　膝冷伴周身冷月余。缘于畸胎瘤术后 42 天，出现脸色淡黄无华，怕冷，尤其膝冷，手指脱皮。已育一胎，人流 1 次。胃胀纳呆，大便不规律，1~2 天 1 次。舌淡红苔薄白，脉细。

【诊　　断】西医：畸胎瘤术后膝冷。中医：厥冷（肝肾阳虚型）。

【病情分析】畸胎瘤是来源于生殖细胞的肿瘤，由于生殖细胞的异常分化而导致肿瘤的形成。具体的发病机制尚未明确，可能与家族史、遗传性疾病等原因有关。本案患者畸胎瘤术后膝冷伴身冷，可能是手术对周围器官的损伤所致，或者与术后导致甲状腺功能减退有关。从中医的认识看，寒则厥冷，是手术创伤损伤气血致使肝肾亏损，阳虚生寒所致。

【辨证论治】《素问·五脏生成》云："血……凝于足者为厥。"《素问·阴阳应象大论》则云："寒则厥。"《素问·灵兰秘典论》云："肝藏血，心行之。"《素问·宣明五气论》云："肝主筋。"《素问·脉要精微论》云："膝者，筋之府。"表明肾气亏虚，肝血不足，是膝冷、身冷的主要原因。

【证　　属】脾肾阳虚，肝血不足。

【治　　法】温补肾脾，益元养血。

【方　　药】保元汤合异功散加减化裁。生黄芪 30 g、防风 15 g、白术 10 g、陈皮 10 g、巴戟天 10 g、黑附片 10 g、肉苁蓉 10 g、怀牛膝 15 g、桑葚子 15 g、当归 10 g、川芎 10 g、北山楂 15 g、赤芍 30 g、太子参 15 g、茯苓 15 g、生甘草 6 g、肉桂 3 g。7 剂，日 1 剂，水煎服。

【特殊护理】日常生活中注意保暖，避免感寒，损伤阳气；心静则百病自息，故应保持情绪稳定，解除思想顾虑，避免因心情紧张而焦虑，有碍康复和产生变证；注意休息，避免过劳而损伤气血、经络；

适当运动，既有利于放松心情，又有利于增强体质。

【饮食调理】饮食宜清淡，注意各种蔬菜和各种高蛋白类食物的合理搭配，要有利于温养气血，濡养筋脉；遵循“产后不宜凉”的原则（畸胎瘤手术后也应参照这一原则），避免饮食寒凉，而进一步损伤阳气。

◎ 2013 年 1 月 3 日二诊　膝冷减半，胃胀也缓解。舌红苔薄黄，脉细弦。守方再进 7 剂。

【随　　访】药尽而愈。

【按　　语】从患者术后脸色淡黄无华，怕冷，尤其膝冷。舌淡红苔薄白，脉细。据此来看，完全表露了脾肾阳虚，肝血不足现象。故治予温补肾脾，益元养血。在日常生活中注意保暖护阳，做好饮食调理的基础上，运用保元汤合异功散加减化裁，以温补肾脾，益元养血。

第十六章　计划生育

一、人工流产

1. 人工流产术后——头晕

熊某某　女　23 岁　职工

◎ 2008 年 10 月 19 日初诊　人工流产术后头晕 57 天。缘于 2 个月前进行药物流产并行刮宫后，出现头晕，虽经调治，未能获效。刻诊，时时头晕（头昏眼花），面色淡黄少华，睡眠梦多，自汗乏力。术后月经也偏少，经期 1 周。纳尚可，大便通调。舌红苔白、舌边有齿印，脉细软微数。

【诊　　断】西医：人流术后头晕。中医：头晕（心脾两虚型）。

【病情分析】药物流产后头晕，其原因有：身体因素，流产后可能导致失血、贫血或低血糖，乃至头晕；情绪因素，流产期间由于精神紧张而影响休息与睡眠，从而引起头晕；手术操作失当，出现感染、子宫清理不干净等不良反应，导致头晕。中医认为阴阳气血虚损所致的头晕眼花，面色无华，神疲乏力等，称为虚眩，内伤所致也。

【辨证论治】《景岳全书·杂证谟·眩运》云："原其所由，则有劳倦过度而运者……有焦思不释而运者……有妇女崩淋、产后去血而运者，此皆伤其阴中之阳也。"故《新刊仁斋直指方》称之为"血虚眩运"。

【证　　属】心脾两虚，卫外不固。

【治　　法】补益心脾，育阴敛汗。

【方　　药】归脾汤合牡蛎散加减化裁。党参 15 g、白术 10 g、炙黄芪 30 g、当归 10 g、龙眼肉 10 g、炙甘草 6 g、茯神 15 g、炙远志 10 g、炒酸枣仁 10 g、广木香 10 g、制香附 10 g、大枣 6 枚、生姜 3 片、浮小麦 30 g、煅龙骨 30 g、煅牡蛎 30 g、北山楂 30 g、川芎 10 g。7 剂，日 1 剂，水煎服。

【特殊护理】注意保暖，避免感寒，损伤阳气；心静则百病自息，故应保持情绪稳定，避免心情紧张而焦虑，有碍康复和产生变证；注意休息，避免过劳而进一步损伤气血；适当运动，既有利于放松心情，又有利于增强体质，以利康复。

【饮食调理】饮食宜清淡，注意各种蔬菜和各种高蛋白类食物的合理搭配，要有利于温养气血；遵循"产后不宜凉"的原则（人流术后应严格遵循这一原则），避免饮食寒凉，而进一步损伤阳气。

◎ 2008年11月8日二诊　药后已正常行经，量尚多，经期1周，面色已红润，头晕已愈，睡眠已安。但足膝仍乏力伴腰酸。舌红苔白，舌边有齿印，脉细。守方用炒白术易白术，加桑寄生15 g、菟丝子15 g，以助健脾益肾。再进7剂以善后。

【随　　访】药尽，诸症悉除。

【按　　语】本案头昏眼花，面色无华，主要是人流术后导致的失血、贫血所致。同时不排除人流术中情绪紧张、焦虑等相关因素。由于失血，损伤阴中之阳气，不仅导致虚眩，而且导致出现自汗乏力之卫外不固的症状。故按心脾两虚，卫外不固论治。治予补益心脾，育阴敛汗。方用归脾汤合牡蛎散加减化裁，在做好特殊护理及调整饮食结构的基础上，药仅两周获愈。

2. 人工流产术后——出汗并睡眠多梦

李某某　女　27岁　建材商

◎ 2013年7月16日初诊　人流术后自汗，汗出不断16天。缘于人流术后自汗，汗出不断，每天最少换衣4次。头微晕，双手痠痛，恶露不净。不寐，难于入睡，睡后噩梦纷纭，非常恐怖。纳食不香，大便稀，日1解。舌红尖甚苔白，脉细、左沉细。

【诊　　断】西医：人流术后出汗并睡眠多梦。中医：自汗、虚劳喜梦（阴阳失调型）。

【病情分析】人流后容易出汗，其原因：生理原因是流产造成身体虚弱而出现出汗症状；内分泌紊乱，怀孕后体内激素水平升高，流产后激素水平下降过快，从而导致内分泌紊乱而造成出汗症状；自主神经紊乱而出现出汗症状，也是因流产所致，故此流产是造成出汗症状的主要原因。关于睡眠梦多，主要是由于流产后精神压力过大和情绪焦虑，以及神经衰弱。中医则认为人流（堕胎）情志内伤，气机逆乱，和气血虚弱，卫外不固，从而导致自汗和虚劳多梦。

【辨证论治】《诸病源候论·妊娠堕胎后血出不止候》云："堕胎损经脉，损经脉故血不止也，泻血过多，便致烦闷，乃至死也。"《诸病源候论·虚劳汗候》云："诸阳主表，在于肤腠之间。若阳气偏虚，则津液发泄，故为汗。"《诸病源候论·虚劳喜梦候》亦云："夫虚劳之人，血气衰损，脏腑泄热，易伤于邪。邪从外集内，未有定舍，反淫于脏，不得定处，与荣卫俱行，而与魂魄飞扬，使人卧不得安，喜梦。"故人流既造成精神紧张，又损人经脉气血，引起自汗、多梦。

【证　　属】阴阳失调，心神不宁。

【治　　法】平补阴阳，养血宁神。

【方　　药】桂枝加龙骨牡蛎汤合生化汤、当归补血汤加减化裁。桂枝 10 g、赤芍 20 g、白芍 20 g、西洋参 10 g、炙冬花 15 g、生甘草 6 g、煅龙骨 30 g、煅牡蛎 30 g、大枣 5 枚、生姜 3 片、炙黄芪 30 g、当归 10 g、桃仁泥 10 g、炮干姜 3 g、川芎 10 g、毛冬青叶 10 g、浮小麦 30 g。4 剂，日 1 剂，水煎服。

【特殊护理】注意引导患者保持情绪稳定，避免心情紧张而形成焦虑，有碍康复或徒生变证；注意休息，固护卫气，避免过劳而进一步损伤气血；适当运动，既有利于放松心情，又有利于增强体质，以收益气固表的效果。

【饮食调理】饮食宜清淡营养，注意各种蔬菜和高蛋白类食物的合理搭配，要有利于温养气血；遵循"产后不宜凉"的原则（人流术后应严格遵循这一原则），避免饮食寒凉，而进一步损伤阳气。

◎ 2013年7月17日二诊　药一剂后，出现荨麻疹，痒而胸闷。追忆4年前生大女儿后，月子里服用红枣而过敏，也有人参过敏史。舌红尖微甚、苔白，脉细弦软。守方去西洋参。再投3剂。

◎ 2013年7月19日三诊　汗大减，现微汗。恶露仍点滴不净。今日彩超报告："子宫后位，三径52×49×58 mm，形态饱满，肌层不均匀，宫腔内见范围约27×16 mm稍高回声，边界不清。"CDFI（彩超多普勒血管成像）："未见明显血流信号。"提示："产后子宫，宫腔内稍高回声团。"刻下，仍失眠多梦及咳嗽，咳吐黄色浓痰，小腹胀痛。舌红尖甚、苔稍黄，脉细弦。

大汗已缓解，恶露未绝，乃瘀血阻胞。故拟活血化瘀为治，佐以化痰止咳。

①方用生化汤加味。炮干姜6 g、当归15 g、川芎15 g、桃仁泥10 g、炙甘草6 g、炒栀子10 g、淡豆豉10 g、川贝母10 g、浙贝母10 g、法半夏15 g、黄芩10 g、浮小麦30 g、大枣5枚、炙冬花10 g。7剂，日1剂，水煎服。

②外洗方：艾叶煎加味。艾叶20 g、黄柏20 g、苍术20 g、胡黄连20 g、青木香15 g、苦参20 g、黄芩15 g。7剂，日1剂，煎水熏洗外阴以温宫燥湿，化瘀生新。

◎ 2013年8月19日四诊　彩超复查："宫腔内见1.1×1.3 cm高回声，内膜厚0.7 cm"。诊断提示："宫腔内异常高回声。"刻诊，心烦易躁，睡眠不安，健忘。舌红苔白，脉细而微弦。

据其脉证，乃肝郁脾虚，血不养心所致，故随证拟疏肝健脾，养血宁神以善后。

方用逍遥散合酸枣汤加味化裁。北柴胡10 g、青皮10 g、陈皮10 g、炒枳壳10 g、制香附10 g、川芎10 g、白芍10 g、茯神15 g、五味子10 g、当归身 10 g、枸杞 10 g、生黄芪 30 g、薄荷 10 g、炒酸枣仁 10 g、知母 10 g、刺五加 30 g、三七粉 3 g（冲服）、生姜 3 片、漂白术 10 g。日 1 剂，水煎服，连服 10 剂后，诸症悉除。

【随　　访】2015 年冬，陪闺蜜来就诊并告：药后身体已康复。

【按　　语】自汗不止或大汗淋漓，乃人工流产后的综合反应。本案乃人流术后，致使心、脾、肝、肾诸脏内伤自汗，即诸脏气虚，冲任受损，阴阳失调，气虚表弱，卫外失固。故汗出不止，而且睡眠多梦。前后四诊，在做好特殊护理及调整饮食结构的基础上。用桂枝加龙骨牡蛎汤及当归补血汤平补阴阳，滋益心血以敛汗；生化汤温里通络，祛瘀生新以治恶露；外洗方以温宫燥湿，助化瘀生新以利康复；逍遥散合酸枣汤加味疏肝健脾，养血宁神。症情复杂，不同阶段，随证治之，终获痊愈。

3. 人工流产术后——子宫脱垂

胡某　女　25 岁　职工

◎ 2011 年 6 月 29 日初诊　人流术后子宫脱垂两周。人流术后出现产肠不收（阴挺下脱）。妇保医生检查报告："Ⅱ度子宫脱垂。"刻下，神疲乏力，睡眠梦多。纳可，便调。舌红苔黄，脉细弦、关软。

【诊　　断】西医：人流术后子宫脱垂。中医：产肠不收（中气下陷型）。

【病情分析】人流手术一般不会引起子宫脱垂。子宫脱垂的产生是由多种因素造成的。诸如支持子宫的各种韧带和组织的过度伸展或撕裂损伤；或者患有慢性咳嗽、习惯性便秘、慢性腹泻等；再者长期从事蹲位、站立、肩挑、搬举重物劳作，可使腹压增加，促使子宫脱垂。中医则认为，损伤气血，中气下陷所致。

【辨证论治】《三因极一病证方论》云："妇人趣产，劳力、努咽太过，致阴下脱，若脱肛状，及阴下挺出，逼迫肿痛，举重房劳，皆能发作。"本案乃人流手术后出现，其本素有气虚下陷，故而引发。

【证　　属】脾气虚弱，中气下陷。

【治　　法】健脾益气，补中升陷。

【方　　药】补中益气汤加味。炙黄芪 30 g、当归 10 g、升麻 15 g、北柴胡 15 g、党参 15 g、白术 10 g、陈皮 10 g、广木香 10 g、炙甘草 6 g、苍术 10 g、大枣 5 枚、生姜 3 片、红景天 15 g、生麦芽 30 g。日 1 剂，水煎服，连服 7 剂后，阴挺自行回纳而愈。

【特殊护理】避免过劳，不可搬物；保持大便通畅；适当运动，进行仰卧起坐和提肛运动，以促使子宫回纳。

【饮食调养】调整饮食结构，多食含纤维素食品，以保证大便通畅；食鸡以温补气血而作为食疗；同时要遵循"产后不宜凉"的原则（人流术后应严格遵循这一原则），避免饮食寒凉，而进一步损伤阳气。

【按　　语】子宫脱垂的发生，主要原因是体质虚弱，分娩时产程过长，用力过度，或处理不当，损伤胞络，盆底肌肉及筋膜过度伸展或损伤，加之产后过早参加体力劳动或站立过久等。中医认为劳倦多产，损伤脾肾，脾气不足，中气下陷；肾气亏损，带脉失约，冲任不固，无力维系胞宫所致。而本案乃人流手术后出现，其本素有气虚，而又有手术创伤，致使气虚下陷。故按脾气虚弱，中气下陷论治。治以健脾益气，补中升陷。在做好特殊护理及饮食调理的基础上，方用补中益气汤加味，药仅 7 剂，产肠回纳，效如桴鼓。

4. 人工流产术后——腰痛（1）

熊某某　女　23岁　农民

◎ 1997年9月29日初诊　刮宫术后腰痛已4个月。缘于刮宫术后（人流）出现腰痛，每在劳动后加重，痛剧时累及整个背部疼痛。纳食、睡眠尚好，月经正常，二便调。舌质淡红、舌苔薄白润，脉细。

【诊　　断】 西医：刮宫术后腰痛。中医：腰痛（肾阳亏虚型）

【病情分析】 刮宫术后腰痛，可能是手术过程中对子宫内膜造成损伤，导致腰痛；或术后感染而导致盆腔炎，引起腰痛；此外，腰肌劳损，可能会因免疫力下降和休息不好，诱发腰痛。中医上，《黄帝内经》指出六经病变均可发生腰痛，《三因极一病证方论》则认为，内因、外因、不内外因皆能导致腰痛。

【辨证论治】《素问·脉要精微论》云："腰者，肾之府，转摇不能，肾将惫矣。"《灵枢·五癃津液别论》亦云："虚，故腰背痛而胫酸。"《诸病源候论·腰痛不得俯仰候》则云："肾主腰脚，而三阴三阳十二经八脉，有贯肾络于腰脊者。劳损于肾，动伤经络，又为风冷所侵，血气击搏，故腰痛也。"《丹溪心法·腰痛》明确指出："肾气一虚，凡中寒、受湿、伤冷、蓄热、血涩、气滞、水积、坠伤与失志、作劳，种种腰疼，叠见而层出矣。"

【证　　属】 肾阳亏虚，血弱络阻。

【治　　法】 补气养血，温肾通络。

【方　　药】 温肾通络饮合四物汤加味。黑附片5 g、桂枝5 g、胡芦巴10 g、巴戟天10 g、肉苁蓉10 g、川续断10 g、炒杜仲10 g、怀牛膝10 g、生黄芪30 g、当归10 g、白芍10 g、山茱萸10 g、川芎10 g、熟地黄15 g。日1剂，水煎2次、分2次服，上下午各1

次，食前温服。

【特殊护理】注意保暖，避免感寒，而损伤肾中阳气；心静则百病自息，故应保持情绪稳定，避免心情紧张而形成焦虑，有碍康复；注意休息，避免过劳而进一步损伤气血；适当运动，既有利于放松心情，又有利于增强体质，以利康复。

【饮食调理】饮食宜清淡，注意各种蔬菜和各种高蛋白类食物的合理搭配，要有利于温养气血，补益肾气；遵循“产后不宜凉”的原则（人流术后应严格遵循这一原则），避免饮食寒凉，而进一步损伤肾中阳气。

【随　　访】服至第七剂，腰痛愈。

【按　　语】刮宫手术过程中对子宫内膜造成损伤和失血，均会导致腰痛。《女科经纶》引用《便产须知》云：“小产不可轻视，将养十倍于正产可也。”因为刮宫术损伤肾气，致使肾虚阳弱，血虚络阻而腰脊疼痛。故治以补气养血，温肾通络。在做好特殊护理和饮食调理的前提下，方用温肾通络饮（出自《邹嘉玉临证精要》）加味，药仅一周，肾气复，脉络通，诸症悉除。

5. 人工流产术后——腰痛（2）

汪某某　女　37岁　职工

◎ 2014年12月24日初诊　腰痛2个月。缘于10月人工流产术后出现腰痛，站、躺、立、坐、睡，稍久则痛。同时月经量也减少，经色暗红，经期3天。生育第一胎后（现15岁），15年来人流3次。刻诊，腰痛，少寐，纳呆，二便尚调。舌红苔白，脉细软、左细弦软。

【诊　　断】西医：人流术后腰痛。中医：腰痛（肾虚瘀血型）。

【病情分析】人流手术腰痛，可能是手术过程中对子宫内膜造成损伤，导致腰痛；术后感染而导致盆腔炎，引起腰痛；此外，腰肌劳损，可能会因免疫力下降和休息不好，诱发腰痛。中医上，《黄帝内经》指出六经病变均可发生腰痛，《三因极一病证方论》则认为，内因、外因、不内外因皆能导致腰痛。

【辨证论治】《素问·脉要精微论》云："腰者，肾之府，转摇不能，肾将惫矣。"《诸病源候论·腰痛不得俯仰候》云："肾主腰脚，而三阴三阳十二经八脉，有贯肾络于腰脊者。劳损于肾，动伤经络，又为风冷所侵，血气击搏，故腰痛也。"《丹溪心法·腰痛》明确指出："肾气一虚，凡中寒、受湿、伤冷、蓄热、血涩、气滞、水积、坠伤与失志、作劳，种种腰疼，叠见而层出矣。"

【证　　属】肾气不足，营亏瘀阻。

【治　　法】温肾壮腰，活血通络。

【方　　药】温肾通络饮合桃红四物汤加减化裁。黑附片 10 g、肉桂 5 g、胡芦巴 10 g、巴戟天 10 g、肉苁蓉 10 g、川续断 10 g、炒杜仲 15 g、川牛膝 10 g、当归 10 g、炙黄芪 30 g、川红花 10 g、桃仁泥 10 g、川芎 10 g、北山楂 15 g。7 剂，日 1 剂，水煎 2 次、分 2 次服，上下午各 1 次，食前温服。

【特殊护理】注意保暖，避免感寒，而损伤肾中阳气；心静则百病自息，故应保持情绪稳定，避免心情紧张而形成焦虑，导致气滞，有碍康复；注意休息，避免过劳而进一步损伤气血；适当运动，既有利于放松心情，又有利于增强体质，以利康复。

【饮食调理】饮食宜清淡，注意各种蔬菜和各种高蛋白类食物的合理搭配，要有利于温养气血，补益肾气；遵循"产后不宜凉"的原则（人流术后应严格遵循这一原则），避免饮食寒凉，而进一步损伤肾中阳气。

【随　　访】托同事转告：药尽后腰痛愈，诸症悉除。

【按　　语】患者除生育第一胎外，15 年来人流 3 次，由于手术创伤，其肾气极其虚惫。正如《女科经纶》引用《便产须知》云："小产不可轻视，将养十倍于正产可也。"因为肾虚阳弱，故治以温肾壮腰，活血通络。在做好特殊护理和饮食调理的前提下，方用温肾通络饮（出自《邹嘉玉临证精要》）加减化裁，药仅一周，肾气复，脉络通，诸症悉除。

6. 人工流产术后——腰并腹痛

章某某　女　35 岁　个体

◎ 2010 年 1 月 28 日初诊　人工流产后腰并腹痛 10 天。术后曾静脉滴注"缩宫素 + 头孢"3 天、专用缩宫素 4 天，共 7 天。仍腰痛伴腹痛，而且怕冷，烦热出汗，口苦，恶心，纳呆。B 超报告："双侧输卵管水肿。"舌红尖甚、苔淡黄，脉细弦软而数。

【诊　　断】西医：人流术后双侧输卵管水肿。中医：腰痛，腹痛（邪入血室型）。

【病情分析】人流手术腰痛，可能是手术过程中对子宫内膜造成损伤，导致腰痛；术后感染而导致盆腔炎，引起腰痛；此外，腰肌劳损，可能会因免疫力下降和休息不好，诱发腰痛。故《黄帝内经》指出六经病变均可发生腰痛。《三因极一病证方论》亦认为，内因、外因、不内外因皆能导致腰痛。腹痛则是由人流不全，残留胎组织引起；或子宫收缩导致；再则是手术中感染引起子宫、盆腔炎症导致。中医认为是小产后气血运行不畅，不通则痛；

或是去血过多，胞脉空虚作痛；或是术中不慎，感受风寒而痛。本案就是感染风寒外邪，致使双侧输卵管水肿而腰腹痛。

【辨证论治】《素问·脉要精微论》云："腰者，肾之府，转摇不能，肾将惫矣。"《素问·气交变大论》云："腰股痛发，腘腨股膝不便、烦冤、足痿。"《诸病源候论·腰痛不得俯仰候》则云："肾主腰脚，而三阴三阳十二经八脉，有贯肾络于腰脊者。劳损于肾，动伤经络，又为风冷所侵，血气击搏，故腰痛也。"《丹溪心法·腰痛》明确指出："肾气一虚，凡中寒、受湿、伤冷、蓄热、血涩、气滞、水积、坠伤与失态、作劳，种种腰疼，叠见而层出矣。"《诸病源候论·产后腹中痛候》云："产后脏虚，或宿挟风寒，或新触冷，与气相击搏，故腹痛。"《黄帝内经》所指出的六经病变均可发生腰痛。

【证　　属】肝肾亏虚，邪入血室，枢机不利。

【治　　法】和解枢机，生新化瘀，温里定痛。

【方　　药】小柴胡汤合生化汤加味化裁。北柴胡 15 g、党参 15 g、黄芩 10 g、法半夏 12 g、大枣 3 枚、生姜 3 片、炙甘草 6 g、当归 10 g、川芎 10 g、桃仁泥 10 g、炮干姜 10 g、赤芍 10 g、白芍 10 g、台乌药 10 g、小茴香 10 g、蒲公英 15 g、延胡索 10 g。4 剂，日 1 剂，水煎服。

【特殊护理】注意保暖，避免感寒，而损伤肾中阳气；心静则百病自息，故应保持情绪稳定，避免心情紧张而形成焦虑，有碍康复；注意休息，避免过劳而进一步损伤气血；适当运动，既有利于放松心情，又有利于增强体质，以利康复。

【饮食调理】饮食宜清淡，注意各种蔬菜和各种高蛋白类食物的合理搭配，要有利于温养气血，补益肾气；遵循"产后不宜凉"的原则

（人流术后应严格遵循这一原则），避免饮食寒凉，而进一步损伤肾中阳气。食疗：当归生姜羊肉汤。当归 5~10 g、生姜 20 g、羊肉 50~100 g，水适量，炖熟，食肉喝汤。当归，甘、辛，温，入心、肝、脾经，调经止痛，润燥通腑；生姜，辛，温，归肺、胃、脾经，发汗解表，温中和胃，温肺化痰；羊肉甘，温，归脾、肾经，益气补虚，温中暖下。诸味相伍，共奏温中补虚，益气养血之功。

◎ 2010 年 2 月 1 日二诊　药后怕冷、恶心已除，腹痛大减但未愈。同时在使用“左氧氟沙星 + 替硝唑”静脉滴注。查血常规：无明显异常。复查 B 超报告：直肠窝积液 1.1 cm。双侧输卵管无明显异常。恶露尚未净。舌红尖微甚、苔薄而黄白相间，脉细微弦。

患者少阳证已除，气滞血瘀显现，故拟行气活血，温里止痛。方用生化汤加味。再服 7 剂而愈。

【按　　语】人流术后腰并腹痛，虽经术后用药 1 周未效，而且出现怕冷、烦热，口苦、恶心、纳呆。B 超提示“双侧输卵管水肿”。正如《伤寒论 · 辨太阳病脉证并治下》第 143 条文云：“妇人中风，发热恶寒，经水适来，得之七八日……此为热入血室也。”第 144 条又云：“其血必结，致使如疟状发作有时，小柴胡汤主之。”由于是人流术后之腰腹痛，故在做好特殊护理和饮食调理的前提下，治予小柴胡汤和解枢机，领生化汤生新化瘀，温里定痛。配以食疗温中补虚，益气养血，共奏和解枢机，生新化瘀，温里定痛之功。

7. 人工流产术后——腰痛并膝关节冷痛

邹某某　女　38岁　居民

◎ 2012年9月17日初诊　人流术后腰痛伴双膝冷痛近1年。从去年入冬前做了人流术开始，出现腰痛膝冷，并逐渐加重，尤其是劳作后。在当地医院也断断续续服过中、西药，毫无起色。故赴南昌就诊。已生育4胎（包括剖宫产2胎），人流5胎。月经尚调，欲再孕一胎。纳少，腹胀屁滞，二便通调。舌红苔薄黄、根稍厚，脉细弦右弱。

【诊　　断】 西医：人流术后腰痛并膝关节冷痛。中医：腰痛，膝冷痛（任督亏虚型）。

【病情分析】 人流手术腰痛，可能是手术过程中对子宫内膜造成损伤，导致腰痛；术后感染而导致盆腔炎，引起腰痛；此外，腰肌劳损，可能会因免疫力下降和休息不好，诱发腰痛。双膝冷痛为肾虚髓弱，膝失气荣，风冷侵袭所致。故《黄帝内经》指出六经病变均可发生腰痛。《三因极一病证方论》亦认为，内因、外因、不内外因皆能导致腰痛。《寿世保元·腰痛》则明确指出了腰痛与膝的关系："肾经虚损，腰腿遍身疼痛。"

【辨证论治】《素问·脉要精微论》云："腰者，肾之府，转摇不能，肾将惫矣。"《素问·气交变大论》云："腰股痛发，腘腨股膝不便、烦冤、足痿。"《诸病源候论·腰痛不得俯仰候》则云："肾主腰脚，而三阴三阳十二经八脉，有贯肾络于腰脊者。劳损于肾，动伤经络，又为风冷所侵，血气击搏，故腰痛也。"《诸病源候论·虚劳膝冷候》有云："肾居下焦，主腰脚，其气荣润骨髓。今肾虚受风寒，故令膝冷也。久不已，则脚酸痛屈弱。"《丹溪心法·腰痛》明确指出："肾气一虚，凡中寒、受湿、伤冷、蓄热、血涩、气滞、水积、坠伤与失志、作劳，种种腰疼，叠见而层出矣。”

【证　　属】肾阳不足，任督亏虚。

【治　　法】温肾壮阳，滋水填精。

【方　　药】温肾通络饮加味化裁。黑附片 6 g、肉桂 6 g、胡芦巴 10 g、巴戟天 10 g、肉苁蓉 10 g、川续断 15 g、炒杜仲 15 g、怀牛膝 15 g、熟地黄 15 g、淫羊藿 15 g、鹿角片 10 g、枸杞 15 g、菟丝子 15 g、覆盆子 10 g、五味子 10 g、韭菜子 10 g。10 剂，日 1 剂，水煎服。

【特殊护理】注意保暖，避免感寒，而损伤任督及肾中阳气；心静则百病自息，故应保持情绪稳定，避免心情紧张而焦虑，有碍康复；注意休息，避免过劳而进一步损伤气血；适当运动，既有利于放松心情，又有利于增强体质，以利康复。

【饮食调理】饮食宜清淡，注意各种蔬菜和各种高蛋白类食物的合理搭配，要有利于温养气血，补益肾气；遵循“产后不宜凉”的原则（人流术后应严格遵循这一原则），避免饮食寒凉，而进一步损伤阳气。

◎ 2012 年 10 月 18 日二诊　药后周身轻松，腰痛膝冷减，纳增，矢气通畅而腹胀除。舌红苔淡黄、根稍厚，脉细而微弦。守方再投 10 剂以善后。

【随　　访】药尽腰痛、膝冷愈。

【按　　语】患者已生育 4 胎（2 次剖宫产），而且人流 5 次，生育损伤加上人流手术创伤，其肾气极其虚惫。正如《女科经纶》引用《便产须知》云：“小产不可轻视，将养十倍于正产可也。”可见小产（人流）对身体（肾气）伤害之大！因为肾虚阳弱，导致髓虚骨弱，腰膝疼痛叠见。故治以温肾壮阳，活血通络。在做好特殊护理和饮食调理的前提下，方用温肾通络饮（出自《邹嘉玉临证精要》）加味，服药 17 剂，肾气复，脉络通，诸症悉除。

8. 人工流产术后——阴道出血

陈某 女 26岁 职工

◎ 2012年10月23日初诊 人工流产后阴道出血不止，至今1个来月。缘于人流术后第3天恶露呈点滴而下，色黑，初始有瘀块。刻诊，人流后一个来月阴道出血仍未断绝。而且伴有怕冷，睡眠梦多等症状。本次人流为第7次。舌红苔薄黄，脉细弦缓。

【诊　　断】 西医：人工流产后阴道出血。中医：恶露不绝（宫寒瘀阻型）。

【病情分析】 自然分娩的产褥期由阴道内排出的血性恶露，一般2~3周可以排净，而人流通常7天左右。若是流血持续过长，则可能是有宫腔内残留或是感染等并发症。中医认为是患者冲任不固、气虚不摄，或是瘀血停留所致。

【辨证论治】 参照《妇人大全良方》所云："夫产后恶露不绝者，由产后伤于经血，虚损不足……致气血不调，故令恶露淋漓不绝也。"

【证　　属】 冲任亏损，宫寒瘀阻。

【治　　法】 温宫散寒，活血祛瘀。

【方　　药】 生化汤加味。当归身10 g、当归尾10 g、川芎10 g、桃仁泥10 g、炮干姜6 g、炙甘草6 g、赤芍30 g、熟地黄12 g、阿胶10 g（烊服）、益母草15 g、川红花10 g。3剂，日1剂，水煎服。

【特殊护理】 注意保暖，避免感受风寒，影响胞宫复常；心静则百病自息，故应保持情绪稳定，避免心情紧张而焦虑，导致肝郁脾虚，血失所藏；注意休息，避免过劳而进一步损伤气血；适当运动，既有利于放松心情，又有利于增强体质，以利康复。

【饮食调理】 饮食宜清淡，注意各种蔬菜和各种高蛋白类食物的合理搭配，要有利于温养气血；遵循"产后不宜凉"的原则（人流手术后应严格遵循这一原则），避免饮食寒凉，而进一步损伤阳气，致使瘀血留滞。食疗：当归生姜羊肉汤。当归 5~10 g、生姜 20 g、羊肉 50~100 g，水适量，炖熟，食肉喝汤。当归，甘、辛，温，入心、肝、脾经，调经止痛，润燥通腑；生姜，辛，温，归肺、胃、脾经，发汗解表，温中和胃，温肺化痰；羊肉甘，温，归脾、肾经，益气补虚，温中暖下。诸味相伍，共奏温中补虚，益气养血之功。

◎ 2012 年 10 月 31 日二诊　恶露已净，仍神疲乏力，嗜睡。舌红苔微黄，脉细弦微数少力。

拟调补心脾，养血调冲善后。

方用归脾汤加减化裁。西洋参 10 g、白术 10 g、生远志 10 g、当归身 10 g、当归尾 10 g、川芎 15 g、北山楂 30 g、茯神 30 g、生黄芪 30 g、炙甘草 6 g、炒酸枣仁 15 g、广木香 10 g、龙眼肉 10 g、大枣 6 枚、生姜 3 片、丹参 30 g、阿胶 10 g（烊服）。7 剂，日 1 剂，水煎服。

◎ 2012 年 11 月 13 日三诊　神疲乏力、嗜睡已改善，两颧已有红晕。预计 20 日左右为经期。舌红尖微甚、苔薄黄，脉细软。守方加益母草 15 g、鸡血藤 15 g、巴戟天 10 g、肉苁蓉 10 g。再进 10 剂。

【随　　访】药后经期、经量已如期并正常。

【按　　语】患者已第 7 次人流，由于人流术创伤，致使正气受损，肾气极其虚惫，冲任不固，血失所摄；而且气虚则血瘀。正如《女科经纶》引用《便产须知》云："小产不可轻视，将养十倍于正产可也。"可见小产（人流）对身体（正气）伤害之大！因为正气虚弱，冲任不固，导致恶露不绝。按冲任亏损，宫寒瘀阻论治。治予温宫散寒，活血祛瘀。在做好特殊护理和饮食调理的前提下，方用生化汤加味化裁，服药 3 剂奏效，犹如雪污拔刺；续予归脾汤加味以调补心脾，养血调冲善后康复。

9. 人工流产术后——四肢冰冷

罗某某　女　27 岁　居民

◎ 2016 年 10 月 21 日初诊　人流术后四肢冰凉并怕冷。婚后已生育一胎，本次人流已是第四次，平均不到两年一次。刻下，四肢冰凉，而且特别怕冷，伴心烦，少寐、睡眠易惊醒。月经尚按时，但经量极少，始行点滴，色黯，第二天稍多一些。纳尚可，但喜味重和辛辣。舌红苔白，脉细弦微数。

【诊　　断】西医：人流术后怕冷伴四肢冰冷。中医：厥逆（冲任虚损型）。

【病情分析】人流术后怕冷伴四肢冰冷，常见两大因素：生理因素，缺乏运动、过度劳累导致血液循环变慢；病理因素，体弱血虚、阳气不足导致。此外，感染发热也可引起。本案人流后经水如期复行，但怕冷伴四肢冰冷仍未康复。同时伴有心烦少寐。

【辨证论治】《素问·厥论》云："阳气衰于下，则为寒厥。"故《素问·至真要大论》有云："诸厥固泄，皆属于下"。《金匮要略·妇人产后病脉证并治》有云："产后虚羸不足。"《诸病源候论·产后虚羸候》进一步阐明："夫产损动脏腑，劳伤气血。轻者，节养将摄，满月便得平复；重者，其日月虽满，气血犹未调和，故虚羸也。"虚羸而致使脾肾阳虚，则出现肢体寒冷；流产致使气血亏虚，致血不养心，从而出现心烦少寐，睡眠不安。多次人流，诸症叠生，致使肝郁脾虚，肾阳不足而致厥。

【证　　属】肝郁脾虚，冲任虚损。

【治　　法】疏肝健脾，补肾调经。

【方　　药】温经汤合四逆散加减。当归 10 g、白芍 15 g、桂枝 3 g、吴茱萸 3 g、川芎 10 g、牡丹皮 10 g、生姜 3 片、人参 10 g、法半夏 10 g、麦冬 10 g、阿胶 6 g（打粉烊服）、北柴胡 15 g、炒枳实 10 g、炙甘草 6 g、益母草 15 g。14 剂，日 1 剂，水煎服。

【特殊护理】注意保暖，避免感受风寒，损伤脾肾阳气；心静则百病自息，故应保持情绪稳定，避免心情紧张而焦虑，导致肝郁脾虚加剧；注意休息，避免过劳而进一步损伤气血；适当运动，既有利于放松心情，又有利于将养调摄，以利康复。

【饮食调理】饮食宜清淡，注意各种蔬菜和各种高蛋白类食物的合理搭配，以利于培补脾肾，温养气血；必须遵循“产后不宜凉”的原则（人流术后应严格遵循这一原则），避免饮食寒凉，而进一步损伤阳气，致使产后虚羸难复。食疗：当归生姜羊肉汤。当归 5~10 g、生姜 20 g、羊肉 50~100 g，水适量，炖熟，食肉喝汤。当归，甘、辛，温，入心、肝、脾经，调经止痛，润燥通腑；生姜，辛，温，归肺、胃、脾经，发汗解表，温中和胃，温肺化痰；羊肉甘，温。归脾、肾经，益气补虚，温中暖下。诸味相伍，共奏温中补虚，益气养血之功。

◎ 2016 年 10 月 28 日二诊　手足已暖，怕冷改善，舌脉如上。守方再进 7 剂。

◎ 2016 年 11 月 4 日三诊　四肢温暖，睡眠改善。舌红苔白、舌边有齿痕，脉细软。守方加重桂枝 2 g，以助温中益肾。再投 7 剂。

【随　　访】药尽，诸症悉除。

【按　　语】本案之厥证，为过多“人流”，损伤冲任，肝郁脾虚，肾阳亏虚所致。正如《黄帝内经》所谓：“阳气衰于下，则为寒厥。”遂遵经旨，治予温经汤温养肾脾，养血调冲。领四逆散疏肝健脾，和畅气机。同时做好特殊护理和饮食调理。药仅三周而愈。

10. 人工流产术后——白带增多

何某　女　28岁　职工

◎ 2013年4月9日初诊　人流术后带下清稀量多1周余。缘于15天前施行人流术，近期出现白带多而清稀，气味微腥，绵绵不断，伴外阴瘙痒。纳香，眠可。舌红苔薄白，脉细弦软。

【诊　　断】西医：人流术后白带增多（阴道炎）。中医：带下病（脾虚湿盛型）。

【病情分析】人流术后白带增多，主要是炎症或者是阴道炎所致。术后由于不注重卫生而造成局部炎症，引起分泌物增多；术后阴道炎也是白带增多的原因。中医则认为，白带多是脾虚，肝气郁则脾伤，精气失于收摄所致。

【辨证论治】《素问·骨空论》云："任脉为病……女子带下瘕瘕。"《金匮要略·妇人杂病脉证并治》云："妇人之病，因虚、积冷、结气，为诸经水断绝……或有忧惨，悲伤多嗔，此皆带下。"《女科经纶》引缪仲淳云："白带多是脾虚，肝气郁则脾受伤，脾伤湿土之气下陷，是脾精不守，不能输为荣血，而下白滑之物。"

【证　　属】脾虚湿盛，湿注下焦，郁久化风。

【治　　法】健脾益气，渗湿止带，疏风止痒。

【方　　药】①完带汤加味化裁。北柴胡10 g、苍术10 g、白术10 g、山药30 g、党参15 g、茯苓15 g、薏苡仁30 g、炒荆芥6 g、陈皮10 g、炙甘草6 g、法半夏10 g、芡实30 g、桑螵蛸10 g。4剂，日1剂，水煎服。

②外洗方：苦参汤合二妙散加减。苦参20 g、艾叶15 g、苍术20 g、黄柏20 g、蛇床子6 g、煅白矾3 g（后下）、胡黄连10 g。

4剂，日1剂，水煎熏洗，以助燥湿止带，疏风止痒。

【特殊护理】注意保暖，避免感受风寒，致使脾肾之气亏陷而不能收摄；心静则百病自息，故应保持情绪稳定，避免心情紧张而焦虑，导致肝郁脾虚加剧，脾为湿困而下陷；注意休息，适当运动，既有利于放松心情，又有利于将养调摄，以利康复。

【饮食调理】饮食宜清淡，注意各种蔬菜和各种高蛋白类食物的合理搭配，以利于培补脾肾，有利于运化，防止聚湿为带；必须遵循"产后不宜凉"的原则（人流术后应严格遵循这一原则），避免饮食寒凉，而进一步损伤脾肾阳气，

【随　　访】2013年7月9日电话告：药尽，诸症悉除。

【按　　语】本案因人流术而胞宫伤损，累及肾气，伤及脾气，固摄失权，导致带下清稀。故在做好护理和饮食调理的前提下，治予完带汤加味以健脾益气，渗湿止带；外用苦参汤合二妙加味，以助燥湿止带，疏风止痒，内服、外洗，紧密配合，而收速效。

11. 人工流产术后——继发性痛经

王某某　女　24岁　职工

◎ 2013年11月26日初诊　人流术后经行腹痛。缘于3个月前人流术后，出现月经有瘀块并腹痛。刻诊，经行6天，经前经期均腹痛，因腹痛而嗜睡。纳食尚可，二便通调。舌红苔薄白，脉细弦软。

【诊　　断】西医：人流术后继发性痛经。中医：经行腹痛（气郁宫寒型）。

【病情分析】凡人流术后来月经，一般都会引起继发性痛经。其原因可能是流产后经血逆流，形成子宫内膜异位症；或者是子宫腺肌瘤，由子宫内膜进入子宫肌层引起；再者是宫腔粘连，由子宫损伤

或炎症引起。

【辨证论治】《诸病源候论·月水来腹痛候》云："妇人月水来腹痛者，由劳伤血气，以致体虚，受风冷之气，客于胞络，损冲任之脉……风冷与血气相击，故令痛也。"《景岳全书·妇人规·经期腹痛》云："经行腹痛，证有虚实……然实痛者多痛于未行之前，经通而痛自减；虚痛者于既行之后，血去而痛未止，或血去痛亦甚。"本案经前、经期均腹痛，虚实夹杂。

【证　　属】气郁宫寒，瘀血留滞。

【治　　法】温宫定痛，活血化瘀。

【方　　药】加味乌沉汤合生化汤化裁。砂仁 6 g、台乌药 10 g、炙香附 10 g、延胡索 10 g、广木香 10 g、炙甘草 6 g、当归 10 g、川芎 10 g、桃仁泥 10 g、炮干姜 4 g。3 剂，日 1 剂，水煎服。

【特殊护理】注意保暖，避免感受风寒，加重胞宫寒凝；心静则百病自息，故应保持情绪稳定，避免心情紧张和焦虑，导致肝郁脾虚，运化失常；注意休息，避免过劳而进一步损伤气血；适当运动，既有利于放松心情，减轻压力，又有利于增强体质，以利将息康复。

【饮食调理】饮食宜清淡，注意各种蔬菜和各种高蛋白类食物的合理搭配，要有利于温养气血；必须遵循"产后不宜凉"的原则（人流术后应严格遵循这一原则），避免饮食寒凉，而进一步损伤阳气，致使瘀血凝滞不散。食疗：当归生姜羊肉汤。当归 5~10 g、生姜 20 g、羊肉 50~100 g，水适量，炖熟，食肉喝汤，每周 2 服。当归，甘、辛，温，入心、肝、脾经，调经止痛，润燥通腑；生姜，辛，温，归肺、胃、脾经，发汗解表，温中和胃，温肺化痰；羊肉甘，温，归脾、肾经，益气补虚，温中暖下。诸味相伍，共奏温中补虚，益气养血，暖宫定痛之功。

◎ 2013 年 11 月 29 日二诊　药后腹痛止，纳眠均可。舌红苔薄而微黄，脉细弦软数。

据其脉证，寒散瘀化，但有肝郁化热之象，故方用丹栀逍遥散合四君子汤，以疏肝解郁，健脾养血调冲。再服 7 剂以善后。

【随　　访】诸症悉除，月经已调。

【按　　语】人流过程中需要扩张宫颈以及进行宫腔内操作，对子宫内膜以及宫颈会产生影响，出现轻微痛经是正常的。患者不仅严重痛经，而且月经异常，就属于病态了。故按气郁宫寒，瘀血留滞论治。方用加味乌沉汤合生化汤以温宫定痛，活血化瘀。痛经缓解后，施以丹栀逍遥散合四君子汤以疏肝解郁，健脾养血调冲。同时再做好特殊护理和饮食调理。药仅 10 剂而愈。

12. 人工流产术后——失眠

涂某某　女　41 岁　公司职工

◎ 2013 年 10 月 15 日初诊　失眠一周。缘于人流术后，两周来出现心烦失眠，烦热自汗，白昼欲睡而不能入睡，夜间也入睡难，睡后则噩梦纷纭。口鼻干燥，纳尚可，二便尚调。舌红尖边微甚、舌苔微黄，脉细软而微数。

【诊　　断】西医：人流术后失眠。中医：不寐（虚火上扰型）。

【病情分析】人流术后失眠，有三大因素。首先是激素原因，绒毛膜促性腺激素水平发生变化，从而影响睡眠；二是手术前后情绪低落，心理压力过重，从而导致肝郁脾虚，影响睡眠；三是术后气血亏虚，神失所养，致使脏躁而神魂不安，血不养心，怯而不宁，发为不寐。

【辨证论治】《素问·逆调论》云："阳明者，胃脉也。胃者六腑之海，其气亦下行，阳明逆不得从其道，故不得卧也。"《金匮要略·血痹虚劳病脉证并治》云："虚劳虚烦，不得眠。"《甲乙经》则强调情志因素："脏有所伤，及情有所依，则卧不安。"

【证　　属】阴阳两虚，虚火上扰。

【治　　法】和营敛阳，滋阴除烦。

【方　　药】桂枝加龙骨牡蛎汤合甘麦大枣汤加味。桂枝 6 g、白芍 30 g、炙甘草 6 g、大枣 5 枚、生姜 3 片、煅龙骨 30 g、煅牡蛎 30 g、淮小麦 30 g、生栀子 10 g、淡豆豉 10 g、生地黄 15 g、牡丹皮 10 g、当归 10 g、三七粉 3 g（冲服）。日 1 剂，水煎服。

【特殊护理】注意保暖，避免感受风寒，影响胞宫复常；心静则百病自息，通过心理疏导，让患者保持情绪稳定，避免心情紧张而焦虑，导致肝郁脾虚，血失所藏；注意休息，避免过劳而进一步损伤气血；适当运动，既有利于放松心情，又有利于增强体质，以利康复。

【饮食调理】饮食宜清淡，注意各种蔬菜和各种高蛋白类食物的合理搭配，以利于培补脾肾，温养气血；必须遵循"产后不宜凉"的原则（人流术后应严格遵循这一原则），避免饮食寒凉，而进一步损伤阳气，致使产后虚羸难复。

【随　　访】药 4 剂而烦除睡安。

【按　　语】不寐，或正虚或邪扰所致。本案因人流术后，胞宫受伤，冲任受损致气血亏虚，营卫不和，卫气不得入于阴，发为不寐。正如《灵枢·口问》云："卫气昼日行于阳……阳气尽，阴气盛，则目瞑。"故以桂枝加龙骨牡蛎汤调和营卫，平补阴阳；伍以甘麦大枣汤润燥除烦，两方协同。同时做好特殊护理和饮食调理。故收效甚佳。

13. 人工流产术后——继发性闭经（1）

啊某女　29 岁　居民

◎ 2012 年 3 月 16 日初诊　闭经伴神疲乏力、失眠、晨起头晕、口苦纳呆。追询告知：长期喜熬夜，每天均在半夜 2 时以后睡眠；前后共人流过 4 次，之后月经量逐渐减少。第 4 次人流后，已 3 个多月经水未来。而且乳腺增生症逐渐加重，正在服用乳腺增生药（中药胶囊）。食欲缺乏，有挑食的习惯，大便 1~2 天 1 次，不干结。血压：90/60 mmHg。舌红苔薄白，脉细弦软。

【诊　　断】西医：人流术后继发性闭经。中医：经闭（心脾两虚型）。

【病情分析】人流术后引起闭经，其原因是子宫内膜损伤和子宫粘连。从而引起闭经。治疗上采取对症治疗，若是子宫内膜损伤，给予口服雌激素类药物以刺激子宫内膜生长，恢复子宫内膜厚度并使月经来潮；若是子宫粘连，则选择宫腔镜手术治疗，以剥离粘连部位，从而使恢复正常月经。中医则认为，因虚，积冷，或所思不遂，心脾气结所致。

【辨证论治】《素问·阴阳别论》云："二阳之病发心脾，有不得隐曲，女子不月。"《金匮要略·妇人杂病脉证并治》云："妇人之病，因虚、积冷、结气，为诸经水断绝"。《诸病源候论·月水不通候》云："妇人月水不通者，由劳伤血气，致令体虚受风冷，风冷邪气客于胞内，损冲任之脉……致胞络内绝，血气不通也。"《景岳全书·妇人规·血枯经闭》则以"血枯经闭"立论。本案据其脉证，重点在虚。

【证　　属】心脾两虚，血不养心。

【治　　法】补益心脾，养血安神。

【方　　药】归脾汤加味。党参 10 g、炒白术 10 g、生麦芽 30 g、当归 10 g、炙黄芪 30 g、炙甘草 6 g、茯神 15 g、生远志 10 g、炒酸枣仁 10 g、广木香 10 g、煅龙骨 30 g、煅牡蛎 30 g、龙眼肉 10 g、大枣 3 枚，生姜 2 片，茜草 15 g、丹参 15 g。7 剂，日 1 剂，水煎服。

【特殊护理】调整生活习惯，按时作息，睡好子午觉，即晚上 11 点前入睡、中午 12 点餐后午睡片刻；坚持晨起户外运动，既有利于减轻压力，放松心情，又可以增强体质，促进月经复常。

【饮食调理】饮食宜清淡，注意各种蔬菜和各种高蛋白类食物的合理搭配，要有利于温养气血；遵循“产后不宜凉”的原则（人流术后应严格遵循这一原则），避免饮食寒凉，而进一步损伤血气。据其少数民族生活习惯，建议食疗方：当归生姜羊肉汤。当归 5~10g、生姜 20g、羊肉 100~250g，水适量，炖熟，食肉喝汤，每周两至三服。当归，甘、辛，温，入心、肝、脾经，调经止痛，润燥通腑；生姜，辛，温，归肺、胃、脾经，发汗解表，温中和胃，温肺化痰；羊肉甘，温，归脾、肾经，益气补虚，温中暖下。诸味相伍，共奏温中补虚，益气养血，暖宫散寒之功。

◎ 2012 年 3 月 23 日二诊　口苦减，服药期间有一天既不头晕，也睡得好。刻下，心烦易躁时仍会失眠。舌红苔薄而淡黄、根稍厚，脉细弦软。

随证治拟清心豁痰，育阴润燥调治。

【方　　药】黄连温胆汤合甘麦大枣汤加减。淮小麦 30 g、川黄连 6 g、法半夏 15 g、茯苓 15 g、茯神 15 g、陈皮 12 g、炙甘草 6 g、枳实 10 g、竹茹 15 g、大枣 6 枚，生姜 3 片，合欢花 10 g。7 剂，日 1 剂，水煎服。

◎ 2012 年 4 月 3 日三诊　这一时期中途头晕过 2 次，月经仍少，余无不适。舌脉如前。以乌鸡白凤丸善后。

【按　　语】本案之经闭，为过多频繁“人流”，损伤冲任，肝郁脾虚，血气亏虚所致。兼之长时期生活不规律，错过最佳睡眠时间，每天都在午夜之后休息，导致睡眠不足，造成劳倦过度，以致气血亏虚。故患者为血枯经闭，重点在虚，并衍生一系列症状。故按心脾两虚，血不养心论治。治予补益心脾，养血安神。在调整生活习惯和做好饮食调理的同时，方用归脾汤加味以引血归脾，养血调经而获效。

14. 人工流产术后——继发性闭经（2）

管某　女　40 岁　保险业务员

◎ 2011 年 6 月 8 日初诊　刮宫人流术后，月经已 3 个多月未行。先后刮宫流产 2 次，每次之后月经逐渐减少，经期 2~3 天。这次刮宫术后经闭 3 个多月，同时胃脘有时阵发性抽痛。纳食一般，二便尚调。舌红苔薄白淡黄，脉弦软而少力。

【诊　　断】西医：刮宫人流术后继发性闭经。中医：经闭（冲任亏损型）。

【病情分析】人流术后引起闭经，其原因是子宫内膜损伤和子宫粘连，从而引起闭经。治疗上采取对症治疗，若是子宫内膜损伤，给予口服雌激素类药物以刺激子宫内膜生长，恢复子宫内膜厚度并使月经来潮；若是子宫粘连，则选择宫腔镜手术治疗，以剥离粘连部位，从而使恢复正常月经。中医则认为，因虚，积冷，或所思不遂，心脾气结所致。

【辨证论治】《素问·阴阳别论》云：“二阳之病发心脾，有不得隐曲，女子不月。”《金匮要略·妇人杂病脉证并治》云：“妇人之病，因虚、积冷、结气，为诸经水断绝”。《诸病源候论·月水不通候》云：“妇人月水不通者，由劳伤血气，致令体虚受风冷，风冷邪气客于胞内，损冲任之脉……致胞络内绝，血气不通也。”《景岳全书·妇人规·血枯经闭》则以“血枯经闭”立论。本案据其脉证，重点在肾亏虚寒。

【证　　属】冲任亏损，寒凝经闭。

【治　　法】温补肝肾，养血调经。

【方　　药】温经汤加味。吴茱萸 5 g、肉桂 6 g、当归 10 g、白芍 10 g、川芎 10 g、炮干姜 3 g、牡丹皮 10 g、阿胶 10 g（烊服）、麦冬 10 g、党参 15 g、炙甘草 6 g、法半夏 10 g、炒白术 10 g、淫羊藿 15 g、巴戟天 10 g、肉苁蓉 10 g、凌霄花 15 g。7 剂，日 1 剂，水煎服。

【特殊护理】注意保暖，避免感受风寒，影响胞宫复常；心静则百病自息，故应保持情绪稳定，避免心情紧张而焦虑，导致肝郁脾虚，血失所藏；注意休息，避免过劳而进一步损伤气血；适当运动，既有利于放松心情，又有利于增强体质，以利康复。

【饮食调理】饮食宜清淡，注意各种蔬菜和各种高蛋白类食物的合理搭配，要有利于温养气血；遵循“产后不宜凉”的原则（人流术后应严格遵循这一原则），避免饮食寒凉，而进一步损伤血气。据其脉证建议食疗方：当归生姜羊肉汤。当归 5~10 g、生姜 20 g、羊肉 50~100 g，水适量，炖熟，食肉喝汤，每周两至三服。当归，甘、辛，温，入心、肝、脾经，调经止痛，润燥通腑；生姜，辛，温，归肺、胃、脾经，发汗解表，温中和胃，温肺化痰；羊肉甘，温，归脾、肾经，益气补虚，温中暖下。诸味相伍，共奏温中补虚，益气养血，暖宫散寒之功。

【随　　访】在公园晨练时告：药尽经行。

【按　　语】本案由于多次刮宫人流术后，经量渐减少，乃至经闭。可见刮宫过多，会损害胞宫及冲任，导致血瘀气滞，寒凝经闭，月经失调。故治予温经汤温补肝肾，养血调经。加入炒白术 10 g、淫羊藿 15 g、巴戟天 10 g、肉苁蓉 10 g、凌霄花 15 g，以健脾益肾，化瘀通络。同时做好护理和饮食调理。药七剂而经行。

15. 人工流产术后——继发性闭经（3）

贾某某　女　32 岁　职工

◎ 2014 年 7 月 26 日初诊　去年调经之后怀孕，2 个月后，胎心音突然消失而手术，术后经行 1 次，之后经闭。经江西省妇幼保健院给服孕酮 7 天也未至。彩超：子宫内膜厚 8 mm，左附件囊性包块（左宫旁见 34 × 33 × 30 mm 的无回声区，边界清楚，壁薄光滑，后壁回声强，彩色多普勒血流成像未见异常血流）。体偏胖。舌红苔白，脉略滑，右稍细，指纹搏动明显有力。建议周一做个早孕测试。

【诊　　断】西医：人流术后继发性闭经。中医：经闭（气血两亏型）。

【病情分析】本案为妊娠二个月胚胎停止发育而行刮宫术，从西医的角度看，胎儿的异常染色体是停止发育的主要原因。还有母体因素如病毒感染、内分泌异常、生殖器畸形和不良生活习惯。或者是父亲的精子质量下降和环境因素，如接触重金属、化学药品、X 射线等。从中医角度看，妊娠胎儿不长，乃妊母禀赋不足、胞脏虚冷、气血亏虚所致。加上刮宫流产，胞宫损伤，气血愈虚，故而经闭不行。

【辨证论治】《景岳全书 · 妇人规 · 胎不长》云：“胎不长者，亦惟血气不足耳。"《诸病源候论·妊娠养胎候》云："妊娠之人，有宿挟疴疹，因而有妊娠，或有娠之时，节适乖理，致生疾病，并令脏腑衰损，气力虚羸，令胎不长。"加上人流术后，气血与元气更为虚羸。

【证　　属】诸虚不足，气血两亏。

【治　　法】温阳补虚，行血调经。

【方　　药】十全大补汤合泽兰汤加味。党参 15 g、炙黄芪 30 g、茯苓 15 g、炙甘草 6 g、当归 10 g、枸杞 10 g、川芎 10 g、北山楂 15 g、熟地黄 15 g、肉桂 6 g、菟丝子 15 g、巴戟天 10 g、肉苁蓉 10 g、杜仲 15 g、泽兰 15 g、刘寄奴 15 g、淫羊藿 15 g。上药连服 7 剂，日 1 剂，水煎服。

【特殊护理】注意患者卫生护理，防止感冒，损伤正气；按时作息，睡好子午觉，即晚上 11 点前入睡、中午 12 点餐后午睡片刻，以养精蓄锐，补养元气；坚持晨起户外运动，既有利于减轻压力，放松心情，又可以增强体质，促进月经复常。

【饮食调理】饮食宜清淡，注意各种蔬菜和各种高蛋白类食物的营养搭配，要有利于温养气血；遵循"产后不宜凉"的原则（人流术后应严格遵循这一原则），避免饮食寒凉，而进一步损伤元阳之气。据其脉证建议食疗方：当归生姜羊肉汤。当归 5~10 g、生姜 20 g、羊肉 50~100 g，水适量，炖熟，食肉喝汤，每周两至三服。当归，甘、辛，温，入心、肝、脾经，调经止痛，润燥通腑；生姜，辛，温，归肺、胃、脾经，发汗解表，温中和胃，温肺化痰；羊肉甘，温，归脾、肾经，益气补虚，温中暖下。诸味相伍，共奏温中补虚，益气养血，暖宫散寒之功。

◎ 2014 年 8 月 5 日专程来告：按嘱测早孕为阴性。舌红苔白，脉细弦软而微数。饮食不化，往往大便挟不消化物。8 月 2 日腰酸，腹胀，有行经迹象，但未至。嘱：继续服药和观察。

◎ 2014 年 8 月 19 日二诊　服药 1 周月经仍未行。舌红苔薄黄，脉细弦软微数。近期不行经，有燥热感，并心烦易怒。

随证治拟：疏肝健脾，养血调经。

方药逍遥散加味化裁。北柴胡 10 g、白芍 15 g、茯苓 15 g、当归 15 g、川芎 10 g、北山楂 30 g、鸡内金 15 g、漂白术 10 g、薄荷 10 g、郁金 15 g、刘寄奴 15 g、益母草 15 g、生姜 3 片、太子参 20 g、炙甘草 6 g。上药连服 7 剂，日 1 剂，水煎服。

◎ 2014 年 9 月 1 日四诊　心烦燥热已除，但月经仍未至。守方，加月季花 10 g 以助通经。再进 7 剂。

◎ 2014 年 9 月 10 日五诊　纳香，眠特好，烦热已愈。舌红苔微黄脉细，就是月经不至。守方，再加紫河车 15 g、桃仁 10 g、红花 10 g 以培补元气，化瘀通络。上药连服 7 剂，日 1 剂，水煎服。

◎ 2014 年 9 月 23 日六诊　月经 22 日已至，但经量极少不畅，色尚红，腰酸。舌红苔微黄，脉细。

随证治拟：活血化瘀，养血调经。

方用桃红四物汤加味。当归尾 15 g、川芎 10 g、川红花 10 g、桃红泥 10 g、生地黄 20 g、赤芍 30 g、月季花 10 g、玫瑰花 10 g、生黄芪 30 g、北山楂 15 g。上药连服 5 剂，日 1 剂，水煎服。

【随　　访】药尽月经增，已如期干净；之后经水如期。

【按　　语】患者因禀赋不足，妊娠胎儿不长而刮宫流产致使闭经。按照辨证论治原则，首先温阳补虚，行血调经，方用十全大补汤合泽兰汤加味；之后随证疏肝健脾，养血调经，方用逍遥散加味化裁；后期经水来时，针对量少不畅随证治予活血化瘀，养血调经，方用桃红四物汤加味。同时做好个人护理及饮食调理而获康复。

16. 人工流产术后——月经后期（1）

蔡某某　女　28岁　职工

◎ 2014年9月23日初诊　月经愆期1个月未至。缘于7月份怀孕后胚胎停止发育而进行人流，之后月经过月未至。纳香，眠好。已生育1胎，共人流4胎。舌红苔白，脉细而微涩。

【诊　　断】西医：人流术后月经后期。中医：经迟（气滞血瘀型）。

【病情分析】人流术后月经后期的原因是：子宫内膜损伤；内分泌紊乱；子宫内膜炎；宫腔粘连。本案据其脉证有可能子宫内膜损伤和内分泌紊乱两者兼有。中医认识看，患者多次人流，子宫内膜损伤不可避免；多次人流也造成情怀不遂，脾虚气结，肝失条达，失于疏泄，血为气滞，冲任受阻，故而月经延期不至。

【辨证论治】《普济方·妇人诸疾门》云："阴胜阳，则胞寒气冷，血不运行，经所谓天寒地冻，水凝成冰……而在月后。"《四圣心源》云："木不能泄，则后期而至。"

【证　　属】气滞血瘀，冲任受损。

【治　　法】补益气血，活血化瘀。

【方　　药】桃红四物汤合十全大补汤加减。桃红泥10 g、川红花10 g、当归身10 g、当归尾10 g、川芎10 g、熟地黄20 g、白芍15 g、炙黄芪30 g、太子参15 g、漂白术10 g、茯苓12 g、肉桂3 g、炙甘草6 g、刘寄奴15 g、泽兰10 g、菟丝子15 g、肉苁蓉15 g、巴戟天15 g、枸杞15 g、山萸10 g、淫羊藿15 g。7剂，日1剂，水煎服。

【特殊护理】注意保暖，避免感受风寒，影响胞宫复常；保持情绪稳定，避免心情紧张而焦虑，导致肝郁脾虚，血失所养，致使月经失常；注意休息，避免过劳而进一步损伤气血；适当运动，既有利于放松心情，又有利于增强体质，以利康复。

【饮食调理】

◎ 2014 年 9 月 29 日二诊　舌红苔白，脉细弦、按之少力。守方再投 7 剂。

◎ 2014 年 10 月 20 日三诊　服药 2 天后经行，量少，7 日净。舌红苔白，脉细弦软。守方加阿胶 10 g（烊服），以助养血调经。再服 7 剂以善后。

【随　　访】月经按期至。

【按　　语】人流术后月经延期，其原因：一是内分泌环境没有恢复正常；二是子宫内膜过度损伤。从其多次人流来看，按气滞血瘀，冲任受损论治。在做好个人护理和饮食调养的基础上，方用桃红四物汤合十全大补汤以补益气血，活血化瘀。使其气血充，瘀血化，经自复。

17. 人工流产术后——月经后期（2）

罗某某　女　35 岁　职工

◎ 2008 年 5 月 9 日初诊　月经后期 10 余天已 5 年。缘于 2003 年 4 月妊娠引产，之前已生育 1 胎。引产后致每月经水均退后 10 多天，经色黑、有瘀块，月经量或多或少。纳、眠尚可，二便调。舌红苔白，脉细弦软。

【诊　　断】西医：人流术后月经后期。中医：经迟（冲任虚寒型）。

【病情分析】人流术后月经后期的原因是：子宫内膜损伤；内分泌紊乱；子宫内膜炎；宫腔粘连。本案据其脉证有可能子宫内膜损伤和内分泌紊乱两者兼有。从中医认识看，患者多次人流，子宫内膜损伤不可避免；多次人流也造成情怀不遂，脾虚气结，肝失条达，失于疏泄，血为气滞，冲任受阻，故而月经延期不至。

【辨证论治】《普济方·妇人诸疾门》云："阴胜阳，则胞寒气冷，血不运行，经所谓天寒地冻，水凝成冰……而在月后。"《四圣心源》云："木不能泄，则后期而至。"本案据其脉证乃为胞宫内膜损伤，感寒致气血凝滞，冲任受阻所致。

【证　　属】冲任虚寒，瘀血闭阻。

【治　　法】温经散寒，化瘀调经。

【方　　药】温经汤加味。吴茱萸 4 g、当归身 10 g、当归尾 10 g、肉桂 5 g、白芍 15 g、川芎 15 g、牡丹皮 10 g、阿胶 10 g（烊服）、麦冬 10 g、生姜 3 片、法半夏 10 g、党参 20 g、炙甘草 6 g、北黄芪 25 g、川红花 10 g、桃红泥 10 g、鹿角霜 15 g。7 剂，日 1 剂，水煎服。

【特殊护理】注意保暖，避免感受风寒，影响胞宫复常；保持情绪稳定，避免心情紧张而焦虑，导致肝郁脾虚，血失所养，致使月经失常；注意休息，避免过劳而进一步损伤气血；适当运动，既有利于放松心情，又有利于增强体质，以利康复。

【饮食调理】饮食宜清淡，注意各种蔬菜和各种高蛋白类食物的合理搭配，以利于培补脾肾，温养气血，促使月经复常；必须遵循"产后不宜凉"的原则（人流术后应严格遵循这一原则），避免饮食寒凉，而进一步损伤阳气，致使流产术后寒气不散，虚羸难复。

【随　　访】2008 年 11 月 10 日告：服药仅 7 剂，第 2 个月则月经复常，半年来，经水如期。

【按　　语】本案由于妊娠施行人流术，术后月经后期并延宕 5 年。实乃手术流产使胞宫及冲任受损，冲任亏虚，寒滞胞宫所致；兼之治疗失当，因此经水迟后五载。在做好个人护理和饮食调养的前提下，经用温经汤温经散寒，养血调冲；加入黄芪、红花、桃仁益气行血、化瘀通络。

18. 人工流产术后——月经后期（3）

孙某　女　32 岁　职工

◎ 1999 年 5 月 5 日初诊　人流术后月经后期。人流（药流）术后近数月月经迟后，一般推迟 1 周，多则 10 余天。经色淡红色黯、有瘀块。曾经人流 1 次，药流 1 次。颜面淡黄少华，眼结膜呈蓝色。纳食少、睡眠尚可，二便亦调。舌红苔薄白，脉沉细。

【诊　　断】西医：人流（药流）术后月经后期。中医：经迟（脾肾亏虚型）。

【病情分析】人流（药流）术后月经后期的原因是：子宫内膜损伤；内分泌紊乱；子宫内膜炎；宫腔粘连。本案据其脉证有可能是子宫内膜损伤和内分泌紊乱两者兼有。从中医认识看，患者多次人流，子宫内膜损伤不可避免；多次人流（药流）也造成情怀不遂，脾虚气结，肝失条达，失于疏泄，血为气滞，冲任受阻，故而月经延期不至。

【辨证论治】《普济方·妇人诸疾门》云："阴胜阳，则胞寒气冷，血不运行，经所谓天寒地冻，水凝成冰……而在月后。"《四圣心源》云："木不能泄，则后期而至。"本案据其脉证乃为胞宫内膜损伤，感寒致气血凝滞，冲任受阻，加上情怀不遂，脾虚气结，血虚气滞所致。

【证　　属】肾经虚寒，脾虚失运。

【治　　法】温经散寒，健脾养血。

【方　　药】首选温经汤加味。桂枝 10 g、吴茱萸 3 g、川芎 10 g、当归 12 g、白芍 15 g、法半夏 10 g、牡丹皮 10 g、麦冬 10 g、干姜 3 g、阿胶 10 g（烊服）、党参 15 g、炙甘草 10 g。7 剂，日 1 剂，水煎服。

【特殊护理】注意保暖，避免感受风寒，影响胞宫复常；保持情绪稳定，避免心情紧张而焦虑，导致肝郁脾虚，运化失常，致使化源不足，月经失常；注意休息，避免过劳而进一步损伤气血；适当运动，既有利于放松心情，又有利于增强体质，以利康复。

【饮食调理】饮食宜清淡，注意各种蔬菜和各种高蛋白类食物的合理搭配，以利于培补脾肾，温养气血，促使月经复常；必须遵循“产后不宜凉”的原则（人流术后应严格遵循这一原则），避免饮食寒凉，而进一步损伤脾肾阳气，致使流产（药流）术后寒气不散，脾肾虚羸难复。

◎ 2000 年 12 月 2 日再诊　药后经至基本如期，恐再延后而就诊调理。舌红苔白，脉细。

次治随证拟健脾益气，养血调冲以善后。

【方　　药】健脾丸化裁。生黄芪 30 g、党参 12 g、炒白术 10 g、陈皮 10 g、炒麦芽 30 g、枳实 10 g、神曲 10 g、北山楂 15 g、炒鸡内金 15 g、当归 10 g。14 剂，日 1 剂，水煎服。

【随　　访】2001 年 12 月某日其婆母万氏告：药尽月经复常并妊娠，已育一儿。

【按　　语】患者第三次人流（药流）后经迟，实乃手术流产使胞宫及冲任受损，冲任亏虚，寒滞胞宫所致；兼之情怀不遂（思男孩心切），肝失条达，失于疏泄，致脾虚气结，运化失健，气血愈虚，因此经水迟后。在做好个人护理和饮食调养的前提下，用温经汤温经散寒，养血调冲；次予健脾丸化裁以健脾益气，养血调冲。

19. 人工流产术后——月经先后无定期

韩某　女　42岁　职工

◎ 2005年12月17日初诊　月经先后无定期3个多月。缘于今年8月人流术后，月经出现先后无定期。腰酸腰痛时作，少寐梦多，动辄气短。纳可，大便2天一解、稍干结。舌红苔薄白、舌边齿痕，脉细弦软。

【诊　　断】西医：人流术后月经先后无定期。中医：经乱（肝郁脾虚型）。

【病情分析】经期不准，或前或后，潮无定时，称为经乱。人流术后月经先后无定期，其原因有：生理现象，可能是人流术后，正常来潮后，排卵期出血所致，属于正常现象；病理现象，可能是内分泌失调、宫颈炎、宫颈或子宫内膜息肉、黏膜下子宫肌瘤、宫颈癌及子宫内膜癌等所致。本案据其脉证辨为子宫内膜损伤后内分泌失调所致，即与肝脾肾密切相关，主要是肝气疏泄太过或不及，均可导致月经先后无定期。

【辨证论治】《傅青主女科》云："妇人有经来断续，或前或后无定期，人以为气血之虚也，谁知是肝气之郁结乎？"

【证　　属】肝郁脾虚，冲任失调。

【治　　法】疏肝健脾，养血调冲。

【方　　药】逍遥散加味化裁。北柴胡10 g、漂白术10 g、当归身12 g、白芍12 g、茯苓15 g、薄荷10 g、生姜3片、生甘草5 g、凌霄花根15 g、月季花10 g、菟丝子15 g、三白草12 g、阿胶10 g（烊服）。7剂，日1剂，水煎服。

【特殊护理】保持情绪稳定，避免心情紧张而焦虑，导致肝郁脾虚，运化失常，致使化源不足，月经愆期；注意保暖，避免感受风寒，影响胞宫复常；注意休息，避免过劳而进一步损伤气血；适当运动，既有利于放松心情，又有利于增强体质，以利康复。

【饮食调理】饮食宜清淡，注意各种蔬菜和各种高蛋白类食物的合理搭配，以利于培补脾肾，温养气血，促使月经复常；必须遵循“产后不宜凉”的原则（人流术后应严格遵循这一原则），人流术后虽已三个多月，但仍应避免饮食寒凉，避免进一步损伤脾肾阳气，致使流产术后寒气不散，影响胞络复常。

◎ 2005年12月24日二诊 腰酸减，行经3天，本次经行腹痛。舌红苔白、舌边齿痕，脉细弦。守方加减再投7剂。

◎ 2006年1月21日三诊 月经已应期而至，经色、经量如常。纳可，便调。舌红尖微甚、苔薄微黄，脉细弦微数。守方再服7剂（经净第2天服）以善后。

【随 访】月经如期。

【按 语】人流术后月经不调，现代医学认为是子宫内膜受损和激素水平尚未得到恢复所致。而中医认为，既有术后胞宫脉络直接受到损伤，又有心理上的创伤。因此，导致肝郁乃至脾虚，脾虚则统血功能失常。故而月经紊乱，先后无定期。在做好个人护理和饮食调理的基础上，运用逍遥散以疏肝健脾，养血调冲获效，就完全证实了这一点。

20. 人工流产术后——出汗

王某某 女 36岁 职工

◎ 1998年12月19日初诊 刮宫人流术后出汗一周。上一周接受人流刮宫术后，出现夜睡出汗，醒后一身湿渍，并伴有腰酸腰痛。眠好，纳可，二便调。舌红苔白，脉虚。

【诊　　断】西医：刮宫人流术后盗汗。中医：盗汗（阴阳两虚型）。

【病情分析】刮宫人流术后盗汗，可能是素体虚弱（或体内钙质不足）所致，在做好清宫手术后，身体虚弱愈加虚弱，从而导致盗汗。至于腰酸腰痛，一般属于正常情况，若是持续疼痛则可能是由于子宫内创面出血引起子宫收缩，压迫盆底神经导致。

【辨证论治】《金匮要略·血痹虚劳病脉证并治》云："脉虚弱细微者，喜盗汗也。"对盗汗，《黄帝内经》又称之为"寝汗"。《金匮要略·妇人产后病脉证治》云："新产血虚，多汗出……所以产妇喜汗出者，亡阴血虚。"这也是我们常说的"阴损及阳"。《灵枢·五癃津液别论》对腰痛有云："虚，故腰背痛而胫酸。"

【证　　属】肝肾亏损，阴阳两虚。

【治　　法】镇潜固涩，平补阴阳。

【方　　药】①桂枝加龙骨牡蛎汤加减。煅龙骨 30 g、煅牡蛎 30 g、桂枝 10 g、白芍 15 g、炙甘草 10 g、浮小麦 30 g、凤凰衣 6 g。5 剂，日 1 剂，水煎服。

【特殊护理】注意引导患者保持情绪稳定，避免心情紧张，有碍康复；慎避风寒，防止感冒，固护卫气；注意休息，避免过劳而进一步损伤气血。

【饮食调理】饮食宜清淡营养，注意各种蔬菜和高蛋白类食物的搭配，要有利于温养气血；遵循"产后不宜凉"的原则（人流术后应严格遵循这一原则），避免饮食寒凉，而进一步损伤阳气。

食疗；杜仲猪腰汤。炒杜仲 20 g、大枣 5 枚、生姜 3 片，猪腰子 1 具，炖熟，食肉喝汤，以补肾壮腰，通络止痛。猪肾，咸，平，归肾经，治肾虚腰疼身面水肿，遗精盗汗；杜仲，甘，温，归肝、肾经，补益肝肾，强壮筋骨，固气安胎；姜、枣合用益脾养血。药食相伍，具有补益肝肾，调养气血之功。

【随　　访】1999年3月3日告：药食后，盗汗止，腰痛愈。

【按　　语】刮宫人流，如同小产。术后盗汗，类似于产后盗汗。产后盗汗一般为因产伤血，营阴耗损，阴虚内热，迫汗外泄所致。本案刮宫术后盗汗、腰酸痛、脉虚，乃气血俱损，营阴同亏，即阴损及阳，阳损及阴，阴阳两虚之证。故按肝肾亏损，阴阳两虚论治。治予镇潜固涩，平补阴阳。在做好个人护理和饮食调理的前提下，方用桂枝加龙骨牡蛎汤以平补阴阳，调和营卫；食疗杜仲猪腰汤以补肾壮腰，培元固本。药食结合，其效无比。

21. 人工流产术后——遗尿

毛某某　女　28岁　职工

◎ 2011年6月12日初诊　人流术后遗尿。由于人流术后遗尿，用力、跑步、打喷嚏均尿自出。经妇产医院检查诊断为“盆底肌松弛”。舌淡暗，苔白润，脉濡细。

【诊　　断】西医：人流术后盆底肌松弛并小便失控。中医：产后遗尿（肾气亏损型）。

【病情分析】人流术后盆底肌松弛并小便失控，可能是在做流产的过程中，用力过猛，刺激了子宫旁的盆底肌，造成盆底肌软组织松弛，引起尿失禁的现象，这种情况一般不常见。中医则认为，本病由流产后肾气亏损，下元不固，膀胱失约所致。

【辨证论治】《诸病源候论·产后遗尿候》云：“因产用气，伤于膀胱，而冷气入胞囊，胞囊缺漏，小便不禁，故遗尿。多因产难所致。”

《万氏妇人科》云："产后气血虚脱，沟渎决裂，潴蓄不固，水泉不止，故数二遗也。"

【证　　属】肾气亏损，下元不固。

【治　　法】益肾化气，益气固关。

【方　　药】五苓散合春泽汤。猪苓 30 g、炒白术 10 g、泽泻 15 g、茯苓 15 g、桂枝 10 g、枳壳 20 g、肉苁蓉 10 g、巴戟天 10 g、党参 15 g。上药连服 7 剂，日 1 剂，水煎服。

【特殊护理】注意保暖，避免感受风寒，影响胞宫复常；注意休息，避免过劳和用力而进一步损伤肾气；适当运动，每日三次提肛运动，既有利于放松心情，又有利于盆底肌之血液循环，以利康复。

【饮食调理】饮食宜清淡，注意各种蔬菜和各种高蛋白类食物的合理搭配，以利于培补脾肾，温养气血，促使月经复常；必须遵循"产后不宜凉"的原则（人流术后应严格遵循这一原则），人流术后应避免饮食寒凉，避免进一步损伤肾中阳气，影响膀胱气化。

【随　　访】药后愈，并于 2012 年怀孕。

【按　　语】患者人流术后遗尿，已明确诊断为"盆底肌松弛"所致。符合肾气损伤，下元不固的证候。故在注意休息、避免过劳和注意保暖、避免感受风寒的个人护理的前提下，按肾气亏损，下元不固论治。拟益肾化气，益气固关。方用五苓散合春泽汤化裁，同时做好个人护理及饮食调理，避免过劳，坚持提肛运动及饮食调理。服药 7 剂，诸症悉除并顺利妊娠。

22. 人工流产术后——腹痛

雷某某　女　26 岁　职工

◎ 2010 年 10 月 26 日初诊　腹痛已有 3 个多月。始于 6 月份人工流产，之后出现腹痛绵绵。同时满面痤疮（西医诊断为雄性激素过高），但又怕冷肢凉。口苦口臭，唇干口燥，纳呆乏味。大便日解 1~3 次。B 超报告："右侧卵巢囊肿。"舌红尖甚、苔黄厚，脉细弦软数。

【诊　　断】西医：人流术后腹痛。中医：腹痛（寒热中阻型）。

【病情分析】人流术后腹痛，是由人流不全，残留胎组织所引起；或子宫收缩导致；再则是手术中感染引起子宫、盆腔炎症导致。中医认为是小产后气血运行不畅，不通则痛；或是去血过多，胞脉空虚作痛；或是术中不慎，感受风寒而痛。

【辨证论治】《诸病源候论·产后腹中痛候》云："产后脏虚，或宿挟风寒，或新触冷，与气相击搏，故腹痛。"《景岳全书·妇人规·产后腹痛》明确指出："产后腹痛最当辨察虚实。血有留瘀热痛者，实痛也；无血而痛者，虚痛也。大多痛而且胀，或上冲胸胁，或拒按而手不可近者，皆实痛也。"本案腹痛三个多月，既有满面痤疮、口苦口臭，又有怕冷肢凉，而且舌脉表现湿热交结之象。

【证　　属】寒热中阻，痰瘀内结。

【治　　法】清热燥湿，化瘀散结。

【方　　药】半夏泻心汤加味。川黄连 10 g、法半夏 15 g、炮干姜 6 g、炙甘草 6 g、黄芩 12 g、大枣 5 枚、党参 15 g、蒲公英 30 g、猫爪草 15 根、菝葜 30 g、皂角刺 15 g、金银花 25 g、白芍 15 g、赤芍 15 g。7 剂，日 1 剂，水煎服。

【特殊护理】注意保暖和个人防护，避免感受风寒，影响胞宫复常；心静则百病自息，故应让患者保持情绪稳定，避免心情紧张而导致肝郁脾虚；注意休息，避免过劳而进一步损伤气血；适当运动，既有利于放松心情，又有利于增强体质，以利康复。

【饮食调理】饮食宜清淡，注意各种蔬菜和各种高蛋白类食物的合理搭配，以利于培补脾肾，温养气血；必须遵循“产后不宜凉”的原则（人流术后应严格遵循这一原则），避免饮食寒凉，避免进一步损伤脾肾阳气。本案要结合患者个体的病情，在产后不宜凉的同时，又要避免过度辛辣油腻食品，防止加重湿热，致使流产术后寒气不散又添湿热，造成湿热交结，影响康复。

◎ 2010 年 11 月 3 日二诊　口臭除，饥饿时胃痛，两少腹稍有胀痛，有时短暂刺痛。舌红苔黄根微厚，脉细而微弦微数。守方加小茴香 10 g、台乌药 15 g、煅蛤壳 30 g，以行气和胃。再进 7 剂。

【随　　访】2010 年 12 月 5 日告：除右腹股沟上方有些不适外，诸症悉除。经南昌大学第二附属医院彩超检查报告：肝、胆、胰、脾、双肾及腹部均无异常，右侧卵巢囊肿消失；妇检亦无明显异常。

【按　　语】人流术后腹痛，现代医学一般认为子宫或盆腔感染所致。《金匮要略・妇人杂病脉证并治》中有云：“曾经半产，瘀血在少腹不去，何以知之？其证唇干口燥，故知之。”本案之腹痛，据脉证与检查报告，既有人流瘀血为患，又兼有痰热中阻，故为痰瘀内结所致。故在做好个人护理和饮食调理前提下，取半夏泻心汤寒热并用，化痰散结；并辅以芍药、皂角刺、猫爪草等以凉血化瘀，祛瘀散结而奏奇效。

23. 人工流产术后——小腹痛

王某某　女　26 岁　职工

◎ 2010 年 9 月 25 日初诊　小腹痛 2 个多月，缘于 2 个月前人工流产，后又整刮 1 次，从而出现盆腔积液腹痛。经江西省妇保院 B 超诊断报告：

“盆腔积液。”服西药（何药不详）1 个多月未效。刻下，小腹痛伴心烦肢冷，口淡纳呆，术后月经未至。舌红苔薄黄，脉细弦软。

【诊　　断】西医：人流术后盆腔积液并小腹痛。中医：少腹痛（寒凝血瘀型）。

【病情分析】腹痛者，脐以下称之为少腹痛或小腹痛。盆腔积液是人流术后由于子宫、卵巢、输卵管等器官的感染、炎症、囊肿或损伤而导致的腹腔内积聚液体。

【辨证论治】《诸病源候论·产后腹中痛候》云：“产后脏虚，或宿夹风寒，或新触冷与气相击搏，故腹痛。”《医宗金鉴·妇科心法要诀·产后门》则云：“产后腹痛，若因去血过多而痛者，为血虚痛。”本案两者兼之。

【证　　属】肝经虚寒，脉络闭阻。

【治　　法】理气疏肝，温经通络。

【方　　药】四逆散合内补当归建中汤加味。北柴胡 15 g、炒枳壳 10 g、白芍 15 g、炙甘草 6 g、当归 10 g、桂枝 10 g、生姜 3 片、大枣 5 枚、台乌药 12 g、茯苓 15 g、小茴香 10 g、青皮 10 g、肉苁蓉 10 g、淫羊藿 15 g、菝葜 30 g、川芎 10 g、砂仁 3 g、枸杞 15 g。7 剂，日 1 剂，水煎服。

【特殊护理】注意保暖和个人防护，避免感受风寒，影响胞宫复常；保持情绪稳定，避免心情紧张，导致肝郁脾虚，影响运化；注意休息，避免过劳而进一步损伤气血；适当运动，既有利于放松心情，又有利于增强体质，以利康复。

【饮食调理】饮食宜清淡，注意各种蔬菜和各种高蛋白类食物的合理搭配，以利于培补脾肾，温养气血；又必须遵循“产后不宜凉”的原则（人流术后应严格遵循这一原则），避免饮食寒凉，避免进一步损伤脾肾阳气，徒生变证。

◎ 2010 年 10 月 8 日二诊　药后今日经至，经量少，经行出现腹痛。舌红苔白，脉细弦。

经行腹痛，乃术后气滞血瘀，经脉不畅所致。治随证拟理气活血，温经止痛。方用加味乌沉汤加味。砂仁 10 g、制香附 10 g、台乌药 15 g、炙甘草 6 g、广木香 10 g、延胡索 12 g、川芎 15 g、川红花 10 g、桃仁泥 10 g。3 剂，日 1 剂，水煎服。

◎ 2010 年 10 月 9 日来告："药很管用，药 1 剂即痛止。"

【随　　访】少腹痛愈，月经复常。

【按　　语】《素问·举痛论》云："寒气客于厥阴之脉，厥阴之脉者，络阴器，系于肝，寒气客于脉中，则血涩脉急，故胁肋与少腹相引痛矣。"本案因"人流 + 整刮术"，致使寒客厥阴，脉络伤损。治疗以四逆散疏肝理气，透达郁阳；伍以《金匮要略·妇人产后病脉证并治》中的内补当归建中汤，"治妇人产后虚羸不足，腹中刺痛不止"。两方协同，同时做好护理和饮食调理，收效甚佳！

24. 人工流产术后——白带增多

何某　女　28 岁　职工

◎ 2013 年 4 月 9 日初诊　人流术后 15 天，出现白带，多而清稀，伴外阴瘙痒。纳香，眠可，二便尚调。舌红苔薄白，脉细弦软。

【诊　　断】西医：人流术后白带增多，中医：带证（脾虚肝郁型）。

【病情分析】人流术后白带增多，可能是由于生殖系统感染。其原因：子宫感染，子宫内膜炎、子宫颈炎所致；或者是人流后身体虚弱，易被病原体感染侵袭，而导致阴道炎；或者是人流操作时损伤宫颈，在微生物作用下致出血急性宫颈炎，从而出现分泌物增多。中医则认为，白带多是脾虚，肝气郁则脾伤，精气失于收摄所致。

【辨证论治】《素问·骨空论》云："任脉为病……女子带下瘕瘕。"《金匮要略·妇人杂病脉证并治》则云："妇人之病，因虚、积冷、结气，为诸经水断绝，或有忧惨，悲伤多嗔，此皆带下。"《女科经纶》引缪仲淳云："白带多是脾虚，肝气郁则脾受伤，脾伤湿土之气下陷，是脾精不守，不能输为荣血，而下白滑之物。"

【证　　属】脾虚肝郁，湿浊下注。

【治　　法】疏肝理气，健脾燥湿。

【方　　药】①完带汤加减。北柴胡 10 g、苍术 10 g、白术 10 g、山药 30 g、党参 15 g、茯苓 15 g、薏苡仁 30 g、炒荆芥 6 g、陈皮 10 g、炙甘草 6 g、法半夏 10 g、芡实 30 g、桑螵蛸 10 g。4 剂，日 1 剂，水煎服；②外洗：苦参煎加味。苦参 20 g、艾叶 15 g、苍术 20 g、黄柏 20 g、苦参 20 g、蛇床子 6 g、煅明矾 3 g（后下）、胡黄连 10 g。4 剂，日 1 剂，煎水外洗，以燥湿疏风。

【特殊护理】注意保暖，避免感受风寒，致使脾肾之气亏陷而不能收摄；心静则百病自息，故应让患者保持情绪稳定，避免心情紧张而焦虑，导致肝郁脾虚加剧，脾失健运为湿所困而下陷；注意休息，适当运动，既有利于放松心情，又有利于将养调摄，以利康复。

【饮食调理】饮食宜清淡，注意各种蔬菜和各种高蛋白类食物的合理搭配，以利于培补脾肾，有利于运化，防止聚湿为带；必须遵循"产

后不宜凉”的原则（人流术后应严格遵循这一原则），避免饮食寒凉，而进一步损伤脾肾阳气，

【随　　访】2013 年 7 月 9 日电话告：诸症悉除。

【按　　语】人流术后有感染的风险，可发生急性子宫内膜炎、盆腔炎等。本案人流术致冲任损伤，脾肾亏陷而发生白带增多，正如张景岳所云：“有脾肾亏陷而不能收摄者。”故在做好个人护理和饮食调理的前提下，治予完带汤以疏肝理气，健脾燥湿；外用苦参煎加味熏洗，以燥湿疏风而迅速获效。

25. 人工流产术后——腹痛腹泻

刘某某　女　42 岁　自由职业

◎ 2009 年 9 月 28 日初诊　腹痛泄泻数天。缘于负压吸宫术后出现胸胁胀痛并腹痛腹泻，日解 2~3 次，大便稀而不成形，解前腹痛，解后则腹痛缓解。同时心烦失眠伴头痛。血压：100/65 mmHg。舌红苔白稍厚，脉细弦软数。

【诊　　断】西医：人流术后腹痛腹泻。中医：痛泻（肝木乘脾型）。

【病情分析】人工流产后出现拉肚子，可能是药物所致，通常术后会给服用促进子宫收缩的药物，或排除瘀血的中成药，从而刺激胃肠道而出现腹泻；或是患者术后抵抗力降低，吃了不洁净的食物造成胃肠道的消化功能异常，引起腹痛腹泻；再者是术中着凉，引起胃肠炎而腹泻。本案是腹痛而泻，粪汁稀溏，并非暴注。腹痛而泄泻，泄后痛止，中医称之为“痛泻”，又称之为肝泄，或称之为气泄，这是肝木乘脾所致。

【辨证论治】《医碥·泄泻》云：“有肝气滞，两肋痛而泄者，名肝泄。”《景岳

全书·杂证谟·泄泻》则云：“气泄证，凡遇怒气便作泄泻者，必先以怒时挟食致伤脾胃，故但有所犯，即随触而发，此肝脾二脏之病也，盖以肝木克土，脾气受伤而然。”

【证　　属】肝木乘脾，运化失常。

【治　　法】抑木扶土，补脾止泻。

【方　　药】痛泻要方加味。炒白芍 15 g、防风 15 g、陈皮 12 g、炒白术 10 g、炒麦芽 30 g、炒谷芽 30 g、焦山楂 15 g、卷柏 30 g、刺蒺藜 30 g、茯苓 15 g、茯神 15 g、太子参 15 g、生甘草 6 g。5 剂，日 1 剂，水煎服。

【特殊护理】心静则百病自息，故首先让患者保持情绪稳定，避免紧张焦虑，导致肝郁脾虚加剧；注意保暖，避免感受风寒，致使寒气伤脾，脾失健运而为湿；注意休息，适当运动，既有利于放松心情，又有利于将养调摄，以利康复。

【饮食调理】饮食宜清淡，避免人流术后过多过早地饮食进补，防止油腻碍脾不利运化；必须遵循“产后不宜凉”的原则（人流术后应严格遵循这一原则），避免饮食寒凉，而进一步损伤脾胃阳气，加重泄泻。

【随　　访】2009 年 11 月 2 日告：在调整饮食的前提下，药一剂而泄止，药尽诸症悉除。

【按　　语】本案因早孕而行负压吸宫人流术。患者素来心烦失眠，由于术中情绪紧张，肝气郁滞横逆，兼之人流术后脾胃功能失常，从而导致肝气横逆犯脾，运化失常，致腹痛而泄。因其素有头痛之疾，故在抑木扶土法中，佐以补脾疏风之刺蒺藜 30 g、卷柏 30 g，同时做好特殊护理和饮食调理。药仅 5 剂，而收痊功。

二、药物流产

1. 药物流产术后——头痛

王某某　女　26岁　职工

◎ 2013年12月3日初诊　头痛3天。缘于3天前行药物流产后出现头痛伴腹痛，并伴有恶风怕冷。饮食、睡眠尚好，二便通调。舌红苔薄黄，脉细弦软。

【诊　　断】西医：药物流产后头痛。中医：头痛（寒凝气逆型）。

【病情分析】药物流产后头痛，一般属于正常现象，通常是药物产生的副作用，药物在体内刺激中枢神经系统而引起头痛；其次是患者个体的代谢功能问题；再者可能是大出血后导致脑供血不足而引起头痛。本案从脉证看，与药物刺激、术中出血，以及术中感受风寒相关。

【辨证论治】《金匮要略·妇人产后病脉证治》云："新产血虚，多汗出，喜中风。"《素问·风论》则云："风者，百病之长也，至其变化，乃为他病也。"《素问·脏气法时论》云："肝病者……气逆则头痛。"

【证　　属】胞宫感寒，气机逆乱。

【治　　法】温里行气，化瘀通络。

【方　　药】加味乌沉汤合生化汤化裁。炙甘草6 g、台乌药10 g、广木香10 g、砂仁6 g、延胡索10 g、川芎15 g、炮干姜6 g、桃仁泥10 g、当归15 g。4剂，日1剂，水煎服。

【特殊护理】注意保暖，避免复感风寒，致使寒邪不去，加重头痛；注意休息，适当运动，既有利于放松心情，又有利于将养调摄，以利康复。

【饮食调理】饮食宜清淡，避免人流术后过多过早地饮食进补，防止油腻碍脾不利运化；必须遵循"产后不宜凉"的原则（人流术后应严格遵循这一原则），避免饮食寒凉，加重寒湿凝滞。

【随　　访】2014年3月8日他病就诊告知去年药流头痛，药尽后痛止。

【按　　语】本病乃药物流产，既受药物副作用之扰，又使胞宫感寒，内外合邪，上扰清阳，血行凝滞，脉络挛急，故有头痛伴腹痛之苦。辨为胞宫感寒，气机逆乱。故治予温里行气，化瘀通络。在做好个人护理和饮食调理的前提下，方用加味乌沉汤合生化汤化裁，仅服药4剂，状若拔刺。

2. 药物流产术后——眩晕并便秘

肖某　女　36岁　职工

◎ 2016年6月17日初诊　头眩伴便秘2周。缘于药物人流术后出现头眩、乏力，虽无如坐舟车之象，但有难以支撑身体摇晃之状。纳呆，少寐，大便干结难解。血压：100/80 mmHg。舌红苔白、舌边有齿痕，脉细弦软、左弦软、关尤少力。

【诊　　断】西医：药物人流术后眩晕并便秘。中医：产后郁冒、大便难（气血两虚型）。

【病情分析】药物人流术后出现头眩，可见药物的不良反应，如服用米非司酮后容易引起肠胃不良反应，诸如恶心、乏力、小腹痛、头晕、乳房胀、头痛、呕吐以及阴道出血等；还有出血过多，体质过于虚弱而引起眩晕。药物流产短期内便秘属于正常现象，本案流产后两周便秘则属于异常，一般是出血过多，津液损伤，或者生活不规律、饮食不均衡而过食辛辣或少食粗粮蔬菜、活动量小致肠道蠕动减弱等原因所致。

【辨证论治】《金匮要略·妇人产后病脉证治》云："新产妇人有三病，一者病痉，二者病郁冒，三者大便难，何谓也？师曰：新产血虚，多汗出，喜中风，故令病痉；亡血复汗，寒多，故令郁冒；亡津液，胃燥，故大便难。"

【证　　属】气虚血弱，冲任亏损。

【治　　法】益气养血，引血归脾。

【方　　药】归脾汤加味化裁。炙黄芪 10 g、白术 10 g、红参 10 g、炙甘草 6 g、炒酸枣仁 12 g、广木香 10 g、当归 15 g、茯神 15 g、生远志 10 g、龙眼肉 10 g、枸杞 15 g、鸡血藤 30 g、大枣 6 枚、生姜 3 片、煅龙骨 25 g、煅牡蛎 25 g、生麦芽 30 g。7 剂，日 1 剂，水煎服。

【特殊护理】注意保暖，避免感受风寒，损伤卫气，致使营卫失和，加剧亡汗津伤；心静则百病自息，必须让患者保持情绪稳定，避免心情紧张而焦虑，导致肝郁脾虚，运化失常，致使化源不足，气血难复；注意休息，避免过劳而进一步损伤气血；适当运动，既有利于放松心情，又有利于增强体质，以利康复。

【饮食调理】饮食宜清淡，注意各种蔬菜和各种高蛋白类食物的合理搭配，以利于培补脾肾，温养气血，促使气血复常；必须遵循"产后不宜凉"的原则（人流术后应严格遵循这一原则），避免饮食寒凉，而进一步损伤脾肾阳气，致使流产（药流）术后气血难复。

【随　　访】2016 年 9 月 19 日告：头眩晕、大便难，药后愈。

【按　　语】病痉、郁冒、大便难，为新产三病。早在《金匮要略·妇人产后病脉证治》内已有明确论述。本案虽为药物流产而出现郁冒和大便难，但亦按新产气虚血弱，冲任亏损论治。在做好个人护理和饮食调理的基础上，治予益气养血，引血归脾，方用归脾汤加味化裁，收立竿见影之效。

3. 药物流产术后——出汗并头晕眼花

熊某某　女　23 岁　职工

◎ 2008 年 10 月 19 日初诊　药物流产后 57 天，一直时时头晕眼花，出汗，睡眠梦多。纳可，少寐。大便尚调。月经复行，经量偏少，点滴而至，经水黯红，经期 1 周。舌红苔白，舌边有齿印，脉细软微数。

【诊　　断】西医：药物流产术后出汗并头晕。中医：自汗、头晕（心脾两虚型）。

【病情分析】药物流产术后头晕并自汗，原因可能是患者身体素来虚弱，流产后阴道出血，进一步导致虚弱，从而出现药流后头晕、出汗；或者是患者有基础性疾病，药流后引起血浆葡萄糖水平降低而出现相应的症状和体征的临床综合征，诸如头晕、出汗、心悸等等。

【辨证论治】药流后出现的自汗并头晕，同属产后病。正如《金匮要略·妇人产后病脉证治》所云："新产血虚，多汗出，喜中风，……"《张氏医通》亦云："产后诸病，惟呕吐、盗汗、泄泻为急，三者并见，必危。"所以又称之为"产后三急"。故产后自汗会导致产妇阴血愈虚而产生重症。

【证　　属】气血亏虚，阴伤卫弱。

【治　　法】补益心脾，育阴敛汗。

【方　　药】归脾汤合牡蛎散加减化裁。党参 15 g、白术 10 g、炙黄芪 30 g、当归 10 g、炙甘草 6 g、茯神 15 g、炙远志 10 g、炒酸枣仁 10 g、广木香 10 g、制香附 10 g、大枣 6 枚、生姜 3 片、浮小麦 30 g、煅龙骨 30 g、煅牡蛎 30 g、北山楂 30 g、川芎 10 g。上药连服 7 剂，日 1 剂，水煎服。

【特殊护理】注意保暖，避免感受风寒，损伤卫气，自汗加剧，致使津伤亡阳；心静则百病自息，让患者保持情绪稳定，避免心情紧张而焦虑，导致肝郁脾虚，运化失常，致使化源不足，气血难复；注意休息，避免过劳而进一步损伤气血；适当运动，既有利于放松心情，又有利于增强体质，以利康复。

【饮食调理】饮食宜清淡，注意各种蔬菜和各种高蛋白类食物的合理搭配，以利于培补脾肾，温养气血，促使气血复常；必须遵循“产后不宜凉”的原则（流产术后应严格遵循这一原则），避免饮食寒凉，而进一步损伤脾肾阳气，致使流产（药流）术后气血难复。

◎ 2008 年 11 月 8 日二诊　药后已行经，量尚多，经期一周，头晕失眠已愈，但近腰酸、足乏力。舌红苔白，舌边有齿印，脉细。守上方加桑寄生 15 g、菟丝子 15 g、炒白术易白术。再进 7 剂以善后。

【按　　语】自汗并头晕，同属产后病。自汗乃“产后三急”病之一，与前案“新产三病”中的郁冒、大便难的症状不同，但病机类似，均为气血损伤，心脾两虚。故治予补益心脾，育阴敛汗。在做好个人护理和饮食调理的基础上，方亦用归脾汤合牡蛎散加减化裁，不过随证加味稍异，亦迅速收效。

三、输卵管结扎术

1. 输卵管结扎术后——腹泻

陈某某　女　47岁　居民

◎ 2012年11月18日初诊　输卵管结扎术后腹泻反复20余年。缘于26岁行输卵管结扎术后，出现腹泻久治不愈。曾于江西省人民医院行结肠镜检查报告："结肠轻度慢性炎并黏膜间质水肿（病理）。"新建区中医院胃镜："慢性浅表性胃炎（红斑型，胃窦为主）。"服用过小檗碱，思密达蒙脱石散，也曾服中药，当时虽可获缓解，但一直不愈。今年初加重，服药也不见效。刻诊，神疲倦怠，大便不成形，溏薄量少，日1~2解，排便无力；纳呆胃灼。舌红苔薄少微黄，脉细弦软。

【诊　　断】 西医：绝育术后慢性结肠炎并黏膜间质水肿。中医：脾泄（脾虚气弱型）。

【病情分析】 为绝育而行输卵管结扎术，一般是不会导致腹泻的。可本案20余年泄泻不愈，究其原因，可能是素有夙疾，肠道本不健康，加上输卵管结扎术中感寒诱发，致使泄泻不止；或是术前术后饮食不当导致泄泻。由于失治或治疗不当，形成慢性肠炎是其重要原因。

【辨证论治】《难经》有"脾泄"之名。《素问·六元正纪大论》云："湿胜则濡泄。"《症因脉治·泄泻论》云："脾虚泻之因，脾气素虚，或大病后，过服寒冷，或饮食不节，劳伤脾胃，皆乘脾虚泄泻之症。"

【证　　属】 脾胃虚弱，运化失司。

【治　　法】 健脾益气，燥湿和胃。

【方　　药】参苓白术散加味。党参 12 g、白术 10 g、茯苓 15 g、桔梗 10 g、砂仁 6 g、陈皮 10 g、薏苡仁 30 g、炒扁豆 10 g、炙甘草 6 g、肉桂 3 g、海螵蛸 25 g（打碎）、炒谷芽 30 g、炒麦芽 30 g、焦山楂 15 g、煨葛根 30 g、地锦草 15 g、神曲 10 g、莲子肉 15 g。7 剂，日 1 剂，水煎服。

【特殊护理】注意保暖，避免感受风寒，进一步损伤脾胃之气，致使泄泻难愈；心静则百病自息，让患者保持情绪稳定，避免心情紧张而焦虑，导致肝郁脾虚，运化失常，影响康复；注意休息，避免过劳而进一步损伤脾气；适当运动，既有利于放松心情，又有利于增强体质，以利康复。

【饮食调理】合理饮食，是治疗泄泻的重要手段。故饮食宜清淡，注意各种蔬菜和各种高蛋白类食物的合理搭配，以利于培补脾肾，温养气血，促使脾胃功能复常；必须遵循“产后不宜凉”的原则（绝育术后亦应严格遵守这一原则），避免饮食寒凉，而进一步损伤脾胃阳气，致使脾胃功能难以恢复。

◎ 2012 年 12 月 9 日二诊　大便已成形，也较前通畅。食欲增，已恢复正常的饥饿感。舌红苔薄白，脉细弦软。守方再进 7 剂以善后。

【按　　语】输卵管结扎术直接引起泄泻，临床颇为少见。本案是术后发生，由于脾胃虚弱，术后饮食不当，过食膏粱厚味，致使脾胃损伤。据近期肠镜检查报告：“结肠轻度慢性炎并黏膜间质水肿。”术前隐患已经存在，不过术后诱发而已。加上结扎术后免疫力下降，易受外感六淫侵袭，或内伤七情刺激，变生诸病。从而使一普通泄泻竟迁延 21 年，这与误诊、误治是分不开的。故辨为脾胃虚弱，运化失司，按脾虚术后感寒致泄论治。同样在做好个人护理和饮食调理的基础上，方用参苓白术散加味，以健脾益气，燥湿和胃。仅服药两周，使迁延日久的顽疾得以平复。

2. 输卵管结扎术后——身痛并腹痛腹泻

章某某　女　38 岁　自由职业

◎ 2011 年 8 月 6 日初诊　输卵管结扎术后身痛并腹痛腹泻已一个月。缘于输卵管结扎术后出现肩颈及腰痛、四肢关节酸痛并腹痛、拉稀便，同时伴有怕风、怕冷。历经 B 超等多方检查：无明显异常。经静脉滴注（何药不详）、刮痧疗法，均疗效不佳。纳呆少味。舌红苔白，脉细软。

【诊　　断】西医：输卵管结扎术后身痛并腹痛泄泻。中医：身痛、痛泻（正虚肝郁型）。

【病情分析】输卵管结扎术是一种绝育手术，通过手术的方式将输卵管切断，从而阻止精子与卵子的结合，以达到避孕的目的。手术过程中可能会对局部组织造成一定的损伤，从而引起疼痛的症状。若是未能注意清洁卫生，可能会导致细菌侵入，而引起全身不适或疼痛。但从本案临床症状来看，其身痛乃正虚感寒所致；至于腹痛泄泻，除手术影响外，其情绪紧张不安，是不可忽视的病因。由于手术创伤并感寒而引起全身疼痛不适，加上情绪刺激，致使肝郁脾虚，从而导致腹痛泄泻，并产生一系列的临床综合征。千头万绪，必须予以辨证论治。

【辨证论治】输卵管结扎术后身痛，多因素体气血不足，复因结扎手术耗血伤气，气血愈虚，四肢百骸及筋脉失养；加上情绪刺激，肝郁气滞，从而导致全身疼痛不适。至于腹痛泄泻，《医碥·泄泻》有云："有肝气滞，两肋痛而泄者，名肝泄。"《证治要诀》称之为“气泻”。《景岳全书·杂证谟·泄泻》云：“气泄证，凡遇怒气便作泄泻者，必先以怒时挟食致伤脾胃。故但有所犯，即随触而发，此肝脾二脏之病也，盖以肝木克土，脾气受伤而然。”

【证　　属】正气不足，肝郁脾虚。

【治　　法】扶正祛邪，疏肝健脾。

【方　　药】人参败毒散合痛泻要方加减化裁。羌活 6 g、独活 6 g、北柴胡 15 g、茯苓 15 g、川芎 15 g、炒枳壳 10 g、桔梗 10 g、炙甘草 6 g、生黄芪 15 g、前胡 10 g、薄荷 10 g、法半夏 15 g、党参 15 g、黄芩 10 g、防风 15 g、炒白芍 15 g、白术 10 g、陈皮 10 g、生姜 3 片、大枣 5 枚。4 剂，日 1 剂，水煎服。

【特殊护理】注意保暖，避免感受风寒，进一步损伤脾胃之气，致使泄泻难愈；心静则百病自息，让患者保持情绪稳定，避免心情紧张而焦虑，导致肝郁脾虚，运化失常，影响康复；注意休息，避免过劳而进一步损伤脾气；适当运动，既有利于放松心情，又有利于增强体质，以利康复。

【饮食调理】合理饮食，是治疗泄泻的重要手段。故饮食宜清淡，注意各种蔬菜和各种高蛋白类食物的合理搭配，以利于培补脾肾，温养气血，促使脾胃功能复常；必须遵循“产后不宜凉”的原则（绝育术后亦应严格遵守这一原则），避免饮食寒凉，而进一步损伤脾胃阳气，致使脾胃功能难以恢复。

◎ 2011 年 8 月 10 日二诊喜告：服药显效。身痛已止，纳香，但洗浴后仍怕风。舌红苔白，脉细。守方再进 7 剂以善后。

【随　　访】药尽诸症悉除。

【按　　语】输卵管结扎术后身痛并腹痛泄泻，乃术中感寒、情绪刺激所致。感寒的典型症状就有怕风恶寒，有一分恶寒，就有一分表证。

故按正气不足，肝郁脾虚论治。在做好个人护理和饮食调理的基础上，方用人参败毒散合痛泻要方加减化裁，以扶正祛邪，疏肝健脾。药仅四剂而愈，续服一周，康复如初。

四、节育环

1. 置节育环术后——月经过多

吴某某　女　27 岁　教师

◎ 1974 年 4 月 5 日初诊　置节育环术后月经过多 1 年余。为避免受孕于去年 4 月置节育环，1 年以来，月经先后无定期，而且经期延长，月经过多。刻下，20 天月经尚未干净，量多，伴有白带。头晕，食欲减退，精神倦怠。近几天晚上潮热，心悸，失眠。舌质红而略紫暗、苔薄白，脉数。

【诊　　断】西医：置节育环术后月经过多。中医：月经过多（阴虚内热型）。

【病情分析】节育环会对机体的代谢和循环造成影响，也可能对子宫和生殖器的相关部位造成外部干预和刺激，从而会导致相关功能的紊乱症状。一般的月经过多，尚属正常。本案戴环 1 年而月经周期紊乱、经期延长达 20 来天，而且出现诸多伴发症，则属于病态，必须予以辨治。

【辨证论治】《证治准绳 · 女科》有云："若阳气乘阴，则血流散溢，经所谓天暑地热，经水沸溢，故令乍多。"《万氏女科》明确指出："凡经水来太多者，不问肥瘦，皆属热也。"

【证　　属】阴虚内热，冲任受扰。

【治　　法】滋肾降火，清热调经。

【方　　药】清经散加味。赤芍 9 g、地骨皮 9 g、赤茯苓 9 g、青蒿草 9 g、生地黄 9 g、黄柏 9 g、牡丹皮 9 g、炒白及 9 g、槐花 9 g、炒地榆 9 g、阿胶 9 g（烊服）。3 剂，日 1 剂，水煎服。

【特殊护理】做好日常护理和经期卫生，避免出现经期感染而加重相关症状；注意保暖，避免感受风寒，加重病情；心静则百病自息，让患者保持情绪稳定，避免心情紧张而焦虑，影响康复；注意休息，避免过劳而进一步损伤气血。

【饮食调理】合理饮食，是治疗经水过多的重要手段。故饮食宜清淡，注意各种蔬菜和各种高蛋白类食物的合理搭配，不食辛辣助火食物，避免加重病情。

【随　　访】1974 年 4 月 13 日告：药后经尽。

1975 年夏季告：月经复常。

【按　　语】子宫腔里带环后，对子宫带来机械性刺激，同时在环的周围会释放血凝素，使血液不容易凝固。而且这种刺激使子宫的血管在月经期不容易止血和闭合，从而导致月经量大、有血块，或者月经期延长、淋漓不尽。据其脉证按阴虚内热，冲任受扰论治。在做好个人护理和饮食调理的基础上，方用清经散加味，以滋阴降火，清热调经。药仅 3 剂，使这种机械性损伤引起的月经过多，迅速地得到了恢复。

2. 取节育环术后——继发性闭经

程某某　女　32 岁　居民

◎ 2014 年 7 月 8 日初诊　月经不调 9 个月，闭经 3 个月。缘于去年 10 月 3 日取节育环，导致月经不规律，先后无定期。刻下，已 3 个月月经未来潮。当地医院给服孕酮未效，早孕检查阴性。欲生育二胎，故赴南昌求治。纳食一般，眠尚可，曾刮宫（人流）2 次。舌红苔薄黄，脉细而少力。

【诊　　断】西医：取节育环术后闭经。中医：经闭（气血虚损型）。

【病情分析】取节育环术后闭经，原因可能是内分泌失调。体内的激素分泌失调，是导致月经不来的首要原因。其次是子宫内膜受损，子宫内膜受损可导致月经不来。中医则认为体虚血枯，或劳损血气，可致使经闭。

【辨证论治】《素问·阴阳别论》云："二阳之病发心脾，有不得隐曲，女子不月。"《金匮要略·妇人杂病脉证并治》则云："妇人之病，因虚、积冷、结气，为诸经水断绝。"《诸病源候论·月水不通候》亦云："妇人月水不通者，由劳伤血气，致令体虚受风冷，风冷邪气客于胞内，损冲任之脉……致胞络内绝，血气不通也。"《景岳全书·妇人规·血枯经闭》则以"血枯经闭"立论。本案据其脉证，重点在"妇人月水不通者，由劳损血气"所致（《诸病源候论·用水不通候》）。

【证　　属】气弱血亏，冲任虚损。

【治　　法】补益元气，养血调经。

【方　　药】十全大补汤加味。党参 15 g、白术 10 g、茯苓 12 g、炙甘草 5 g、当归身 15 g、川芎 10 g、白芍 10 g、熟地黄 15 g、炙黄芪 30 g、肉桂 5 g、枸杞 15 g、淫羊藿 15 g、泽兰 10 g、益母草 15 g、紫河车 15 g、北山楂 15 g、山茱萸 10 g、刘寄奴 10 g、鸡血藤 30 g、巴戟天 10 g、肉苁蓉 10 g。7 剂，日 1 剂，水煎服。

【特殊护理】注意保暖，避免感受风寒，加重病情；心静则百病自息，让患者保持情绪稳定，避免心情紧张而焦虑，影响康复；注意休息，避免过劳而进一步损伤气血。

【饮食调理】合理饮食，增强营养，是治疗经闭的重要手段。故饮食必须注意各种蔬菜和各种高蛋白类食物的合理搭配，以利于培补脾肾，温养气血，促使脾胃运化功能复常，气血充则冲任调。食疗：黄芪党参炖鸡。嫩母鸡 1 只、黄芪 30g、党参 15g，水适量，炖熟烂后，加入调料适量，食鸡喝汤每周 1 次。鸡肉，甘，温，归脾、胃经，温中益气，补精生髓；黄芪，甘，微温，归肺、脾经，补气升阳，益气固表，托毒生肌，利水消肿；党参，甘，平，归脾、肺经，补中益气，养血补肺。药食相伍，有补益元气，养血调经之效。

◎ 2014 年 7 月 16 日二诊　服 3 剂，经行，量多，色红。舌红苔薄白、舌尖右侧有 1 粟米大小瘀点。守方再服 7 剂，待月经干净后第 2 天服。

【随　　访】电话告：8 月份以后，月经已按时来潮。

【按　　语】由于取节育环，致使胞宫经脉气血损伤。正气伤、气血损，故而月经紊乱并闭经，属继发性闭经。按气弱血亏，冲任虚损论治。在做好个人护理和饮食调理的基础上，治予补益元气，养血调经。方用十全大补汤加入益肾补元之品以补益元气，养血调经，促其康复，药食一周后经行。

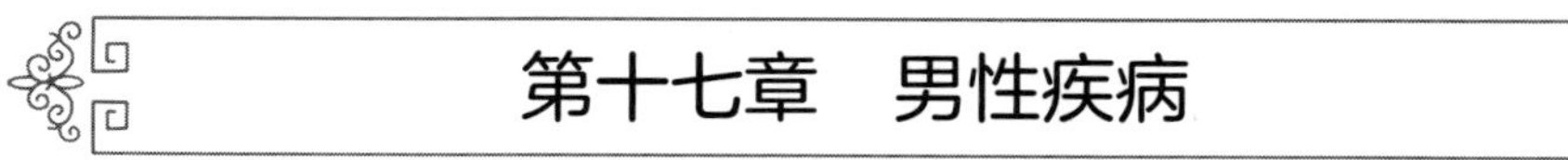

第十七章　男性疾病

包皮环切术后——阴囊湿冷

袁某某　男　21 岁　职工

◎ 2003 年 2 月 12 日初诊　包皮环切术后阴茎伴阴囊湿冷。始因经常尿频尿急，经某医院检查诊为包皮炎，从而进行手术治疗。术后阴茎睾丸怕冷，尤其龟头部湿冷或向内收缩。而且，仍然尿频急。检查尿常规：白细胞 0~4，酸碱值 8.0。大便 2~3 日一解、干结。舌红苔薄黄，脉细弦软。

【诊　　断】西医：包皮环切术后阴囊湿冷。中医：阴冷（湿浊郁遏型）。

【病情分析】包皮环切术后阴囊湿冷冰凉，可能与炎症反应、局部卫生欠佳、局部汗腺分泌过旺有关。

【辨证论治】《诸病源候论·虚劳阴冷候》云："阴阳俱虚故也。肾主精髓，开窍于阴。今阴虚阳弱，血气不能相荣，故使阴冷也。"证有湿浊内盛，肾阳被郁而失煦者。

【证　　属】湿浊郁遏，肾阳失煦。

【治　　法】先拟清化湿浊，利尿通阳。

【方　　药】八正散加减化裁。车前仁 12 g、木通 6 g、萹蓄 15 g、滑石粉 30 g（包煎）、瞿麦 10 g、鸡内金 15 g、莱菔子 10 g、生大黄 5 g、生甘草 5 g、蒲公英 15 g、茯苓 15 g、台乌药 12 g。7 剂，日 1 剂，水煎服。

【特殊护理】注意保暖，避免感寒，而损伤肾中阳气；心静则百病自息，故必须让患者保持情绪稳定，避免心情紧张，以利康复；注意个人卫生防护，康复期避免性生活；注意休息，避免过劳和熬夜，而进一步损伤阳气；适当运动，既有利于放松心情，又有利于增强体质。

【饮食调理】饮食宜清淡，注意各种蔬菜和各种高蛋白类食物的合理搭配，既要有利于温养气血，补益肾阳，又要避免膏粱厚味酿湿伤阳。故食宜清淡而不食辛辣油腻，也要避免饮食寒凉，而进一步助湿伤阳。

◎ 2003 年 2 月 23 日二诊　尿频尿急缓解。复查尿常规：已无明显异常。舌红苔淡黄、舌边有齿印，脉细弦。

次拟温补肾阳以善后。方用肾气丸加味化裁。黑附片 6 g、肉桂 2 g、山萸 10 g、熟地黄 15 g、炒山药 20 g、牡丹皮 10 g、泽泻 10 g、白茯苓 10 g、车前子 15 g（包煎）、生莱菔子 25 g。14 剂，日 1 剂，水煎服。

◎ 2003 年 3 月 7 日三诊　龟头湿冷缓解，再查尿常规无明显异常。舌红苔薄淡黄，脉细弦微数。拟用龟龄集、金匮肾气丸以善后。

【随　　访】药尽病愈。

【按　　语】本案阴茎阴囊湿冷乃包皮环切术后出现，同时伴尿频急。尿频急乃湿热导致，阴茎阴囊湿冷与包皮环切手术经络损伤有关，总由湿浊郁遏，肾阳失熙所致。在做好个人卫生护理和饮食调理的基础上，治疗分步进行，首先治予清化湿浊，利尿通阳。方用八正散加味化裁，以清化湿浊，利尿通阳，正所谓通阳不在温，而在利小便。次用肾气丸温补肾阳以善后。先标后本，清利温通结合，共建痊功。

第十八章　血液透析

1. 血液透析失衡综合征——失眠并高血压

黄某某　男　45 岁　职工

◎ 2013 年 10 月 5 日初诊　肾衰血液透析失衡综合征：高血压、失眠衰弱。刻下，安排每两周血液透析一次。透析后血压一直居高不下，收缩压 170~180 mmHg，舒张压 90~100 mmHg，而且仍在服用硝苯地平缓释片。同时出现失眠、头重，口苦、口干，尤其是夜间，起床一阵子后缓解。舌淡红苔黄厚、舌周边有放射状裂纹，脉虚弦数。

【诊　　断】西医：肾衰血液透析失衡综合征，失眠合并高血压。中医：不寐（痰热内扰型）。

【病情分析】透析失衡综合征是血液透析中或透析后早期，以脑电图异常及全身和神经系统症状为特征的一组病症。发生的原因有脑内渗透压增高、脑组织缺氧、低钠血症、低血糖等。本案则是透析后引起高血压和失眠。透析不充分，在短时间内清除体内的水分和毒素作用不充分，往往会引起透析后血压升高。透析后体内酸碱及离子改变，会引起失眠症。

【辨证论治】《素问·逆调论》云："阳明者，胃脉也。胃者六腑之海，其气亦下行，阳明逆不得从其道，故不得卧也。《下经》曰：胃不和则卧不安，此之谓也。"《严氏济生方·五脏门》则云："胆气实热不得睡，神思不安。"《古今医鉴》明确指出："有痰在胆经，神不归舍，亦令不寐。"

【证　　属】痰热内扰，神思不宁。

【治　　法】清胆和胃，化痰宁神。

【方　　药】黄连温胆汤加减化裁。川黄连 5 g、法半夏 10 g、茯苓 10 g、竹茹 10 g、枳实 10 g、陈皮 10 g、生甘草 3 g、白术 10 g、泽泻 10 g、桃仁泥 10 g、绵茵陈 10 g、生大黄 5 g（后下）、红花 6 g、丹参 15 g、赤芍 15 g、当归尾 6 g。2 剂，日 1 剂，水煎服。

【特殊护理】患者必须保持心情舒畅，避免精神紧张，神思过度，损伤脾胃，气结生痰；改变不良生活习惯和饮食结构；注意适当运动，以增强体质，有利于睡眠。

【饮食调理】血液透析后要控制水分的摄入，因为血液透析后患者不能正常排尿，饮水会加重肾脏负担。饮食宜清淡，应以五谷蔬果为食，避免吃辛辣、煎炸、烧烤等食物，以及膏粱厚味，防止酿热生痰而加重病情。而且要控制黄色的蔬菜和水果的食用，防止血钾升高。血钾升高会造成心血管疾病，很容易出现心搏骤停。

同时要避免进食生冷油腻，伤害脾胃，危害健康。

◎ 2013 年 10 月 7 日二诊　药后血压下降为 140/93 mmHg。头重、失眠、口干、口苦均减轻。因昨日饮食不当，进食油炸花生米，口干、口苦如前。舌淡红，黄厚苔转为稍黄厚，脉如前。守方加重绵茵陈 10 g，清胆利湿。再投 3 剂。

◎ 2013 年 10 月 11 日三诊　诸症悉除。血压：140/85 mmHg。舌红苔黄，脉弦少力。守方再服 4 剂以巩固疗效。

【按　语】 血液透析失衡综合征，主要是因为患者体内毒素过高，导致体内血液酸碱、离子改变，引起血液成分失衡，主要症状为脑水肿。轻者出现头疼、恶心；重者会出现严重的神经系统症状。本案伴有血压升高和失眠，据其脉证按痰热内扰，神思不宁论治。在做好特殊护理和饮食调理的基础上，方用黄连温胆汤以清胆和胃，化痰宁神。

2. 血液透析后——出汗

王某某　女　78 岁　退休教工

◎ 2018 年 6 月 13 日初诊　血液透析中大汗及下机后仍然汗出不止。缘于 2017 年 3 月因直肠癌进行手术切除后，同年 6 月血肌酐迅速攀高而急诊进行血液透析。持续透析 1 年后，逐渐出现透析时出汗，下机之后仍然汗出不止，进而大汗淋漓。并出现神疲乏力，面色㿠白。近日微咳，有慢支合并哮喘病史，49 岁时就罹患高血压病。舌红苔白，脉浮弦无力。

【诊　断】 西医：肾衰血液透析大汗。中医：自汗（阴阳失调型）。

【病情分析】 血液透析中大汗，有如下几方面的原因：一是身体体质较差。透析过程中需要将血液抽出再注入人体，若患者身体较为虚弱，可能会出汗。二是低血糖。若此，患者体内会出现交感神经兴奋的状态，故在透析过程中会导致汗腺异常，引起汗腺出现汗液分泌的现象。三是低血压。如果在进行透析过程中超过多，导致血液循环缓慢，远端毛细血管发生缺血，影响大脑和心脏的血液供应，诱发低血压，并伴有头晕、恶心、脸色苍白、出冷汗等症状。此外，低钾血症、低钠血症、甲状腺功能亢进等症，都是出汗的原因。中医则认为是气血亏虚，阴阳失调，营卫不和所致。

【辨证论治】《诸病源候论·虚劳汗候》云："诸阳主表，在于肤腠之间。若阳气偏虚，则津液发泄，故为汗。"《灵枢·营卫生会》云："故夺血者无汗，夺汗者无血。"《灵枢·决气》亦云："津脱者，腠理开，汗大出。"充分地说明了"血汗同源"的关系及大汗对人体健康的危害。

【证　　属】阴阳失调，卫外不固。

【治　　法】平补阴阳，和营敛汗。

【方　　药】桂枝加龙骨牡蛎汤减量加味化裁。桂枝 3.5 g、白芍 5 g、炙甘草 4 g、大枣 5 枚、生姜 2 片、煅龙骨 15 g、煅牡蛎 15 g、炙款冬花 5 g。日 1 剂，水煎 2 次，熬成 120 ml 药汁，分 2~3 次服完。

【特殊护理】心静则百病自息，故必须让患者保持心情舒畅，避免精神紧张，导致血压不稳定而出汗；注意适度活动，改善微循环，有利于调和阴阳。

【饮食调理】血液透析后要控制水分的摄入，因为血液透析后患者不能正常排尿，饮水会加重肾脏负担。饮食宜清淡，应以五谷蔬果为食，避免吃辛辣、煎炸、烧烤等食物，以及膏粱厚味，防止酿热生湿而加重病情。同时要避免进食生冷油腻，伤害脾胃，危害健康。

病情记录：服 1 次汗减，药汁服完汗止，有立竿见影之效。

【随　　访】2018 年 6 月至今共 5 年余。每周 3 次透析，均会间断地发生自汗。在桂枝加龙骨牡蛎汤减量的基础上，随证加味服之，1 剂可止，若是汗出偏多，2 剂可保无虞。

【按　　语】血液透析自汗，主要是因为患者高龄，身体虚弱，身患多种疾病。故在持续 1 年血液透析后，出现间断性自汗，并逐渐加重。根据辨证按阴阳失调，卫外不固论治。同时按肾衰血液透析要求做好特殊护理和饮食调理。方用桂枝加龙骨牡蛎汤，针对患者无尿，其耐药能力较低而减量使用，并据当时伴有兼症随证加 1~2 味药，以平补阴阳，和营敛汗。5 年多来，服药即安。